José Carrière
Festsitzende kieferorthopädische Behandlungstechnik
mit Aufbau der Verankerung im Oberkiefer
Theoretischer Ansatz und praktische Durchführung

Festsitzende kieferorthopädische Behandlungstechnik
mit Aufbau der Verankerung im Oberkiefer
Theoretischer Ansatz und praktische Durchführung

Dr. José Carrière
Zahnarzt
Doktor der Medizin und Chirurgie
Leiter der kieferorthopädischen Abteilung
des Kinderkrankenhauses San Rafael
Barcelona, Spanien

Übersetzung: Angela Drösser

Fachliche Bearbeitung:
Dr. Brigitte Schnell
Dr. Thomas Schnell

Quintessenz Verlags-GmbH
Berlin, Chicago, London, São Paulo und Tokio

Titel der spanischen Originalausgabe:
La técnica de anclaje inverso y su ecuación
© 1990 by Quintessenz Verlags-GmbH, Berlin

CIP-Titelaufnahme der Deutschen Bibliothek

Carrière, José:
Festsitzende kieferorthopädische Behandlungstechnik mit Aufbau der
Verankerung im Oberkiefer: theoretischer Ansatz und praktische Durchführung /
José Carrière. Übers.: Angela Drössler. Bearb.: Brigitte Schnell; Thomas Schnell. –
Berlin; Chicago; London; São Paulo; Tokio: Quintessenz-Verl.-GmbH, 1991
  Einheitssacht.: La técnica de anclaje inverso y su ecuación <dt.>
  ISBN 3-87652-686-8
HE: Schnell, Brigitte (Bearb.)

Dieses Werk ist urheberrechtlich geschützt. Jede Verwertung außerhalb der engen Grenzen des
Urheberrechtsgesetzes ist ohne Zustimmung des Verlags unzulässig und strafbar.
Das gilt insbesondere für Vervielfältigungen, Übersetzungen, Mikroverfilmungen
und die Einspeicherung und Verarbeitung in elektronischen Systemen.

© 1991 by Quintessenz Verlags-GmbH, Berlin

Lithographie: Gepro Detlef Gerhardt GmbH, Berlin
Satz und Druck: Bosch-Druck, Landshut/Ergolding
Bindearbeiten: Lüderitz & Bauer GmbH, Berlin
Printed in Germany

ISBN 3-87652-686-8

Für Montse,
für Luis
und für Pepe, der das
Außergewöhnliche besitzt

Prolog

Für jemand, der sich seit 1920 mit Zahnmedizin beschäftigt, ist es eine große Befriedigung zu beobachten, wie in der kieferorthopädischen Forschung und Praxis durch die jüngere Generation neue Erkenntnisse und Fortschritte erzielt werden. Dies gilt besonders für die Beurteilung der Behandlungsverfahren, die mein guter Freund *José Carrière* aus Barcelona in seinem neuen Buch empfiehlt, das den Titel trägt „Festsitzende kieferorthopädische Behandlungstechnik mit Aufbau der Verankerung im Oberkiefer".

Die in diesem Buch beschriebene „umgekehrte Verankerung" bezeichnet das Konzept, daß mit dem Aufbau der kieferorthopädischen Verankerung nicht im Unterkiefer, sondern im Oberkiefer begonnen werden muß. Dies wird vor allem in Fällen mit Extraktion der ersten Prämolaren empfohlen. Zunächst werden die oberen Eckzähne distalisiert, bis sie die zweiten Prämolaren berühren. Anschließend werden zur Distalisation der unteren Eckzähne im unteren Zahnbogen Edgewise-Geräte eingesetzt. Dies ist eine Umkehrung der bisher üblichen Edgewise-Verfahren, bei welchen die Behandlung normalerweise in beiden Zahnbögen gleichzeitig erfolgt und die Verankerung in erster Linie im Unterkiefer aufgebaut wird.

Dr. *Carrière* hat darüber hinaus eine mathematische Gleichung entwickelt, in welcher der mesiodistale „Abstand zwischen den oberen und unteren Eckzähnen als Bezugspunkt für die Bestimmung des Verankerungsbedarfs" dient. Der Autor nimmt eine umfassende Analyse der bisher angewandten Verankerungsprinzipien von *Angle* und *Tweed* vor und vergleicht diese mit den von ihm empfohlenen kieferorthopädischen Verfahren.

Beim Aufbau der Verankerung beginnt Dr. *Carrière* im Oberkiefer, um so ein „klinisches Hilfsmittel", nämlich die Formel der umgekehrten Verankerung, zu nutzen. Diese ermöglicht es, die Behandlung quantitativ zu verfolgen, und bietet damit den Vorteil einer ständigen Überprüfung der Behandlung von ihrem Beginn bis zu ihrem Abschluß. Bei jedem Behandlungsschritt kann der erzielte Fortschritt exakt gemessen werden. Darüber hinaus hat der Kliniker die Möglichkeit, die von ihm bevorzugte Diagnosemethode anzuwenden.

Der Autor erläutert seine Methoden anhand von mehr als einhundert hervorragenden intraoralen Farbphotographien und zahnmedizinischen Originalzeichnungen. Diese zeigen die aufeinanderfolgenden Veränderungen der Zahnstellung in sieben spezifischen Fällen mit bzw. ohne Extraktionen auf. Außerdem enthält das Buch über 30 Farbphotographien von wirksamen Archwire-Techniken und eine

Reihe von Abbildungen zur Konstruktion von herausnehmbaren Retainern.

Für einen Ausländer ist es schwer zu beurteilen, welche Ehrungen jemand in seinem Heimatland erfahren hat. In diesem Fall läßt sich berichten, daß Dr. *Carrière* zur Zeit Leiter der kieferorthopädischen Abteilung des Kinderkrankenhauses San Rafael in Barcelona ist. Er genießt in den europäischen Berufsorganisationen ein hohes Ansehen als Kieferorthopäde und hat sich durch seine Arbeit als Präsident der Sociedad Española de Ortodoncia, der European Orthodontic Society und als Gründungsmitglied und Präsident der Angle Society of Europe ausgezeichnet.

B. F. Dewel, D.D.S.
American Journal of Orthodontics and Dentofacial Orthopedics
Chefredakteur im Ruhestand.

Vor etwa 25 Jahren lernte ich José Carrière kennen, den ich als Freund und Kollegen sehr schätze. Es ist ein wirklicher Glücksfall für die Kieferorthopädie, daß sein intelligenter und talentierter Ansatz der kieferorthopädischen Behandlung nun in spanischer, deutscher und englischer Sprache veröffentlicht wird.
Das Buch beschreibt ein sorgfältig durchdachtes Behandlungsverfahren für verschiedene Malokklusionsformen. Die einzelnen Schritte werden präzise und verständlich erklärt und mit hervorragenden Farbfotos illustriert.

Dr. Carrière verdient unsere Anerkennung für sein Engagement und den großen Zeitaufwand, mit dem er dieses Buch für seine Kollegen geschrieben hat.
Wir alle können von diesem Engagement profitieren. Ich gratuliere meinem lieben Freund zu dieser ausgezeichneten Arbeit, die eine Bereicherung der kieferorthopädischen Fachliteratur darstellt.

Howard M. Lang, D.D.S.
Newport Beach, Kalifornien

Vorwort

Die Kieferorthopädie ist ein Spezialgebiet der Zahnheilkunde, das sich mit der Korrektur von dentomaxillären Fehlstellungen und Mißbildungen sowie den damit verbundenen Veränderungen in Gesundheit und Allgemeinbefinden des Patienten beschäftigt.

Wie auch andere angewandte Wissenschaften, so war die Kieferorthopädie zunächst eine empirische und praktische Tätigkeit, und die eigentliche, wissenschaftliche Kieferorthopädie begann erst in dem Augenblick, als ein Kausalzusammenhang zwischen therapeutischen Wirkungen und den angewandten Mechanismen hergestellt wurde. Das Studium der Zusammenhänge zwischen Ursache und Wirkung, die je nach Argumentation korrigiert oder bestätigt wurden, ist die wissenschaftliche Grundlage der Kieferorthopädie, und ihre wichtigsten Stützen sind die Beobachtung und die Aufstellung von Regeln für das Verhältnis zwischen den angewandten Verfahren und den erzielten Ergebnissen.

Bisher benötigte der Kliniker außer kieferorthopädischen Kenntnissen eine umfangreiche Erfahrung, um zufriedenstellende Ergebnisse erzielen zu können. Mit anderen Worten: je größer die Erfahrung, desto besser die Ergebnisse.

Die Notwendigkeit, eine Behandlungsmethode zu finden, die rasch und verständlich vermittelt werden kann, hat uns dazu angeregt, ein Behandlungssystem zu entwickeln, das primär auf eine quantitative Darstellungsweise ausgerichtet ist, die eine wissenschaftliche Garantie ermöglicht.

Wir haben versucht, eine mathematische Beziehung zwischen dem Behandlungsplan und seiner klinischen Ausführung abzuleiten, und das Ergebnis war die *Technik der umgekehrten Verankerung und ihre Gleichung*, die wir in diesem Buch vorstellen. Dieses Ergebnis wurde in der Praxis erprobt und in zwanzigjähriger Erfahrung bestätigt, und zwar nicht nur im Rahmen der individuellen Berufsausübung, sondern auch in der Zusammenarbeit mit den verschiedensten Fachleuten, z.B. in der kieferorthopädischen Abteilung im Krankenhaus oder in der kieferorthopädischen Gruppenarbeit, auf die wir uns spezialisiert haben. Die Kieferorthopädie enthält eine individuelle, künstlerische Komponente, die von der Fertigkeit des jeweiligen praktizierenden Arztes abhängt. Als Wissenschaft benötigt sie jedoch eine Methode, um vermittelt und gleichzeitig mit sicherem Erfolg angewandt zu werden.

Um mit Claude Bernard zu sprechen: „L'art c'est moi, la science c'est nous."

José Carrière
Barcelona, im Januar 1991

Inhaltsverzeichnis

		Prolog	7
		Vorwort	9
	Kapitel 1	**Einführung**	13
	Kapitel 2	**Angle, Tweed und die Vorbereitung der Verankerung** Tweed-Technik	17 17
	Kapitel 3	**Vorüberlegungen**	19
	Kapitel 4	**Konzept der umgekehrten Verankerung**	21
	Kapitel 5	**Posterioanteriore Reihenfolge der Zahnbewegung**	23

	Kapitel 6	**Gleichung der umgekehrten Verankerung und Variable „C"**
		Morphologische, funktionelle und histologische Grundlagen
		Einstellung der unteren Inzisivi
		Variable „C"
		Gleichung der umgekehrten Verankerung
		Die Formel der umgekehrten Verankerung bei der Behandlung
		   von Fällen mit Extraktionen
		Die Formel der umgekehrten Verankerung bei der Behandlung
		   von Fällen ohne Extraktionen
			27
			28
			29
			30
			30
			
			33
			
			37

	Kapitel 7	**Allgemeine Beschreibung und Hauptphasen der Technik
		der umgekehrten Verankerung**
		Behandlungsschritte
		   Maxilläre Phase
		   Mandibuläre Phase
			39
			41
			41
			41

Kapitel 8	**Komponenten und Materialien der Technik der umgekehrten Verankerung**	43
	Brackets	44
	Positionierung der Brackets	44
	Röhrchen	47
	Oberkiefer	47
	Unterkiefer	47
	Linguale Attachments	47
	Anbringung von Brackets und Röhrchen	47
	Bögen	49
	Bögen für eine Behandlung mit der Technik der umgekehrten Verankerung	50
	Oberkieferbögen	50
	Unterkieferbögen	60
Kapitel 9	**Zusatzapparaturen und Hilfselemente**	67
	Lingualbogen	67
	Idealer Lingualbogen	67
	Angepaßter Lingualbogen	69
	Aktiver Lingualbogen	69
	Einfacher aktiver Lingualbogen	74
	Vollständiger aktiver Lingualbogen	74
	Asymmetrischer Lingualbogen	74
	Palatinalbogen	74
	Einfacher Palatinalbogen	74
	Vollständiger Palatinalbogen	75
	Asymmetrischer Palatinalbogen	77
	Maxillärer Labialbogen	81
	Mandibulärer Labialbogen	83
Kapitel 10	**Behandlung von Fällen der Klasse II/1 mit Extraktion der vier ersten Prämolaren**	87
	Maxilläre Phase	89
	Mandibuläre Phase	103
	Der zervikale Headgear als Verankerungsquelle	112
Kapitel 11	**Behandlung von Fällen der Klasse II/1 ohne Extraktion**	115
	Maxilläre Phase	118
Kapitel 12	**Behandlung von Fällen der Klasse II/2 mit Extraktion der vier ersten Prämolaren**	131
	Maxilläre Phase	135
	Mandibuläre Phase	145

Inhaltsverzeichnis

Kapitel 13	**Behandlung von Fällen der Klasse II/2 ohne Extraktionen**	153
	Maxilläre Phase	155
Kapitel 14	**Behandlung von Fällen der Klasse I mit bialveolärer Protrusion und Extraktion der vier ersten Prämolaren**	167
	Maxilläre Phase	169
Kapitel 15	**Behandlung von Fällen der Klasse III mit Extraktion der vier ersten Prämolaren**	177
	Maxillärer Labialbogen	177
	Behandlung	180
	Maxilläre Phase	181
	Mandibuläre Phase	191
Kapitel 16	**Behandlung von Fällen der Klasse I mit geradem Gesichtsprofil und Extraktion der vier ersten Prämolaren**	201
	Maxilläre Phase	203
	Ergänzung der Verankerung	209
Kapitel 17	**Aktivierbare Retention**	211
	Ursachen des Rezidivs	212
	Rezidivsymptome bei bestimmten Zahnbewegungen	215
	Bewegungen in sagittaler Richtung	215
	Bewegungen in vertikaler Richtung	216
	Bewegungen in transversaler Richtung	217
	Technik der aktivierbaren Retention	217
	Oberkiefer-Retainer	218
	Unterkiefer-Retainer	218
Kapitel 18	**Schlußfolgerungen**	223
	Bibliographie	227
	Sachregister	233

Kapitel 1

Einführung

Der Erfolg der kieferorthopädischen Behandlungstechniken hängt häufig von den Fähigkeiten des Arztes ab, der diese Techniken anwendet. Damit werden sie zu unsicheren Verfahren. In der Regel gibt es zwischen der Länge der Berufspraxis und der Qualität der erzielten Ergebnisse einen direkten Zusammenhang. Es wäre also wünschenswert, eine Methode zu entwickeln, die eine wissenschaftliche Kontrolle des Behandlungsablaufs ermöglicht. Bei quantitativer Betrachtungsweise lassen sich Parallelen zwischen der *Kieferorthopädie* und der *Topologie* erkennen.

Die *Topologie* ist ein Zweig der Mathematik, der versucht, geometrische Aufgaben mit Hilfe der Algebra zu lösen, d.h., die Geometrie wirft bestimmte Fragen auf, und die Algebra bietet Lösungsmethoden an. Auf der Grundlage der Morphologie und der Quantifizierbarkeit der Variablen, die an einer Malokklusion beteiligt sind, wurde eine einfache Methode gefunden: eine *Gleichung*, die diese Variablen miteinander in Beziehung setzt und gleichzeitig in eine allgemeine Form gebracht werden kann. Die in diesem Buch angebotene Alternative bietet die Möglichkeit, den kieferorthopädischen Behandlungsprozeß auf folgende mathematische Gleichung zu reduzieren:

$$C - Dc/2 - \overline{E1} = 0$$

Bei der Bestimmung der Unbekannten C erhält man folgenden Ausdruck:

$$C = Dc/2 + \overline{E1}$$

Dieser wird als *Formel der umgekehrten Verankerung* bezeichnet.

Das Behandlungsziel läßt sich mit Schlüsselvariablen darstellen, die in Millimeter gemessen werden, und diese Werte setzt man in die *Formel* ein, die als Richtlinie zur Lösung des Falls dient. Als Meßgerät dient eine *Meß-* oder *Schieblehre*, und die Maßeinheit ist – wie gesagt – der Millimeter. Dies funktioniert jedoch nur, wenn gleichzeitig die hier vorgestellte Methode angewandt wird. Dann wird die kieferorthopädische Behandlung zu einem völlig kontrollierten Vorgang, der drei wichtige Vorteile bietet:

1. Vor Beginn der Behandlung kann die erforderliche Verankerung bestimmt werden: Man erkennt die Schwere des Falls und erhält Informationen über die Retraktion, der die Eckzähne unterworfen werden müssen, um die Behandlung ohne unvorhergesehene Risiken durchführen zu können. Dieser Aspekt wird mit einer

einstelligen Zahl dargestellt, die *Variable „C"* genannt wird.

2. Während der gesamten Behandlung kann der Behandlungsverlauf kontrolliert werden. Hierzu verwendet man eine Meß- oder Schieblehre und mißt das Platzangebot im Mund des Patienten und vergleicht dieses mit dem Fernröntgenseitenbild. Diese Meßergebnisse werden in die beschriebene Formel eingesetzt und geben Auskunft über den genauen Behandlungsstand.

3. Es besteht die Möglichkeit zu überprüfen, ob das erzielte Ergebnis mit dem ursprünglichen Behandlungsideal übereinstimmt.

In diesem Buch soll die *Technik der umgekehrten Verankerung* als weiterentwickelte Form der *Vierkantbogentechnik* beschrieben werden. Diese Technik war der letzte der zahlreichen Beiträge von Dr. *Edward H. Angle* zur kieferorthopädischen Forschung. Sie wurde erstmals 1928 vorgestellt, hat sich seither als kieferorthopädisches Instrument erwiesen, das eine hervorragende Kontrolle der Zahnbewegung in allen drei Raumebenen bietet, und ist eine allgemein anerkannte Methode zur Behandlung von Malokklusionen.

Mit der *Technik der umgekehrten Verankerung* wurde ein Verfahren gefunden, das eine rationale Planung und systematische Durchführung der Behandlung von Malokklusionen ermöglicht, wobei verschiedene, deutlich voneinander abgegrenzte Phasen beschrieben werden. Folgende neue Konzeptionen wurden in diese Technik integriert:

1. Entwicklung der Konzeption der *umgekehrten Verankerung*. Der Abstand der Eckzähne dient als Bezugsparameter für die Bestimmung der zur jeweiligen Behandlung erforderlichen Verankerung.

2. Systematisierung bei der Ausführung der Zahnbewegung. Es wird immer von posterior nach anterior vorgegangen: *posterioanteriore Reihenfolge*.

3. Beschreibung von zwei Behandlungsphasen: *maxilläre Phase* und *mandibuläre Phase*.

In diesem Buch werden die Behandlungsverfahren für die verschiedenen Malokklusions-Typen mit und ohne Extraktion Schritt für Schritt beschrieben. Es ermöglicht die Anwendung der vom Benutzer bevorzugten kephalometrischen Analysemethode. Es ist also so etwas wie ein Kochbuch für den Kliniker. Die schematischen Zeichnungen und die klinische Demonstration in jedem Behandlungsabschnitt machen die Technik einerseits verständlich und bieten gleichzeitig die erforderlichen fachlichen Informationen.

Darüber hinaus ist das Buch auch für Universitätsinstitute geeignet, die ein systematisches Lehrverfahren benötigen. Bei der klinischen Ausbildung nach dem Examen bietet es dem Assistenten ein System zur Behandlungskontrolle. Durch Anwendung der *Gleichung* kann er die Behandlung selbst bewerten und muß die Lehrkräfte nur dann um Rat und Hilfe bitten, wenn der Fall vom korrekten Entwicklungsverlauf abweicht.

Die *Ergänzung der Verankerung* ist definiert als eine Möglichkeit, bei unvorhergesehenem Verankerungsverlust den normalen Behandlungsverlauf wiederherzustellen, weil die Komplikation im Moment ihrer Entstehung festgestellt werden kann.

Bei der Gruppenarbeit mit verschiedenen Kieferorthopäden hat sich gezeigt, daß diese Technik ein Arbeits- und Kommunikationsmittel ist, das eine Kontrolle über die Behandlung gewährleistet – unabhängig von der Anzahl der aktiv behandelten Fälle. Die logische Abfolge der einzelnen Phasen kann dem Patienten auf einfache Art und Weise erklärt werden, so daß er in die Behandlung einbezogen wird und aktiv mitarbeiten kann.

Der Zahnbogen des Unterkiefers wird im zweiten Behandlungsabschnitt verändert, und der anteriore Punkt des unteren Zahnbogens wird in der letzten Phase korrigiert. Die Lage und Position dieses Punktes hängt davon ab, welche kephalometrische Diagnosemethode herangezogen wurde. Der Behandler orientiert sich an den unteren Schneidezähnen. Hierdurch wird ein ständiger Vergleich der aktuellen Situation mit den Ausgangsmodellen bei den Kontrollterminen überflüssig.

Da die Behandlung von einer mathematischen Formel bestimmt wird und die Variablen aus Messungen mit einer Meßlehre im Mund und in der Profilaufnahme des Schädels stammen, läßt sich im Falle einer Überweisung des Patienten demonstrieren, in welchem Stadium sich die Behandlung befindet. Dieser Vorteil wird besonders dann offensichtlich, wenn ein Patient gerichtliche Schritte einleitet, weil so das Behandlungsstadium auf objektive und quantifizierbare Art und Weise aufgezeigt werden kann.

In wirtschaftlicher Hinsicht führt die Vereinfachung der Behandlungsetappen zu einer Verkürzung der Arbeitszeit und damit zu einer Kostenverringerung. Die Gesamtdauer der Behandlung verändert sich gegenüber dem konventionellen Verfahren der Vierkantbogentechnik jedoch nicht.

Die Reduzierung der Behandlung auf einen mathematischen Ausdruck mit einstelligen Zahlenvariablen ermöglicht den Einsatz von computergestützten Programmen zu Lehrzwecken oder zur Demonstration von Behandlungsaussichten.

Diese Methode kann eine rationale Nutzung des Platzes für die Zahnbewegung unter Beibehaltung der Verankerung gewährleisten. Damit wird das Verfahren im Hinblick auf einen Verankerungsverlust zu einer risikoarmen Technik. Das Ergebnis ist eine grundlegende und einheitliche Theorie, die sich auf die Behandlung aller Malokklusions-Typen anwenden läßt und die Gefahr ausschließt, Behandlungsentscheidungen aus einer momentanen Eingebung heraus treffen zu müssen.

Kapitel 2

Angle, Tweed und die Vorbereitung der Verankerung

Das folgende Kapitel soll einen Überblick über die Konzeption der Verankerung in den Behandlungstheorien von *Edward H. Angle* und *Charles H. Tweed* geben.

Im Jahre 1929 wurde die *Vierkantbogentechnik* offiziell von Dr. *Edward H. Angle* als kieferorthopädische Methode vorgestellt, und zwar in einem Artikel in der Zeitschrift *Dental Cosmos* mit dem Titel „Latest and best in orthodontic mechanism".

Ein *Vierkantbogen* ist ein Präzisionsgerät, für dessen Handhabung umfassende Kenntnisse und Fertigkeiten erforderlich sind. Es ermöglicht eine hervorragende Kontrolle der labiolingualen, vertikalen und mesiodistalen Bewegungen. Dies wird durch den rechteckigen Querschnitt des Drahtes erreicht, der zur Bewegung der Zähne in den drei Raumebenen verwendet wird.

In bezug auf die Verankerung empfahl Dr. *Angle* eine Neigung der unteren Molaren in distaler Richtung. Das zentrale Ziel seiner kieferorthopädischen Behandlung war eine Zahnbogenerweiterung, um die natürliche Anzahl der Zähne zu erhalten.

Zunächst soll die erste Technik dargestellt werden, die auf die von *Angle* beschriebene Technik folgte und ein grundlegendes Verankerungskonzept einführte: die *Tweed-Technik*. Sie hat alle später entwickelten Techniken, einschließlich der heutigen Methoden, entscheidend beeinflußt.

Tweed-Technik

Dr. *Charles H. Tweed* aus Tucson, Arizona, war ein Schüler von Dr. *Angle* und verfügte über außergewöhnliche klinische Fähigkeiten und ein großes Maß an Selbstkritik. Nach dem Vorbild seines Lehrers arbeitete er mit der *Vierkantbogentechnik* und nach dem Prinzip der Expansion der Zahnbögen. In mehreren Fällen konnte er nachweisen, daß bei Patienten ohne Extraktionstherapie ein hoher Rezidivindex zu beobachten war. Auch die ästhetischen Behandlungsergebnisse waren nicht zufriedenstellend. Er führte eine erneute Analyse der meisten behandelten Fälle durch und extrahierte die vier ersten Prämolaren, um in den Zahnbögen Platz zu schaffen. *Tweed* maß dem Unterkiefer-Zahnbogen eine große Bedeutung bei. Er beobachtete, daß in Fällen, in welchen nach der kieferorthopädischen Behandlung ein ausgeglichenes, harmonisches Gesichtsprofil und eine ideale Okklusion vorhanden waren, sich die unteren Schneidezähne häufig genau über dem Basalbogen des Unterkieferkörpers befanden. Nach dieser Theorie sollte sich die kieferorthopädische Behandlung in erster Linie auf eine Korrektur der protrudierten unteren Schneidezähne konzentrieren. Wenn keine Retrusion der Schneidezähne und gleichzeitig auch keine Engstandskorrektur möglich war, mußte das Problem durch Extraktion gelöst werden. Hierdurch wurde eine Protrusion der Unterkiefer-Frontzähne verhindert. Nach *Tweed* war diese die Hauptursache für alle Rezidivfälle bei der Behandlung von Malokklusionen sowie für ein ästhetisch unbefriedigendes Gesichtsprofil.

Zu Beginn der Extraktionstherapie stand *Tweed* vor der Frage, ob der durch Extraktion gewonnene Platz erhalten oder verteilt werden sollte. In einigen Fällen versuchte er, eine Mesialwanderung der Zähne mittels intermaxillärer Kräfte zu verhindern. In anderen Fällen traten Probleme auf bei dem Versuch, die unteren Schneidezähne zu retrudieren.

Die *Verankerung* im Unterkiefer ist ein von *Tweed* selbst entwickeltes Konzept, das die kieferorthopädische Behandlung mit der *Vierkantbogentechnik* für viele Jahrzehnte beeinflußt hat. Für *Tweed* ist die Vorbereitung der Verankerung der erste und wichtigste Schritt bei der Behandlung von Malokklusionen.

Die gesamte Aufmerksamkeit ist auf den Unterkieferzahnbogen gerichtet. Erst nachdem die Zähne des Unterkiefers aufgerichtet worden sind, können sie als Verankerungselement für eine Zahnbewegung im Oberkiefer dienen. Zur Vorbereitung der Verankerung müssen die Zähne des Unterkiefers nach distal gekippt werden. Nachdem diese Inklination erreicht ist, besteht ein echter physikalischer Widerstand gegenüber der Tendenz der Molaren, nach mesial zu kippen. So können zur Retraktion des Oberkieferzahnbogens intermaxilläre Gummizüge der Klasse II angewandt werden. Dieser erste Behandlungsschritt heißt *Vorbereitung der Verankerung*. Diese Vorbereitungsphase in der Konzeption von *Tweed* hat die meisten bis heute beschriebenen Methoden zur Behandlung von Malokklusionen beeinflußt, die mit der Vierkantbogentechnik arbeiten.

Im Gegensatz zu diesem bisher am häufigsten angewandten Verfahren wird in diesem Buch ein Ansatz der kieferorthopädischen Behandlung – und damit eine Vorbereitung der Verankerung – vorgeschlagen, die am Oberkiefer beginnt. Dies ist eine grundlegende Voraussetzung für die Durchführung des vom Autor entwickelten integrierten Behandlungskonzepts, der *Technik der umgekehrten Verankerung*.

Kapitel 3

Vorüberlegungen

Bei der kieferorthopädischen Behandlung findet eine ständige Interaktion von zwei Konzepten statt: Auf der einen Seite betrachtet man die Zähne oder Zahngruppen, die bei der Verankerung die Bewegung anderer Zähne unterstützen. Auf der anderen Seite betrachtet man die Zähne, die durch die kieferorthopädische Behandlung bewegt oder verschoben werden. Die Beherrschung einer Strategie für die Interaktion dieser beiden Konzepte ist der Schlüssel zum Erfolg einer jeden kieferorthopädischen Behandlung. Zwischen diesen Zähnen oder Zahngruppen könnte ein quantitativer Zusammenhang bestehen, der in Form einer mathematischen Gleichung ausgewertet werden kann.

Die Existenz eines mathematischen Zusammenhangs zwischen Verankerung und Zahnbewegung und die Möglichkeit einer Darstellung dieses Zusammenhangs in Form einer Gleichung ist von besonderem Nutzen für die klinische Praxis. Es handelt sich hier um einen Kontrollmechanismus, mit welchem die Behandlung einer Malokklusion in allen Phasen überprüft werden kann.

In diesem Buch werden drei Vorschläge formuliert, die gemeinsam eine rationale und verifizierbare Lösung für die Entwicklung einer neuen Methode zur Behandlung von Malokklusionen darstellen:

1. Die Vorbereitung der Verankerung sollte im Oberkiefer erfolgen, wodurch die Bezeichnung *umgekehrte Verankerung* erklärt wird.

2. Die sicherste Methode für die Distalisation ganzer Zahngruppen ist die, bei der die Bewegung mit dem hintersten Zahn beginnt. Diese Methode soll hier als *posterioanteriore Reihenfolge* definiert werden.

3. Es wird ein mathematischer Zusammenhang definiert, welcher der Interaktion zwischen dem Konzept der Verankerung und dem Konzept der Bewegung zugrundeliegt und der als *Formel der umgekehrten Verankerung* bezeichnet wird. Dieser mathematische Ausdruck ermöglicht es,

   a) vor der Behandlung den Grad der jeweils notwendigen Verankerung zu bestimmen;

   b) den Zustand der Verankerung und ihre Anwendung während der gesamten Behandlung zu kontrollieren;

   c) zu überprüfen, ob am Ende der Therapie das ursprüngliche Behandlungsziel erreicht wurde.

Vorüberlegungen

Um den mathematischen Zusammenhang und die Kontrolle der klinischen Variablen einer Behandlung zu koordinieren, wurde ein Verfahren entwickelt, das Schritt für Schritt befolgt werden sollte. Man beginnt mit dem Oberkiefer, und dort verläuft die Zahnbewegung von distal nach mesial.

Um eine Beziehung zwischen der Formel der umgekehrten Verankerung und der klinischen Behandlung herstellen und gültige Schlußfolgerungen für einen guten Behandlungsverlauf ziehen zu können, ist es unbedingt erforderlich, die beschriebene Verfahrensweise einzuhalten. Man bedenke, daß die Gleichung keine Diagnosemethode, sondern ein Arbeitswerkzeug ist, das bei der Behandlung angewandt wird und mit ihr übereinstimmt. Die Technik der umgekehrten Verankerung läßt dem Kieferorthopäden in der Auswahl der von ihm bevorzugten Diagnosemethode völlige Freiheit.

Chronologisch beginnt das Verfahren mit der Diagnose und der Berücksichtigung der Kompensationen, die z.B. durch das Wachstum erreicht werden können, vor allem was die Art der Kieferrotation angeht, die während der gesamten Behandlung vorliegen kann. Danach wird diese Diagnose mit der Ästhetik der Weichteile kombiniert, und schließlich werden die folgenden zwei Variablen bestimmt: Korrektur der Zahnbreitendiskrepanz des Unterkiefers, „Dc", und der vordere kephalometrische Punkt, „E1", den der untere Zahnbogen nach Korrektur erreichen muß und dessen Lage und Position von der jeweils herangezogenen kephalometrischen Diagnosemethode abhängt.

Anschließend beginnt die von uns vorgeschlagene Methode zu funktionieren; denn von diesem Moment an, d.h. beim Einsetzen der Werte „Dc" und „E1" in die Formel, läßt sich der Wert der dritten Variable „C" ableiten, der vor Behandlungsbeginn als *vorgesehene Variable C* bezeichnet wird.

Die Methode stimmt darüber hinaus mit den Anforderungen an eine Behandlung überein: Sie läßt sich verallgemeinern und bei der Therapie aller Malokklusions-Typen anwenden.

Kapitel 4

Konzept der umgekehrten Verankerung

Im folgenden wird vorgeschlagen, die Verankerung im Oberkiefer vorzubereiten, also im Gegensatz zur bisher üblichen Verankerung im Unterkiefer eine *umgekehrte Verankerung* durchzuführen. Vergleicht man Ober- und Unterkiefer, dann fällt eine Reihe von Unterschieden auf, durch die der Einsatz des Oberkiefers als bevorzugter Ausgangspunkt der Verankerung gerechtfertigt wird. Diese Unterschiede lassen sich in drei Gruppen einteilen: anatomische Unterschiede, funktionelle Unterschiede und histologische Unterschiede.

a) Von seiner Anatomie her ist der Oberkiefer ein in der Schädelbasis verankerter Knochen. Durch eine Reihe von Nähten wird er zu einem fixen anatomischen Bezugselement, das passiv auf die funktionellen Bewegungen des Unterkiefers reagiert. Dieser wiederum unterscheidet sich morphologisch dadurch vom Oberkiefer, daß er aus einem freien und beweglichen Knochen besteht, der durch zwei Kiefergelenke mit dem Schädel verbunden ist. Aufgrund dieser Beschaffenheit ist der Unterkiefer eine nur wenig stabile Ausgangsbasis.

b) In funktioneller Hinsicht hängt der Unterkiefer an der Schädelbasis. Während des Kauvorgangs wird er durch eine Schließmuskulatur, die am aufsteigenden Unterkieferast und an den Processi coronoidei ansetzt, aktiv gegen den Oberkiefer bewegt. Durch die funktionelle Muskelwirkung werden der Unterkiefer und der von ihm getragene Zahnbogen zu einem Zentrum von konvergierenden Vektoren, die diese beeinflussen und bei jeder Art von kieferorthopädischen Eingriffen in diesem Bereich unbedingt berücksichtigt werden müssen.

c) In histologischer Hinsicht ist der Unterkiefer ein Knochen, der an der Oberfläche aus dichtem, kompaktem Knochen (Kompakta) und im Inneren aus schwammartigem, spongiösem Knochen (Spongiosa) besteht. Die Knochenbälkchen der Spongiosa bilden teilweise Brücken zwischen den beiden Wänden aus kompaktem Knochen. Im Unterschied zum Oberkiefer überwiegt im Unterkiefer die Kompakta gegenüber der Spongiosa.

Durch seine anatomischen, funktionellen und histologischen Eigenschaften wird der Unterkiefer zum bevorzugten Bezugspunkt für Diagnose und Behandlungsplan. Dagegen sind im Oberkiefer kieferorthopädische Korrekturen mit Anpassung an den Gegenkiefer leichter durchzuführen. *Tweed* konzentrierte sich darauf, die unteren Inzisivi auf der Unterkieferbasis einzustellen.

Bei den gängigen Diagnosemethoden hängen Behandlungsplanung und Bestimmung des angestrebten Ideals von den Möglichkeiten einer Einstellung des anterioren Punkts des unteren Zahnbogens ab. Eine Ausnahme bilden hier Fälle von maxillärer Hypoplasie und Gaumenspalten sowie Malokklusionen der Angle-Klasse III. Zur Bestimmung des angestrebten Behandlungsideals werden die Protrusion des unteren Zahnbogens, der vorliegende Engstand sowie Grad und Richtung des Wachstums berücksichtigt, durch das die sagittale Relation der Zahnbögen verändert werden kann. Die individuelle Behandlung richtet sich nach dem neuro-muskulären Apparat des Patienten im Zusammenhang mit dem Muskeltonus der perioralen Muskulatur und der Ästhetik des Weichteilprofils, vor allem in bezug auf die Submentalfalte und das voraussichtliche Wachstum von Nase und Kinn. Dies bedeutet, daß der Unterkiefer der eigentlich problematische Zahnbogen ist, nach welchem sich Diagnose und Behandlungsideal richten. Der Oberkiefer ist dagegen leichter zu beeinflussen und bietet gleichzeitig bessere morphologische Ansatzpunkte. Diagnose und Behandlungsplan sollten sich also am problematischeren Zahnbogen, nämlich dem Unterkiefer, orientieren, während die Behandlung im Oberkiefer beginnen sollte.

Seit *Tweed* wurde mit der Behandlung bevorzugt im Unterkiefer begonnen. Der erste Schritt bei der *Technik der umgekehrten Verankerung* ist dagegen die Vorbereitung der Verankerung im Oberkiefer.

Kapitel 5

Posterioanteriore Reihenfolge der Zahnbewegung

Die Stellung der Zähne in den Zahnbögen wird durch das Zusammenspiel zwischen der Zunge innerhalb der Zahnreihen und der Lippen- und Wangenmuskulatur außerhalb bestimmt. Man sollte nicht vergessen, daß sich die Zähne im Mund des Kindes zunächst geordnet im anlagemäßig vorhandenen Raum verteilen, der außerhalb der Alveolarfortsätze durch die Lippen und innerhalb der Alveolarfortsätze durch die Zunge begrenzt wird. Die Zähne liegen zwischen zwei Gruppen von Muskelkräften und erfahren unterschiedliche funktionelle Krafteinwirkungen, bilden aber eine biologisch aktive Resultante, welche die Zahnbögen in einem bestimmten Gleichgewichtszustand hält (Abb. 5-1). Durch die Koordination der auf beiden Seiten wirkenden Muskulatur wird die Nahrung während des Kauvorgangs auf den Okklusalflächen gesammelt, bewegt und festgehalten. Damit diese anatomische Funktionseinheit korrekt arbeiten kann, ist ein hoher Grad an Koordination erforderlich. Eine vollkommene Harmonie aller beschriebenen Teile führt zu einer perfekten Okklusion, die sich im dynamischen Gleichgewicht zwischen den vestibulären und lingualen Kräften befindet. Bei der kieferorthopädischen Zahnbewegung und der damit verbundenen Veränderung der Stellung der einzelnen Zähne muß die neue Zahnstellung berücksichtigt werden, um eine Beeinträchtigung der beschriebenen Gleichgewichtsprinzipien und ein zukünftiges Rezidiv zu vermeiden.

Zu Beginn der kieferorthopädischen Behandlung müssen zunächst eventuelle Kreuzbisse behoben werden, um die spätere Korrektur der sagittalen und ver-

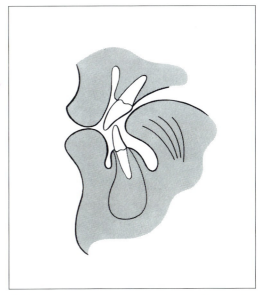

Abb. 5-1 Die vestibulolinguale Stellung der Zahnbögen ist im dynamischen Gleichgewicht mit der sie umgebenden Muskulatur.

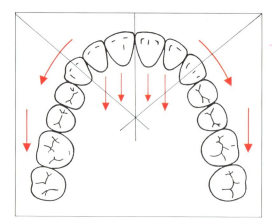

Abb. 5-2 Schematische Darstellung des Zahnbogens mit den topographischen Merkmalen der verschiedenen Zahngruppen. Die Eckzähne liegen auf der Diagonalen der beiden Quadranten. Die Pfeile zeigen die Richtung der in den jeweiligen Abschnitten erforderlichen Zahnbewegungen an.

tikalen Malokklusionsprobleme zu ermöglichen. Anschließend müssen die Zähne innerhalb des beschriebenen Gleichgewichts kieferorthopädisch bewegt werden. In bezug auf den Alveolarbereich muß die Bewegung innerhalb der Spongiosa erfolgen, ohne mit dem kompakten Knochengewebe in Berührung zu kommen. Betrachtet man die Zahnbögen unter Berücksichtigung des beschriebenen Konzeptes, dann ist in den meisten Fällen eine Bewegung in distaler Richtung erforderlich. Aus diesem Grund ist es sinnvoll, mit der Zahnbewegung bei den Molaren zu beginnen, um dann nach anterior fortzufahren, sobald genügend Platz zur Bewegung der vorderen Zähne zur Verfügung steht. Zur Bewegung eines Zahns in eine bestimmte Richtung muß zunächst ein Platz vorhanden sein, an den er bewegt werden kann. Die rationellste Vorgehensweise bei der Zahnbewegung ist die *posterioanteriore Reihenfolge*, die ein charakteristisches Merkmal dieser Technik ist.

Entsprechend den einzelnen Zahngruppen lassen sich drei anatomisch und funktionell verschiedene Bereiche unterscheiden (Abb. 5-2).

1. *Anteriorer Bereich oder Schneidezahnbereich.* Dieser dient zum Abbeißen der Nahrung. Die axiale Stellung macht es erforderlich, seine Komponenten als Einheit zu betrachten und als Gruppe zu bewegen.

2. *Eckzahnbereich.* Dieser befindet sich am Übergang vom anterioren zum posterioren Abschnitt und besteht aus Zähnen mit längeren Wurzeln. In biomechanischer Hinsicht weist die Bewegung der Eckzähne eine Reihe von Besonderheiten auf, die eine individuelle Behandlung und eine speziell für diese Zähne entwickelte Mechanik erforderlich machen. Bei der Bewegung der Eckzähne ist in erster Linie die körperliche Kontrolle des Zahns zu beachten. Aufgrund der Stellung am Wendepunkt zwischen vorderem und seitlichem Anteil des Zahnbogens verläuft die Zahnbewegung kurvenförmig.

3. *Posteriorer Bereich oder Molarenbereich.* Er dient zur Zerkleinerung der Nahrung und bildet das Widerstands- oder Verankerungszentrum.

Bei der Technik der umgekehrten Verankerung beginnt die Behandlung immer im Oberkiefer. Hier erfolgt sie zunächst im Molarenbereich und wird dann abschnittweise entsprechend dem für die Bewegung der Zähne zur Verfügung stehenden Platz nach anterior fortgesetzt. Zur Distalisation der Seitenzähne werden Teilbögen verwendet. Diese

Zahnbewegung wird als *posteriore Retraktion* bezeichnet.

Nach der Distalisation der Eckzähne und dem Aufbau der Verankerung in den posterioren Abschnitten beginnt man mit der Rückführung der Inzisivi. Dieser Schritt wird mit kontinuierlichen Bögen durchgeführt und *anteriore Retraktion* genannt. Die von posterior nach anterior verlaufende Behandlung, die im Oberkiefer beginnt, wird als *maxilläre Phase* bezeichnet. Die anschließende Behandlungsphase erfolgt im Unterkiefer und heißt *mandibuläre Phase*. Auch hier wird die Zahnbewegung in derselben Reihenfolge, also von posterior nach anterior, durchgeführt.

Kapitel 6

Gleichung der umgekehrten Verankerung und Variable „C"

Die Gleichung der umgekehrten Verankerung wurde mit Hilfe der empirischen Methode entwickelt und ist das Ergebnis einer zwanzigjährigen Erfahrung mit der Behandlung von Malokklusionen unter Verwendung von Gleichung und Technik der umgekehrten Verankerung. Mit den abgeschlossenen Fällen wurde eine Studie durchgeführt. Die erzielten Ergebnisse – es handelt sich um ein umfangreiches Spektrum kieferorthopädischer Behandlungsprobleme – sind Beweis für die Wirksamkeit dieser Methode.

Das Studienmaterial bestand aus einer Gruppe von 225 Patienten, die mit der Technik der umgekehrten Verankerung behandelt wurden. Die ausgewählten Fälle umfassen das gesamte Spektrum der in der klinischen Praxis am häufigsten auftretenden kieferorthopädischen Probleme. In der untersuchten Gruppe waren Fälle von Malokklusionen der Klasse II, Gruppe 1 und 2 mit und ohne Extraktion sowie Malokklusionen der Klasse III mit Extraktion vertreten. In der Gruppe mit Extraktionstherapie sind Fälle von klassischer Extraktion der vier ersten Prämolaren vertreten. Auch Fälle mit atypischer Extraktionstherapie entsprechend den individuellen Besonderheiten wurden untersucht, wobei berücksichtigt wurde, ob Karies, frühere Extraktionen oder Nichtanlage vorlagen oder die Anomalie lediglich auf Zahngrößendiskrepanzen entsprechend der Bolton-Analyse beruhten.

Bei einer Gruppe von 225 Patienten, 82 männlich und 143 weiblich, im Alter zwischen 7 Jahren und 5 Monaten und 24 Jahren und 11 Monaten, ergab sich folgende Gruppierung, eingeteilt entsprechend den Malokklusions-Typen:

Klasse II, Gruppe 1, Extraktion	56
Klasse II, Gruppe 1, keine Extraktion	122
Klasse II, Gruppe 2, Extraktion	17
Klasse II, Gruppe 2, keine Extraktion	14
Klasse III, Extraktion	16
insgesamt	225

Ausgehend von dieser Gruppeneinteilung wurde eine Datenmatrix aus genau 6975 Daten zusammengestellt, in welcher nur quantitative Variablen verwendet wurden, weil die Eigenschaften von qualitativen Variablen eher subjektiv bewertet werden könnten.

In allen Fällen erfolgte die Verankerung im Oberkiefer, und die Reihenfolge der Zahnbewegungen entsprach der von uns beschriebenen Methode. In jedem Einzelfall wurde eine *Anamnese* erhoben, und die kieferorthopädisch interessanten Daten wurden in der Krankengeschichte des Patienten erfaßt. Besondere Aufmerksamkeit galt hierbei den Habits, da diese vor Beginn der aktiven Behandlung abgestellt werden sollten. Durch Habits werden die Kraftvektoren der *Teilbögen*, die nur mit sehr geringen Kräften von 50 bis 125 g arbeiten, verändert und verstärkt. Zur Dokumentation der Fälle standen Gipsmodelle, Fernröntgenseitenbilder und kephalometrische Auswertungen zur Verfügung. Zur kephalometrischen Analyse wurde die modifizierte *Steiner-Methode* angewandt, wobei ein zusätzlicher Wert, nämlich der vom Nasion-Basion mit der *Gesichtsachse* gebildete Winkel, aufgenommen wurde, der Aufschlüsse über die Veränderungen der Unterkieferrotation gibt.

Das Diagnoseverfahren stützte sich auf die Möglichkeiten einer Einstellung des anterioren Punkts des unteren Zahnbogens, repräsentiert durch die Position der unteren Inzisivi, E1. Als kompensierender und ergänzender Faktor wird das voraussichtliche Wachstum des Patienten bestimmt. Auch Wachstumsrichtung und Unterkieferrotation wurden in der Wachstumsanalyse bewertet. Die Muskulatur differenziert die Stellung der unteren Inzisivi und charakterisiert so den individuellen Fall. Schließlich wird die Diagnose durch das Gesichtsprofil beeinflußt, indem die Beziehung zwischen Submentalfalte und der Stellung der unteren Inzisivi sowie der Größe und Form der Nase berücksichtigt wird.

Das Diagnoseverfahren wird abgeschlossen mit der Bestimmung der *kephalometrischen Diskrepanz* und des Engstands bzw. der *Zahnbreitendiskrepanz* unter Einbeziehung der oben angeführten Korrekturen. Durch Einsetzen beider Werte in die *Formel der umgekehrten Verankerung* ermittelt man den Wert der Variablen C, die als *vorgesehene Variable C* bezeichnet wird.

Die Fälle wurden nach ihren Malokklusions-Merkmalen in Gruppen eingeteilt, wobei die Okklusion und die Unterkieferbasen berücksichtigt wurden. In der klinischen Praxis werden die Fälle bei Nichtübereinstimmung der beiden Merkmale entsprechend der für die Malokklusions-Symptome erforderlichen Behandlung klassifiziert. Bei der Behandlung wurden die einzelnen Schritte, die in der maxillären und mandibulären Phase dieser Methode beschrieben wurden, genauestens beachtet. Einer der wichtigsten Aspekte dieser Methode ist die Verwendung einer mathematischen Formel, die das Verankerungskonzept und die Zahnbewegung miteinander in Verbindung setzt. Diese Formel heißt *Gleichung der umgekehrten Verankerung*.

Morphologische, funktionelle und histologische Grundlagen

Zwischen Ober- und Unterkiefer gibt es anatomische, funktionelle und histologische Unterschiede, bei deren Betrachtung sich folgende Schlußfolgerungen ergeben:

1. Der Unterkiefer ist ein beweglicher Knochen und wird energisch von der ihn umgebenden Muskulatur beeinflußt. Er ist ein beweglicher Bezugspunkt mit variabler Stellung, was ihn zu einem schwierigen und instabilen Arbeitsbereich macht. Der Unterkiefer hat eine andere histologische Reaktionsfähigkeit als der Oberkiefer, weil hier das kompakte Knochengewebe im Vergleich zur Spongiosa überwiegt.

2. Der Oberkiefer ist fest mit der Schädelbasis verbunden. In funktioneller Hinsicht wird er von den Kraftvektoren der umliegenden Muskulatur weniger stark beeinflußt als der Unterkiefer. Seine histologische Reaktionsfähigkeit auf die Zahnbewegung ist stärker ausgeprägt und leichter kontrollierbar.

Einstellung der unteren Inzisivi

Außer in Fällen von Oberkieferhypoplasie, Gaumenspalten und mandibulärer Prognathie wird bei der Technik der umgekehrten Verankerung die Behandlung auf der Grundlage einer korrekten Einstellung der unteren Inzisivi in der Sagittalebene geplant, weil der Unterkiefer einerseits die größten kieferorthopädischen Probleme aufweist und andererseits der strategische Kieferknochen für die Behandlung der Malokklusion ist. Zur Korrektur müssen die Schneidezähne an einen neuen Platz bewegt werden, der als „Einstellung der unteren Inzisivi" bezeichnet und mit „E1" symbolisiert wird. „E1" wird definiert als die Strecke in Millimetern, um die der kephalometrische Punkt des unteren Zahnbogens verschoben werden muß, damit der in der Diagnose angegebenen Punkt erreicht wird. Gelegentlich wurde diese Größe als „kephalometrische Einstellung der unteren Inzisivi" bezeichnet, weil sie aus der kephalometrischen Analyse des Falls abgeleitet wird. Die Bewegung der unteren Inzisivi wird in Millimeter angegeben und weist darauf hin, welche Retraktion in diesem Bereich erforderlich ist, um die ideale Position zu erreichen. Die klinische Korrektur entspricht diesem Meßwert multipliziert mit zwei. Der algebraische Wert einer Einstellung nach lingual ist positiv, der Wert einer Einstellung in vestibulärer Richtung ist negativ. Zur Untersuchung der Behandlungsergebnisse wurden drei Arten einer Einstellung der unteren Inzisivi beschrieben:

a) Die *vorgesehene Einstellung* wird in Millimetern angegeben und bezeichnet die Strecke, um welche die unteren Inzisivi verschoben werden müssen, um die Position zu erreichen, die dem bei der Untersuchung festgelegten Ideal entspricht.

b) Die *erreichte Einstellung* ist der Wert, der bis zum Ende der Behandlung erreicht wurde.

c) Die *Differential-Einstellung* bezeichnet die algebraische Differenz zwischen der erreichten Einstellung und der vorgesehenen Einstellung: Sie dient als Indikator, um zu verifizieren, ob eine korrekte Retraktion der unteren Inzisivi erreicht wurde. Ist ihr Wert positiv, dann wurde der ursprünglich geplante Wert überschritten, d.h., der Fall wurde mit einem Verankerungsüberschuß behandelt. Ist der Wert der Differential-Einstellung dagegen negativ, hat ein Verankerungsverlust stattgefunden. Die Differential-Einstellung ist also ein Indikator für den guten Verlauf der Behandlung, und ihr Idealwert liegt bei 0 mm.

Abgesehen von einer erforderlichen Einstellung der unteren Inzisivi kann der Zahnbogen einen Engstand aufweisen, was die Diagnose entscheidend beeinflußt. Dieser Engstand bezieht sich auf den gesamten Unterkieferzahnbogen und muß von den therapeutischen Zielsetzungen der Technik der umgekehrten Verankerung unterschieden werden.

Er wird als *Zahnbreitendiskrepanz* bezeichnet und mit dem Symbol „Dc" dargestellt. Diese Diskrepanz wird ebenfalls in Millimeter angegeben.

Bei Anwendung der *Gleichung der umgekehrten Verankerung* geben die Einstellung der unteren Inzisivi „$\overline{E1}$" zusammen mit der Zahnbreitendiskrepanz „Dc" und dem voraussichtlichen Wachstum, dem neuro-muskulären Muster und dem Profil des Patienten zu Beginn der Behandlung an, wie stark die Verankerung im Oberkiefer sein muß. Die aktive Behandlung beginnt im Oberkiefer. Die bessere Reaktionsfähigkeit dieses Kiefers ermöglicht eine leichte und gut kontrollierbare Verankerung in einem besonders kritischen Abschnitt der Behandlung, nämlich bei Behandlungsbeginn. Man beginnt mit der Zahnbewegung und führt sie in posterioanteriorer Reihenfolge aus. Das Verfahren wird in einzelne Phasen unterteilt. Die Verankerung im Oberkiefer wird bei der Distalisation der oberen Eckzähne mittels Teilbögen erreicht, bis diese Zähne in Fällen mit Extraktion der vier ersten Prämolaren die zweiten oberen Prämolaren berühren. In dieser Phase wird die Behandlung durch eine *extraorale zervikale Verankerung* unterstützt. In bestimmten Fällen werden Klasse-II-Gummizüge verwendet, die an den unteren Molaren eingehängt werden, wobei der untere Zahnbogen mit einem umlaufenden passiven Lingualbogen von .036" geschützt wird, der im folgenden noch näher beschrieben wird. Dieser Vorgang wird als *Ergänzung der Verankerung* bezeichnet.

Variable „C"

Bevor die Beschreibung fortgesetzt wird, soll das Konzept der Variablen „C" erklärt werden. Mit *Abstand „C"* wird der Abstand zwischen der Längsachse durch die Spitze des oberen Eckzahns und der Distalfläche des unteren Eckzahns bezeichnet. Nach Distalisation der oberen Eckzähne wird ein Abstand „C" erreicht, der in Millimeter gemessen wird (Abb. 6-1). Zwischen dem oberen und dem unteren Eckzahn muß ein Abstand „C" geschaffen werden, der ausreicht, um die geplante Retrusion „$\overline{E1}$" der unteren Inzisivi zu ermöglichen und den vorliegenden Engstand „Dc" zu beseitigen. Mit anderen Worten, er zeigt uns an, ob das im Behandlungsplan vorgesehene Ideal erreicht werden kann.

Gleichung der umgekehrten Verankerung

Anhand der Untersuchung der 225 obengenannten Fälle konnte gezeigt werden, daß das Verhältnis der Variablen „C", „Dc" und „$\overline{E1}$" durch folgende Gleichung ausgedrückt wird:

$$C - Dc/2 - \overline{E1} = 0$$

Bei Bestimmung der Unbekannten „C" erhält man folgenden Ausdruck:

$$C = Dc/2 + \overline{E1}$$

Dieses mathematische Modell, das als *Formel der umgekehrten Verankerung* bezeichnet wird, setzt die Variablen miteinander in Verbindung. Mathematisch wird eine Formel definiert als das Ergebnis einer Berechnung, die auf ihre einfachsten Elemente reduziert wird und als Regel zur Lösung von analogen Fällen dient. Die Entwicklung einer Formel ist der Schritt vom wiederholten Experiment

Gleichung der umgekehrten Verankerung

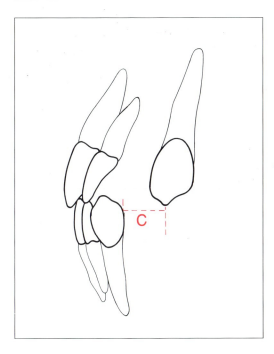

Abb. 6-1 Variable „C". Abstand in Millimeter. In jedem Fall ist ein unterschiedlicher Abstand C notwendig, der von den individuellen Erfordernissen abhängt, die sich aus der *Gleichung der umgekehrten Verankerung* bei der Behandlungsplanung ergeben.

Abb. 6-2 Zahnbreitendiskrepanz im Unterkiefer. Sie wird distal von den beiden unteren Eckzähnen gemessen. In Fällen mit Extraktionsindikation mißt man mit einer Schieblehre im Mund des Patienten oder am Gipsmodell.

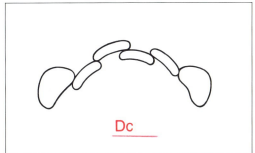

zu einem mathematischen Modell, das die Variablen miteinander in Verbindung setzt und sich verallgemeinern läßt.

Bei den Fallstudien wurden zwei Parameter bestimmt. Zum einen die *Zahnbreitendiskrepanz* „Dc" (Abb. 6-2), die bei Extraktionsbedarf zwischen den distalen Flächen der beiden unteren Eckzähne gemessen wird, und zum anderen die *kephalometrische Einstellung der unteren Inzisivi* „E1" (Abb. 6-3). Sind beide Variablen bekannt, dann läßt sich daraus der *Abstand „C"* ableiten, um den die oberen Eckzähne in bezug auf die unteren Eckzähne distalisiert werden müssen. Hierzu werden die Variablen im folgenden mathematischen Ausdruck durch reale Werte ersetzt:

$$C = Dc/2 + \overline{E1}$$

Ist die Gleichung erfüllt, so bedeutet dies, daß ausreichend Platz vorhanden

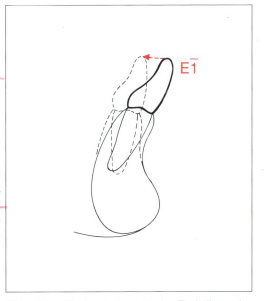

Abb. 6-3 Die kephalometrische Einstellung des anterioren Punkts des unteren Zahnbogens gibt die Anzahl der Millimeter an, um die die Schneidekante der unteren Inzisivi im Fernröntgenseitenbild retrudiert werden muß, um die erforderliche Korrektur zu erreichen.

Gleichung der umgekehrten Verankerung und Variable „C"

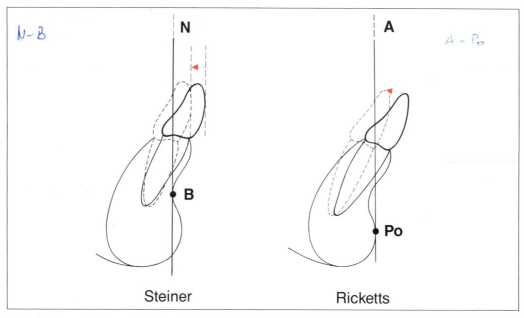

Abb. 6-4 Die Technik der umgekehrten Verankerung ermöglicht dem Behandler die Anwendung der von ihm bevorzugten Analysemethode. In dieser Abbildung ist die kephalometrische Einstellung der Inzisivi mit der Steiner-Methode und der Ricketts-Methode dargestellt.

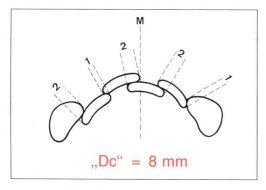

Abb. 6-5 Der Engstand zwischen den distalen Flächen der unteren Eckzähne definiert in Fällen mit Extraktionsindikation den realen Wert des Parameters „Dc" in der Formel der umgekehrten Verankerung.

Abb. 6-6 Die in diesem Fall durch die Steiner-Methode mit 2 mm berechnete Einstellung definiert den realen Wert des Parameters „E1" in der Formel der umgekehrten Verankerung.

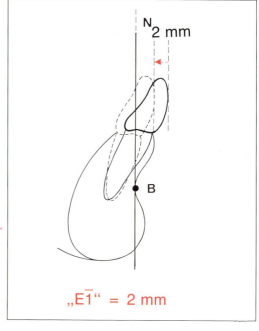

ist, um die unteren Inzisivi bis zum vorgesehenen Punkt zu retrudieren und den Engstand aufzulösen.

Der Wert der Variablen C in der Formel der umgekehrten Verankerung ist von Fall zu Fall unterschiedlich. Er bezieht sich auf einen halben Zahnbogen und kann nur bei symmetrischen Malokklusionen verwendet werden, d.h. Fällen, in denen keine Mittellinienabweichung vorliegt. Bei einer Asymmetrie des unteren Zahnbogens werden der rechtsseitige Eckzahnabstand „Cr" und der linksseitige Eckzahnabstand „Cl" addiert und die Werte auf beiden Seiten der Gleichung verdoppelt:

$$Cr + Cl = Dc + 2\overline{E1}$$

Die Formel der umgekehrten Verankerung bei der Behandlung von Fällen mit Extraktionen

Die Formel der umgekehrten Verankerung ist ein wertvolles Hilfsmittel, wenn sie in Kombination mit der Technik der umgekehrten Verankerung angewandt wird. Sie bietet folgende Möglichkeiten:

a) Der Grad der im individuellen Fall erforderlichen Verankerung kann vor Behandlungsbeginn bestimmt werden. Bei der Untersuchung von kieferorthopädischen Fällen kann man die beiden in Millimeter gemessenen Variablen ermitteln, die beim Falschstand zusammenwirken. Die Messung erfolgt mit Hilfe einer Schieb- oder Meßlehre. Zunächst wird die *Zahnbreitendiskrepanz „Dc"* zwischen den unteren Eckzähnen im Mund des Patienten oder am Gipsmodell gemessen. Als nächstes bestimmt man die *kephalometrische Einstellung der unteren Inzisivi* mit Hilfe eines – vom Behandler gewählten – kephalometrischen Analyseverfahrens (Abb. 6-4). Die Variable „$\overline{E1}$" berücksichtigt das neuromuskuläre Muster, den Grad und die Richtung des voraussichtlichen Wachstums sowie die Kontur von Kinn und Lippen des Patienten. Nach Bestimmung der obengenannten Parameter und Anwendung der Formel $C = Dc/2 + \overline{E1}$ erhält man die *Variable „C"*. Diese gibt an, welche Distalisation der oberen Eckzähne erforderlich ist, um eine ausreichende Verankerung im Oberkiefer durchführen und damit das geplante Behandlungsziel erreichen zu können.

Der mit Hilfe der Formel errechnete Abstand dient also zur Bestimmung der Verankerungsstärke. Als Beispiel wird ein Fall angenommen, der vor der Behandlung im Unterkiefer eine Zahnbreitendiskrepanz von 8 mm aufweist, d.h. Dc = 8 mm (Abb. 6-5). Außerdem ergeben Untersuchung und Diagnose, daß eine Prämolarenextraktion sowie eine *kephalometrische Einstellung* von 2 mm erforderlich ist, d.h. $\overline{E1}$ = 2 mm (Abb. 6-6). Bei Einsetzen dieser Werte in die Formel erhalten wir:

$$C = Dc/2 + \overline{E1} = 8/2 + 2 = 6 \text{ mm.}$$

Dies bedeutet, daß zu Beginn der Behandlung der obere Eckzahn im Verhältnis zum unteren Eckzahn um 6 mm distalisiert werden muß, um eine Engstandsauflösung und die korrekte Einstellung des unteren Zahnbogens zu gewährleisten (Abb. 6-7).

Es ist zu unterstreichen, daß es sich bei der Variablen „C" um einen therapeutischen Parameter handelt, der als Behandlungsrezept verwendet wird. Dieser Wert wird in ein Feld eingetragen, das

Gleichung der umgekehrten Verankerung und Variable „C"

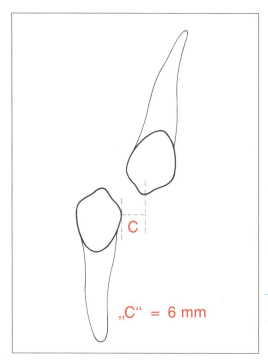

Abb. 6-7 Der aus der Anwendung der Formel der umgekehrten Verankerung resultierende Abstand „C" hat einen Wert von 6 mm. Dies ist der vorgesehene Abstand „C", der bereits in den ersten Behandlungsabschnitten erreicht werden muß, um das geplante Ergebnis sicherzustellen.

man mit der Distalisation der oberen Eckzähne fort.
Eine Formel ist definiert als eine Gleichung, die während der gesamten Behandlungsdauer erfüllt sein muß. Damit die Formel der umgekehrten Verankerung erfüllt wird, müssen die Werte auf beiden Seiten des mathematischen Ausdrucks gleich sein, d.h. $C = Dc/2 + \overline{E1}$. Ist $C > Dc/2 + \overline{E1}$, zeigt uns die Formel, daß der Abstand, um den die oberen Eckzähne distalisiert wurden, größer ist als es für die korrekte Einstellung des unteren Zahnbogens erforderlich ist. Bei Betrachtung des oben beschriebenen Beispiels, in dem der vorgesehene Abstand „C" 6 mm beträgt, wird angenommen, daß der tatsächliche Wert größer ist, z.B. $C = 8$ mm. Dies wäre ein Zeichen dafür, daß der obere Eckzahn zu weit distalisiert wurde und die vorliegende Verankerung stärker ist als nötig. Ist $C \geq Dc/2 + \overline{E1}$, dann geht aus der Gleichung hervor, daß die oberen Eckzähne im Verhältnis zu den unteren Eckzähnen nicht ausreichend distalisiert wurden (Abb. 6-9). Dies weist auf eine mangelnde Verankerung hin, so daß die oberen Eckzähne weiter distalisiert werden müssen, um beide Seiten der Gleichung in Übereinstimmung zu bringen. Die Formel der umgekehrten Verankerung ist also ein Instrument, mit dem der Verankerungszustand in jedem Behandlungsabschnitt kontrolliert werden kann, und ihre Verwendung hat einen dynamischen Charakter. Die beteiligten Variablen müssen gegen Null streben.
Nachdem die Extraktionen im Unterkiefer durchgeführt wurden und man mit der Behandlung dieses Kiefers begonnen hat, verändern sich die Werte auf beiden Seiten der Formel während der gesamten Behandlungsdauer. Die Diskrepanz „Dc" verringert sich mit der fortschreitenden Korrektur des ursprüng-

sich zu diesem Zweck in der rechten oberen Ecke des Behandlungsblatts befindet und als Information über die zur Behandlung des Falls erforderliche Verankerung dient (Abb. 6-8).

b) Der Verankerungszustand kann in jeder Phase der Behandlung kontrolliert werden. Die Behandlung von Fällen mit Extraktionsindikation beginnt mit der Extraktion der oberen Prämolaren, wobei der Unterkiefer intakt bleibt. Dann fährt

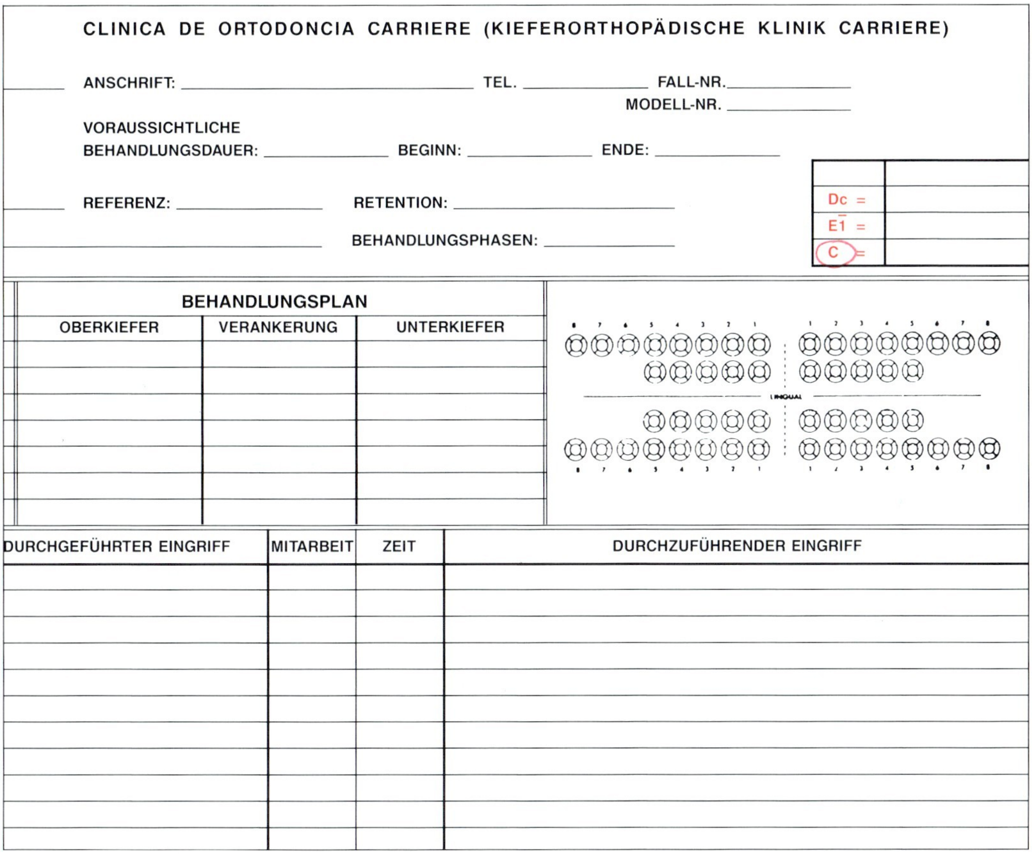

Die Formel der umgekehrten Verankerung bei der Behandlung von Fällen mit Extraktionen

Abb. 6-8 In der rechten oberen Ecke des Behandlungsblatts befindet sich ein Feld, in welchem folgende Werte angegeben werden: Diskrepanz (Dc) und Einstellung der unteren Inzisivi (E1), die bei Einsetzen in die Formel der umgekehrten Verankerung den Wert „C" ergeben. Dieser Meßwert ist im individuellen Fall unterschiedlich, wird in Millimeter angegeben und dient von Beginn der Behandlung an als Referenzwert zur Kontrolle der Behandlungsentwicklung.

lichen Engstands. Der Wert der Einstellung der unteren Inzisivi „E1" wird kleiner mit der zunehmenden Annäherung an die Idealposition. Angesichts der Korrektur von „Dc" und „E1" wird die Variable „C" proportional ebenfalls kleiner, so daß das Gleichheitsverhältnis auf beiden Seiten der Formel der umgekehrten Verankerung erhalten bleibt. Dies ist erforderlich, um eine für die korrekte Behandlung der Fälle ausreichende Verankerung beizubehalten. Geschieht dies nicht und C<Dc/2 + E1, muß die Behandlung unterbrochen und der Behandlungsverlauf korrigiert werden.

c) Das Behandlungsergebnis kann überprüft und das geplante Behandlungsziel erreicht werden. Wenn eine kieferorthopädische Behandlung als voll-

Gleichung der umgekehrten Verankerung und Variable „C"

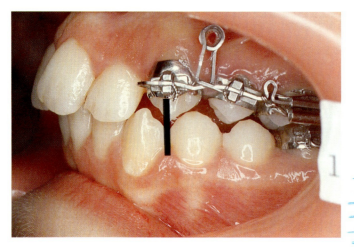

Abb. 6-9 Ein Fall von Verankerungsverlust. Es läßt sich nachweisen, daß der durch Extraktion gewonnene Platz aufgebraucht wurde und weiterhin eine Klasse-II-Verzahnung besteht, während sich die Eckzähne in Klasse-I-Okklusion befinden und eine Distalisation der unteren Eckzähne (d.h. eine Korrektur von „Dc" und „$\overline{E1}$" im unteren Zahnbogen) blockieren. In diesem Fall ist C<Dc/2 + E1 und das Gleichheitsverhältnis gestört, was auf einen abweichenden Behandlungsverlauf hinweist, der vor der Fortsetzung der Behandlung korrigiert werden muß.

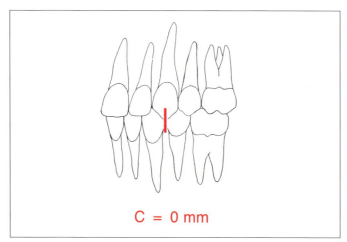

Abb. 6-10 Fall einer vollkommen abgeschlossenen kieferorthopädischen Behandlung mit Extraktionen, in dem eine ideale Okklusion erreicht ist. Oberer und unterer Eckzahn haben einen Abstand von C = 0 mm, gleichzeitig wurde der Engstand der unteren Inzisivi korrigiert, so daß Dc = 0 mm. Außerdem erfolgte die Einstellung der unteren Inzisivi E1 = 0 mm. Die übrige posteriore Okklusion ist ebenfalls korrekt, sofern keine Zahngrößendiskrepanz vorliegt.

ständig abgeschlossen betrachtet werden soll, muß die Okklusion der Zahnbögen korrigiert sein und sich in Klasse-I-Position befinden. Es muß eine ideale Okklusion der Eckzähne vorliegen, d.h., die Variable „C" muß gleich Null sein. Der Engstand ist korrigiert, und „Dc" ist ebenfalls gleich Null. Wenn die unteren Inzisivi in die korrekte Position gebracht wurden, ist der Wert von „$\overline{E1}$" ebenfalls Null (Abb. 6-10).

Zusammenfassung: Bei Anwendung der Formel der umgekehrten Verankerung läßt sich überprüfen, ob die Werte des abgeschlossenen Falls mit dem bei Behandlungsbeginn festgelegten Ideal übereinstimmen und die Behandlung korrekt durchgeführt wurde.

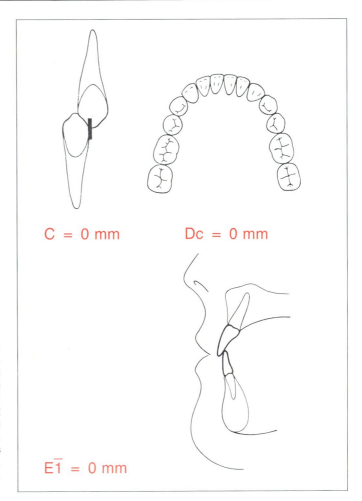

Abb. 6-11 Schematische Darstellung eines Falls nach kieferorthopädischer Behandlung ohne Extraktion. Es liegt eine neutrale Verzahnung vor. Der Wert von C beträgt 0 mm. Da der Fall korrekt abgeschlossen wurde, liegt kein Engstand vor, d.h. Dc = 0 mm. Es ist auch keine Einstellung des anterioren Punkts erforderlich, weil dieser bereits korrekt ist, d.h. E1 = 0 mm.

Die Formel der umgekehrten Verankerung bei der Behandlung von Fällen ohne Extraktionen

Die Stellung der Zahnbögen wird entscheidend von den Muskelkräften beeinflußt, die während der gesamten Wachstumsperiode auf sie einwirken.

Der beste Bezugspunkt für die Untersuchung der kieferorthopädischen Behandlungsmöglichkeiten ist der Unterkiefer-Zahnbogen.
Die Gleichung kann zur Kontrolle der Behandlung verwendet werden, weil die Entscheidung gegen eine Extraktion vor Diagnose und Behandlungsplanung stattfindet. Bei korrekter Ausrichtung der

Zähne im unteren Zahnbogen besteht keine Zahnbreitendiskrepanz, und damit ist der Wert von „Dc" gleich Null. Eine Korrektur der Position der unteren Inzisivi ist nicht erforderlich; denn bei der kephalometrischen Analyse befindet sich der anteriore Punkt des unteren Zahnbogens in einer korrekten Position über der Symphyse und im Gleichgewicht mit dem neuro-muskulären Muster. Das untere Gesichtsdrittel zeigt ein harmonisches Profil, das keine Korrektur erfordert. „$\overline{E1}$" ist demnach gleich Null. Bei Einsetzen der Parameterwerte in die Formel erhalten wir:

$$C = DC/2 + \overline{E1} = 0/2 + 0 = 0$$

Der zur Korrektur des Falls vorgesehene Abstand „C" beträgt null Millimeter, d.h., die Eckzähne stehen in Angle-Klasse I-Relation. Der Wert C = 0 wird in die rechte obere Ecke des Behandlungsblatts eingetragen und zeigt damit dem Behandler an, daß keine Indikation zur Extraktion vorliegt (Abb. 6-11).

Bei korrekter Zahnstellung im Unterkiefer und distaler Kieferlagebeziehung, sollte nach Berücksichtigung von Stärke und Richtung des potentiellen Unterkieferwachstums die Behandlung eigentlich auf eine Distalbewegung im Oberkiefer abzielen. Da diese Bewegung nicht möglich ist, läßt sich eine alleinige Extraktion im Oberkiefer unter der Bedingung akzeptieren, daß das neuromuskuläre Gleichgewicht und die ästhetische Harmonie des Unterkiefers nicht beeinträchtigt werden. Mit den Prinzipien der *umgekehrten Verankerung, der posterioanterioren Reihenfolge der Zahnbewegung* und der praktischen Anwendung der *Formel der umgekehrten Verankerung* soll ein Konzept vorgestellt werden, das sich zusammen mit der konventionellen Vierkantbogentechnik auf die Behandlung aller Malokklusions-Typen anwenden läßt.

Kapitel 7

Allgemeine Beschreibung und Hauptphasen der Technik der umgekehrten Verankerung

Bei der Technik der umgekehrten Verankerung lassen sich zwei grundlegende Phasen beschreiben, die für die Behandlung aller Malokklusionen gelten:

1. *Maxilläre Phase*. In dieser wird die Verankerung durchgeführt, die ein gutes Behandlungsergebnis gewährleistet. Sie ist eine Priorität der Behandlung, die immer im Oberkiefer beginnt. In dieser Phase werden zuerst die oberen Eckzähne distalisiert. Um sicherzustellen, daß bei der weiteren Behandlung der notwendige Platz nicht verlorengeht, wendet man die Formel der umgekehrten Verankerung an: $C = Dc/2 + E\overline{1}$. Sobald bei Anwendung dieser Formel die Variable „C" denselben Wert annimmt wie die Summe von „Dc/2" und „$E\overline{1}$", kann davon ausgegangen werden, daß die Bedingungen für die Fortsetzung der Behandlung gegeben sind.

Als Beispiel wird ein Fall angenommen, in dem der Wert „Dc" 8 mm und die kephalometrische Einstellung „$E\overline{1}$" 2 mm beträgt. Bei Substitution der Formelvariablen mit diesen realen Werten erhält man:

$$C = Dc/2 + E\overline{1} = 8/2 + 2 = 6 \text{ mm}$$

Der Wert von 6 mm gibt den Abstand an, um den der obere Eckzahn im Verhältnis zum unteren Eckzahn distalisiert werden muß, um von Behandlungsbeginn an sicherzustellen, daß der Fall unter Kontrolle bleibt und die angenommene Korrektur des unteren Zahnbogenpunktes erreicht werden kann (Abb. 7-1).

2. *Mandibuläre Phase*. Diese erfolgt nach der maxillären Phase und überschneidet sich mit deren letztem Behandlungsabschnitt. Ein frühzeitiger oder verzögerter Beginn dieser Phase hängt von der zur Behandlung erforderlichen Verankerungsstärke ab sowie vom Grad des vorliegenden inzisalen Überbisses. In einem der nächsten Kapitel folgt eine spezifische Beschreibung der Behandlung, in welcher die Reduzierung der Bißtiefe vor der Retraktion des Oberkieferzahnbogens erfolgen muß. Auf diese Weise dient die Formel der umgekehrten Verankerung als Anhaltspunkt für den Übergang von der maxillären zur mandibulären Phase.

Aus didaktischen und pädagogischen Gründen wurde jede Phase mit einer Farbe gekennzeichnet, die maxilläre Phase mit Rot und die mandibuläre Phase mit Grün. Diese Farben wurden in den Bildern und Schemazeichnungen dieses Buches verwendet.

Allgemeine Beschreibung und Hauptphasen der Technik der umgekehrten Verankerung

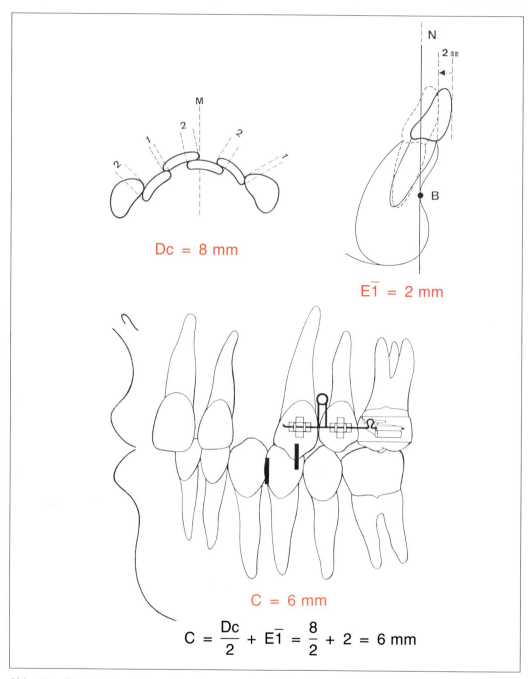

Abb. 7-1 Ein Fall, in welchem die Diagnose eine Behandlung mit Extraktion ergab. Der zu erreichende Abstand „C" entsprechend der Formel der umgekehrten Verankerung beträgt 6 mm.

Klasse II Gruppe 1 mit Extraktion

Maxilläre Phase	Verankerungsart	Mandibuläre Phase
Extraktion 4 + 4		
Posteriore Nivellierung		
Posteriore Retraktion		
Anteriore Nivellierung		
Anteriore Retraktion		Extraktion 4 − 4
Anteriore Retraktion		Posteriore Nivellierung
		Posteriore Retraktion
		Anteriore Nivellierung
		Anteriore Retraktion

Abb. 7-2 Allgemeine Phaseneinteilung bei der Behandlung von Malokklusionen der Klasse II, Gruppe 1. Man erkennt die chronologische Priorität der maxillären im Vergleich zur mandibulären Phase. In jeder der beiden Phasen wird die Reihenfolge der Zahnbewegungen genau wiederholt. Die Bewegung erfolgt zuerst im posterioren und dann im anterioren Zahnbogensegment, d.h. in *posteroanteriorer Reihenfolge*.

Behandlungsschritte

Die maxilläre und die mandibuläre Phase werden jeweils in vier Behandlungsschritte unterteilt, die folgendermaßen definiert sind:

1. Maxilläre Phase

a) *Posteriore Nivellierung*. Der Seitenzahnbereich des Oberkiefers wird nivelliert.

b) *Posteriore Retraktion*. Es erfolgt eine individuelle körperliche Distalisation der oberen Eckzähne.

c) *Anteriore Nivellierung*. Die oberen Inzisivi werden nivelliert, und die entstandenen Lücken werden geschlossen, so daß diese Zähne einen Block bilden.

d) *Anteriore Retraktion*. Die oberen Inzisivi werden mit einem kontinuierlichen Vierkantbogen retrudiert und als Gruppe nach hinten bewegt.

2. Mandibuläre Phase

a) *Posteriore Nivellierung*. Der Seitenzahnbereich des Unterkiefers wird nivelliert.

b) *Posteriore Retraktion.* Es erfolgt eine körperliche Distalisation der unteren Eckzähne.

c) *Anteriore Nivellierung.* Die unteren Inzisivi werden nivelliert, und die dazwischen entstandenen Lücken werden geschlossen.

d) *Anteriore Retraktion.* Die unteren Inzisivi werden mit einem kontinuierlichen Vierkantbogen für die unteren Frontzähne retrudiert.

Bei der Technik der umgekehrten Verankerung ist die Zahnbewegung nach Zahngruppen gegliedert. Die im Zahnbogen vorhandenen anatomischen, funktionellen und histologischen Unterschiede machen es erforderlich, die Eckzähne unabhängig von den Schneidezähnen zu bewegen. Bei Behandlungen mit Extraktion von Einzelzähnen erfolgt diese zunächst im Oberkiefer. Nachdem die oberen ersten Prämolaren extrahiert wurden, erfolgt die Distalisation der Eckzähne. Die Bewegungen werden nacheinander vom 2. Molaren bis zum 2. Prämolaren, d.h. in *posteroanteriorer Reihenfolge*, durchgeführt.

Bei schrittweiser Durchführung der Zahnbewegungen vergrößert sich der Abstand zwischen den Zähnen, der Engstand löst sich auf, und es entstehen Lücken, die eine physiologische histologische Reaktion auf die kieferorthopädische Bewegung fördern, ohne daß die Wurzeln der Nachbarzähne beeinträchtigt werden.

Das allgemeine Prinzip besteht darin, die Zähne an einen Platz zu bewegen, der mit Hilfe der posterioanterioren Bewegung geschaffen wurde. Das Behandlungsschema ist aus dem allgemeinen Behandlungsplan ersichtlich (Abb. 7-2). Darin ist die Einteilung in zwei große Abschnitte, die maxilläre und die mandibuläre Phase, zu erkennen. Diese sind durch einen Zwischenraum getrennt, in dem in Gelb die Verankerungsart und die intermaxilläre Mechanik eingetragen werden, die im Laufe der verschiedenen Behandlungsphasen angewandt werden sollen. Auf dem Behandlungsblatt sind die vorgesehenen Schritte beschrieben, und die einzelnen Phasen lassen sich chronologisch verfolgen.

Kapitel 8

Komponenten und Materialien der Technik der umgekehrten Verankerung

Die Technik der umgekehrten Verankerung ist eine modifizierte Anwendung der konventionellen Vierkantbogentechnik.
Bei der Normokklusion wirken verschiedene Faktoren zusammen: Die Interkuspidation der Eckzähne und Molaren muß eine neutrale Verzahnung ergeben. Die Mittellinien von Oberkiefer und Unterkiefer müssen mit der Gesichtsmitte übereinstimmen. Die Zahnbögen haben eine harmonische Form mit physiologischer Kontaktpunktbeziehung. Bei der habituellen Okklusion dürfen inzisale Stufe und Überbiß nur minimal sein und müssen mit einem korrekten Verhältnis der Kiefergelenke einhergehen. Darüber hinaus sollen Ober- und Unterkiefer zu einem harmonischen Gesichtsprofil beitragen.
Bei der kieferorthopädischen Behandlung wird vor allem die Stellung der Zähne in allen Raumebenen beeinflußt. Dies wird durch Kontrolle des Rotationszentrums der Zahnbewegung erreicht. Hierzu ist ein Mechanismus erforderlich, der die Anwendung von Kräftepaaren und eine freie Bewegung der Zahnwurzeln gestattet, wenn das Rotationszentrum der Zahnbewegung so nah wie möglich an die inzisale Kante verschoben wird. Für die praktische Umsetzung der Prinzipien der Zahnbewegung wird ein Vierkantbogen verwendet, der in den Slot hineingleitet. Dieser Mechanismus bietet ein besonders großes Anwendungsspektrum.
Aus den bereits genannten Gründen wird bei der Technik der umgekehrten Verankerung ein Vierkantbogen-Mechanismus verwendet. Der letzte Schritt nach Diagnose und Behandlungsplanung ist die Anwendung der Kraftvektoren auf die Zähne.
In dem hier behandelten Fall verhält sich der Vierkantbogen als aktives Element, weil er Träger des Behandlungsimpulses ist. Die Brackets stellen die passive Komponente dar, denn sie nehmen die Bögen in ihren Slots auf. Die durch Ligaturen verbundenen Brackets und Bögen bilden das Bindeglied des Korrekturmechanismus. Die Verbindung zwischen Bogen und Bracket und die darin vor der Behandlung eingebauten Variationen bestimmen das Behandlungsergebnis, auf das bereits beim Einsetzen des Mechanismus hingearbeitet wird.
Da in der Natur selten zwei Fälle identisch sind, muß der Kieferorthopäde über umfassende Kenntnisse der Zahnanatomie, der Okklusion und der Korrelation zwischen diesen beiden Faktoren und den Funktionen des *stomatognathen Systems* besitzen. Nur so kann er mit Hilfe von Behandlungsmechanis-

men, die auf biologischen Strukturen mit einem empfindlichen Gleichgewicht eingesetzt werden, ein korrektes Behandlungsergebnis erzielen.

Brackets

Es wird der von *Howard M. Lang* konstruierte Bracket-Typ verwendet. Diese Brackets haben Flügel mit einem mesialen und einem distalen Loch, die eine Biegung in diesem Bereich ermöglichen, um die Rotationen individuell zu korrigieren. Gleichzeitig kann gegebenenfalls eine Ligatur durch diese Löcher gezogen werden. Die Slotgröße der Brackets beträgt .018" × .025". Die mesiodistale Neigung des Slots (= Angulation) sowie sein Torque im Bracket beträgt null Grad.

Die Brackets können auf Bänder oder auf Netzbasen aufgeschweißt sein, wobei eine direkte Verbindung mit den Zähnen ermöglicht wird. Die direkt auf die Zähne geklebten Basen sind entsprechend der Zahnform gewölbt. Die Bracket-Arme sollten so lang sein, wie es die mesiodistale Zahnbreite ermöglicht. Die Positionierung dieser Brackets wird im Extraktionsfall anders vorgenommen. Werden Bänder verwendet, so richtet sich die Position nach dem Bracket-Slot und nicht nach dem okklusalen Bandrand.

Positionierung der Brackets

a) Fälle ohne Extraktion. In diesen Fällen werden die oberen Prämolaren im allgemeinen nicht bebändert. Bei multiplen Einzelzahnabweichungen ist jedoch eine vollständige Bebänderung möglich.

1. Oberkiefer (Abb. 8-1):
   1a Mesiodistale Neigung (Angulation):
Mittlere Schneidezähne	5 Grad
Seitliche Schneidezähne	8 Grad
Eckzähne	8 Grad
erste Prämolaren	0 Grad
zweite Prämolaren	0 Grad

Die Neigung bezieht sich auf die Zahnlängsachse, wobei der Bracket-Slot in mesio-distaler Richtung nach gingival hin abfällt.

   1b Klebehöhe:
Mittlere Schneidezähne	4,0 mm
Seitliche Schneidezähne	3,5 mm
Eckzähne	4,5 mm
erste Prämolaren	3,5 mm
zweite Prämolaren	3,5 mm

2. Unterkiefer (Abb. 8-2)
   2a Mesiodistale Neigung (Angulation):
Mittlere Schneidezähne	2 Grad
Seitliche Schneidezähne	4 Grad
Eckzähne	6 Grad
erste Prämolaren	0 Grad
zweite Prämolaren	0 Grad

   2b Klebehöhe:
Mittlere Schneidezähne	3,5 mm
Seitliche Schneidezähne	3,5 mm
Eckzähne	4,0 mm
erste Prämolaren	4,0 mm
zweite Prämolaren	4,0 mm

Positionierung der Brackets

Abb. 8-1 Klebeposition von Brackets und Röhrchen im Oberkiefer in Fällen ohne Extraktion. Im Frontzahnbereich kann die Bracket-Plazierung bei tiefem Biß um 0,5 mm in inzisale Richtung und bei offenem Biß um 1 mm in gingivale Richtung variiert werden.

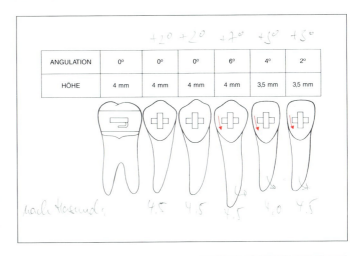

Abb. 8-2 Klebeposition von Brackets und Röhrchen im Unterkiefer in Fällen ohne Extraktion.

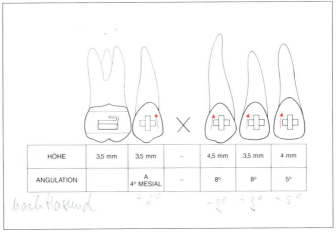

Abb. 8-3 Klebeposition für Brackets und Röhrchen im Oberkiefer in Fällen mit Extraktion der ersten Prämolaren. Das Bracket am zweiten Prämolaren ist in mesiale Richtung geneigt, um die natürliche Kipptendenz dieses Zahns in die Extraktionslücke auszugleichen.

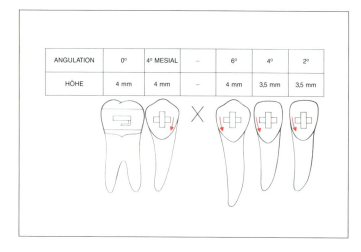

Abb. 8-4 Klebeposition von Brackets und Röhrchen im Unterkiefer in Fällen mit Extraktion der ersten Prämolaren. Das Bracket des zweiten Prämolaren wird um 4 Grad in mesiale Richtung geneigt, um die natürliche Kipptendenz dieses Zahns in die Extraktionslücke auszugleichen.

b) Fälle mit Extraktion:
1. Oberkiefer (Abb. 8-3):
   1a Mesiodistale Neigung (Angulation):
      Mittlere Schneidezähne   5 Grad
      Seitliche Schneidezähne   8 Grad
      Eckzähne   8 Grad
      zweite Prämolaren   4 Grad
                      nach mesial

Es wird darauf hingewiesen, daß die mesiodistale Neigung des Brackets an den zweiten Prämolaren umgedreht wurde, um die natürliche Kipptendenz der Krone des zweiten Prämolaren in die Extraktionslücke zu verhindern.

   1b Klebehöhe:
      Mittlere Schneidezähne   4,0 mm
      Seitliche Schneidezähne   3,5 mm
      Eckzähne   4,5 mm
      zweite Prämolaren   3,5 mm

2. Unterkiefer (Abb. 8-4)
   2a Mesiodistale Neigung:
      Mittlere Schneidezähne   2 Grad
      Seitliche Schneidezähne   4 Grad
      Eckzähne   6 Grad
      zweite Prämolaren   4 Grad
                      nach mesial

Bei Extraktion der ersten Prämolaren wird die Neigung des Slots der zweiten Prämolaren umgekehrt, um eine Kippung der Zahnkrone in die Extraktionslücke zu verhindern.

   2b Klebehöhe:
      Mittlere Schneidezähne   3,5 mm
      Seitliche Schneidezähne   3,5 mm
      Eckzähne   4,0 mm
      zweite Prämolaren   4,0 mm

Röhrchen

Im Molarenbereich werden die Attachments auf die Molarenbänder geschweißt:

a) *Oberkiefer*. Die oberen Molarenbänder haben doppelte Attachments: Die gingivale Tube hat eine Größe von .018" × .025" und an ihrem mesiogingivalen Abschnitt ein angelötetes Häkchen. Das okklusale Röhrchen hat einen Durchmesser von .045" und dient zur Aufnahme von extraoralen Apparaturen, z.B. Gesichtsbogen. Der Torque der Molarentube beträgt null Grad. Die Tube wird auf den Mittelpunkt des Molarenbandes gelötet. Die mesiodistale Neigung der Tube beträgt null Grad. Die Tube weist keine Rotation im Verhältnis zur vestibulären Seite des Molaren auf, dieser Wert beträgt also ebenfalls null Grad. Die Klebehöhe des Molarenbandes muß 3,5 mm betragen.

b) *Unterkiefer*. Im Unterkiefer werden normalerweise einfache Molarentuben verwendet, die einen rechtwinkligen Innendurchmesser von .018" × .025" und auf der mesialen Seite ein angelötetes Häkchen zum eventuellen Anbringen der Klasse-II-Gummizüge haben. Wahlweise kann ein doppeltes Attachment angebracht werden: eine rechteckige Tube in okklusaler Position und ein rundes Röhrchen mit einem Durchmesser von .045" im gingivalen Bereich, um gegebenenfalls einen Labialbogen gleicher Größe aufzunehmen. Das Röhrchen wird in der Mitte der vestibulären Seite des Molaren angelötet. Die mesiodistale Neigung der Tube beträgt 0 Grad. Die Klebehöhe des Bandes muß 4 mm betragen.

Linguale Attachments

Im lingualen Bereich der oberen und unteren Molarenbänder werden Attachments angebracht, um zusätzliche Hilfsapparate für die Behandlung aufzunehmen: *Palatinalbogen* und *Lingualbogen*.
In das Lingualröhrchen wird das U-Schlaufen-förmige Drahtende der Hilfsapparatur (.036") eingeführt. Der Innendurchmesser des Röhrchens beträgt deshalb .036" × .072". Am distalen Teil des Röhrchens befindet sich eine Vertiefung oder Einkerbung, um das umgebogene Drahtende aufzunehmen.

Anbringung von Brackets und Röhrchen

Die Brackets und Röhrchen sind Bindeglieder für die Verbindung der Zähne mit dem aktiven Element des kieferorthopädischen Apparates, d.h. den Bögen. Die endgültige Übertragung der im Mechanismus eingebauten Bewegung kann entsprechend der Oberflächenanatomie variieren. Da die Zahnanatomie sehr stark variiert, muß der Behandler in jedem einzelnen Fall die Morphologie der Zähne überprüfen.
Durch exaktes Positionieren von Brackets und Röhrchen entsprechend den jeweiligen anatomischen Zahnvariationen wird ein korrektes Behandlungsergebnis erreicht.
Brackets und Röhrchen weisen weder eine Angulation noch einen Torque auf. Außerdem haben alle Brackets dieselbe vestibulolinguale Körperdicke. Weil die Brackets und Bänder an die gebogene Zahnoberfläche angepaßt sind, erfahren Slot oder Tube automatisch einen Tor-

Reihenfolge der bei der Technik der umgekehrten Verankerung verwendeten Bögen

Variante	Größe	Wirkung
Nivellierungsbögen	.016" Twistflex .012" u. .014" rund	Bewirken eine Zahnbewegung mit geringen Kräften
	.016" rund	Korrigieren Kreuzbisse, Zahnrotationen, Bewegungen in vertikaler und vestibulolingualer Richtung.
Nach der Nivellierung wird die Ausgangsposition	▼	zur Einleitung der kontrollierten Bewegung mit Vierkantbogen erreicht.
Bögen zur kontrollierten Korrektur	.016" × .022" Vierkant	Bewirken Translation, Intrusion und Torque
	.017" × .025" Vierkant	Stabilisierung

Abb. 8-5 Prioritätenschema für die Verwendung der verschiedenen Bogentypen bei der Behandlung mit der Technik der umgekehrten Verankerung.

que. Die Brackets werden mit einer der Zahnanatomie entsprechenden Neigung aufgeklebt. In Fällen mit Extraktion der ersten Prämolaren wird die Bracketangulation der der Lücke benachbarten Zähne so verändert, daß der natürlichen Kipptendenz dieser Zähne in die Extraktionslücke entgegengewirkt wird. Der Slot ist auf der Seite der Extraktionslücken verstärkt nach gingival geneigt.

Die Klebehöhe hängt davon ab, ob ein tiefer Biß oder ein offener Biß vorliegt. Normalerweise werden die Brackets eher nach okklusal angebracht, um das Rotationszentrum der Zahnbewegung an diesen Bereich anzunähern, der für eine Wurzelkontrolle am besten geeignet ist. Bei offenem Biß wird die Klebehöhe im Vergleich zu den allgemeinen Maßangaben um 1 mm nach gingival verschoben, um die Extrusion der Zähne zu fördern. Bei der Technik der umgekehrten Verankerung wird durch Bajonettbiegungen und Torque im Bogen eine Stellungskorrektur in vestibulolingualer Richtung erreicht.

Bögen

Es werden die verschiedensten Bogentypen aus rostfreiem Stahl verwendet. Bevor die Beschreibung fortgesetzt wird, sollen zunächst die Prinzipien wiederholt werden, die bei einer geordneten Vorgehensweise zu beachten sind (Abb. 8-5). Die zur Bewegung von Zahngruppen verwendeten Bögen können in zwei Gruppen eingeteilt werden:

a) *Nivellierungsbögen*. Zu Beginn der Behandlung sollten Bögen mit schwachen Kräften verwendet werden, um die Zahnbewegung mit möglichst geringer parodontaler Reaktion einzuleiten. Hierfür werden bei ausgeprägten Einzelzahnabweichungen *verseilte Drähte* mit einem Gesamtdurchmesser von .016" oder *runde Bögen* von .012" oder .014" verwendet. Später kann zur Verwendung von runden Bögen von .016" übergegangen werden. Beide Bogensorten haben eine nivellierende Wirkung. Sie dienen in dieser Behandlungsphase zur Korrektur von Kreuzbissen und Zahnrotationen sowie zur Nivellierung in vertikaler und vestibulolingualer Richtung. Damit der Bogen mit rechtwinkligem Querschnitt sein gesamtes Korrekturpotential entfalten kann, dürfen beim Berühren der Brackets keine Reibungsvektoren vorliegen, d.h., alle Brackets müssen sich auf gleicher Höhe befinden.

b) *Bögen zur kontrollierten Korrektur*. Hierbei handelt es sich um Bögen mit rechtwinkligem Querschnitt und der Stärke .016" × .022". Vor der Eingliederung der rechtwinkligen Bögen soll die Nivellierung abgeschlossen sein, damit die Bögen ihre Impulse für Translation, Intrusion oder Torque exakt übertragen können. Richtung und Stärke der Bogenwirkung müssen bereits vorher festgelegt werden. Bei den aufeinanderfolgenden Kontrollbesuchen des Patienten darf sich die Aktivierungsrichtung nicht verändern.

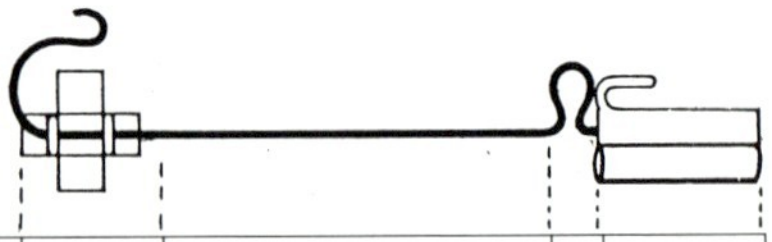

Angulation	0°	–	–	0°
Rotation	umgibt den Zahnbogen	umgibt den Zahnbogen	45°	15° nach distal
Vestibulolinguale Position	–	–	Vest.	vestibulär
Torque	0°	–	45°	10° bukkaler Wurzeltorque

Abb. 8-6 Biegungen des geraden Teilbogens, der die Zahngruppe zwischen oberen Eckzähnen und Molaren verblockt und distalisiert. Der Omega-Loop berührt das Molarenröhrchen.

Bögen für eine Behandlung mit der Technik der umgekehrten Verankerung

Die bei dieser Technik verwendeten Vierkantbögen werden in zwei Gruppen unterteilt: Ober- und Unterkieferbögen. Diese werden wiederum in Oberkiefer-Teilbögen und Retraktionsbögen für die oberen Frontzähne sowie Retraktionsbögen für die unteren Seitenzähne und Retraktionsbögen für die unteren Frontzähne untergliedert.

I Oberkieferbögen

Zu dieser Gruppe gehören Teilbögen und Retraktionsbögen für die oberen Frontzähne.

1. *Teilbögen*. Es gibt zwei Typen von Teilbögen: gerade Teilbögen und Retraktionsbögen für die oberen Seitenzähne.

1a) *Der gerade Teilbogen* wird aus einem Draht mit einem Querschnitt von .016" × .022" gefertigt. Seine Wirkung besteht in der Distalisation der Seitenzähne von den Eckzähnen bis zum letzten Zahn. Mesial des Eckzahnbrackets bildet der Teilbogen eine nach gingival gerichtete S-förmige Schlaufe (siehe Abb. 8-6). Das Drahtende des Häkchens ist abgebogen, um eine Verletzung der vestibulären Schleimhaut zu verhindern. Vom Eckzahn an verläuft der Bogen gerade. Vor dem Molarenröhrchen ist ein Omega-Loop eingebogen. Dieser muß individuell um 30 bis 45 Grad nach vestibulär geneigt sein, damit die Interdentalpapille nicht verletzt wird und gleichzeitig eine Drahtligatur angebracht werden kann. Da der Teilbogen beim Einsetzen passiv sein muß, passen sich seine Angulationen an die Anatomie der vestibulären Seite der mit Brackets beklebten Zähne und der mit Tuben ausgestatteten Molaren an. Daher handelt es sich um einen planen Bogen, dessen Torque bei den Eckzähnen 0 Grad und bei den Molaren 10 Grad beträgt. In vestibulolingualer Richtung faßt der Bogen die Zahnbogenkontur in einer sanften Kurve ein und hat mesial vom ersten Molaren eine Bajonettbiegung von 45 Grad in vestibuläre Richtung, die den Omega-Loop in seiner ganzen Länge einbezieht (Abb. 8-6).

Der gerade Teilbogen verblockt die Zahngruppe zwischen dem Eckzahn und dem ersten oberen Molaren, die er in distale Richtung bewegt. Er wird in Klasse-II-Fällen ohne Extraktion verwendet, wenn im unteren Zahnbogen keine Stellungsunregelmäßigkeiten vorliegen und die distale Verzahnung eine Distalisation der Oberkieferzähne ratsam erscheinen läßt. Er ist auch nützlich in Fällen mit Extraktion, in denen ein Verankerungsverlust vorliegt, so daß eine *Ergänzung der Verankerung* notwendig ist. Zur Konstruktion des geraden Teilbogens sind folgende Elemente erforderlich: eine Bogenbiegezange, eine Tweed-Zange und ein Wachsstift (Abb. 8-7a). Diese Werkzeuge werden auch zur Anfertigung der übrigen Bögen aus Vierkant-Draht verwendet. In den Abbildungen 8-7b bis f sind die grundlegenden Schritte für die Anfertigung des geraden Teilbogens beschrieben.

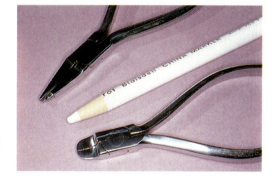

Abb. 8-7a Zangentypen zur Anfertigung des geraden Teilbogens und verschiedener aktiver Bögen aus Vierkant-Draht.

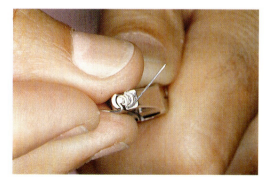

Abb. 8-7b Anfertigung der Omega-Loops mit der Tweed-Zange.

Komponenten und Materialien der Technik der umgekehrten Verankerung

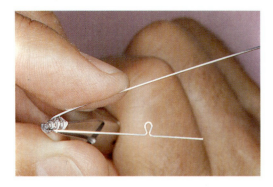

Abb. 8-7c Biegung nach apikal, die den mesialen Teil des oberen Eckzahnbrackets berührt.

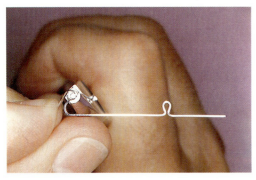

Abb. 8-7d Zurückbiegen der Schlaufe für die Klasse-II-Gummizüge.

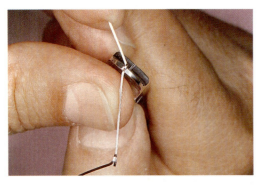

Abb. 8-7e Anfertigung der Bajonettbiegung in Höhe des Omega-Loops mesial vom Molarenröhrchen.

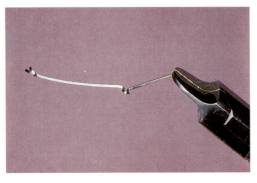

Abb. 8-7f Okklusale Ansicht des fertigen geraden Teilbogens. Im anterioren Abschnitt ist die linguale Biegung der Eckzahnschlaufe zu erkennen. Sie soll vermeiden, daß die Lippe des Patienten verletzt wird.

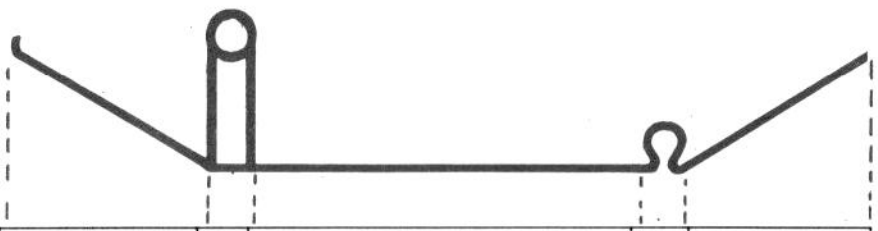

Abb. 8-8 Retraktionsbogen für die oberen Seitenzähne. Der Kontraktions-Loop befindet sich im Zentrum der Extraktionslücke, und die Omega-Schlaufe berührt distal das Bracket des zweiten Prämolaren. Sie wird durch eine Ligatur zum Röhrchen des ersten Molaren aktiviert.

Angulation	35°	0°	–	35°
Rotation	35° nach mesial	0°	45°	15° nach distal
Vestibulolinguale Position	palatinal	vestibulär	Vest.	vestib.
Torque	0°	8° bukkaler Wurzeltorque	45°	10° bukkaler Wurzeltorque

1b) *Der Retraktionsbogen für die Seitenzähne* wird aus einem Draht der Stärke .016" × .022" gefertigt. Seine Funktion besteht darin, Extraktionslücken oder andere Lücken distal der Eckzähne zu schließen. Auf dem vorderen Bogensegment befindet sich die aktive Komponente: eine *vertikale Schlaufe* mit einer Helixfeder. Diese Schlaufe soll in der Mitte der zu schließenden Extraktionslücke zu liegen kommen. Durch die vertikale Schlaufe wird eine Bewegung in mesiodistaler Richtung erreicht. Da vertikale Loops in erster Linie zur Durchführung von horizontalen Bewegungen dienen, besteht die Funktion des aktiven Teils des Teilbogens in der kontrollierten Distalisation der Eckzähne.

Im anterioren Abschnitt dieses Bogens sind Biegungen mit vier verschiedenen Funktionen eingearbeitet: Angulation, Rotation, Inset/Offset und Torque (Abb. 8-8). Das anteriore Ende wird im Winkel von 35 Grad nach mesial und palatinal gebogen. Diese Biegung kompensiert das von der Zugwirkung auf den Eckzahn erzeugte Rotationsmoment. So wird eine Kippung der Zahnkrone nach distal verhindert und eine körperliche Bewegung des Eckzahns erreicht. Da der Zahnbogen sich in distale Richtung verbreitert, wird die vestibulolinguale Bewegung mit Hilfe des horizontalen Arms mesial der vertikalen Feder ausgeführt. Dieser mesiale Arm ist stärker nach palatinal ausgerichtet, während der distale Arm aufgrund der Helixwindungen nach vestibulär gerichtet ist. Der Torque am anterioren Ende des Bogens beträgt 0 Grad.

Der mittlere Abschnitt des Retraktionsbogens für die oberen Seitenzähne ist gerade und hat lediglich einen eingebauten progressiven Torque. Der Kronentorque des zweiten Prämolaren beträgt 8 Grad. Der Torque im Bogen wird durch eine V-förmige Biegung im mesialen Arm der vertikalen Schlaufe

Komponenten und Materialien der Technik der umgekehrten Verankerung

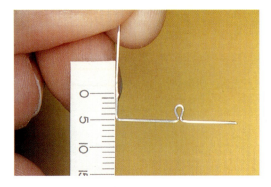

Abb. 8-9a Retraktionsbogen für die oberen Seitenzähne: Der Arm des Kontraktionsloops hat eine Höhe von 5 mm.

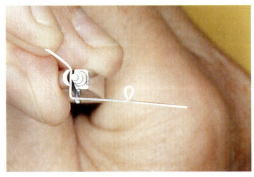

Abb. 8-9b Rückwärtsbiegung nach mesial als Ansatz für die Helix des vertikalen Loops.

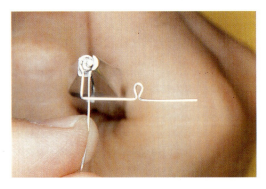

Abb. 8-9c Anfertigung der Helixfeder über dem Zylinder der Tweed-Zange.

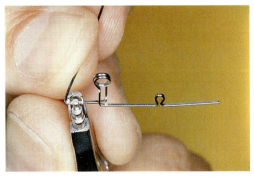

Abb. 8-9d Biegung des anterioren Bogenanteils: Er wird um den Rand des mesialen Flügels des Eckzahnbrackets in palatinale Richtung geführt.

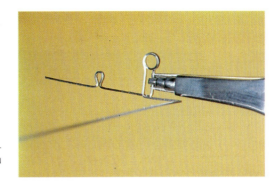

Abb. 8-9e Ausführung einer V-förmigen Biegung am mesialen Schenkel des Loops. Hierzu wird eine Tweed-Zange verwendet.

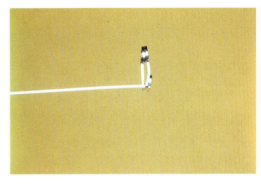

Abb. 8-9f Anterioposteriore Ansicht, aus der die V-Biegung zu erkennen ist. Sie hat eine doppelte Wirkung: Sie verbindet die getrennten Schenkel des Loops und bewirkt in den posterioren Segmenten einen bukkalen Wurzeltorque.

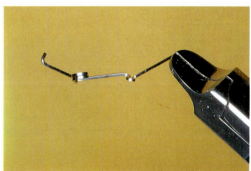

Abb. 8-9g Ansicht von oben.

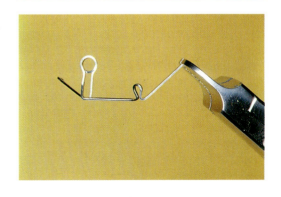

Abb. 8-9h Seitenansicht.

automatisch eingearbeitet. Diese V-förmige Biegung soll die beiden Schlaufenarme, die aufgrund der Doppelwindung des Drahtes in der Helixfeder getrennt sind, wieder zusammenführen. Hierfür verwendet man die Tweed-Zange (Abb. 8-9e und f).

Der posteriore Abschnitt des Bogens weist ebenfalls vier verschiedenen Biegungsmomente auf: Angulation, Rotation, Inset/Offset und Torque. Das posteriore Ende des Bogens wird um 35 Grad abgeknickt, um der Kipptendenz des oberen Molaren entgegenzuwirken. So wird eine bessere Verankerung erzielt. In bezug auf die Rotationsrichtung ist der Bogen in Höhe des Omega-Loops um 45 Grad nach vestibulär und wieder um einen Winkel von 15 Grad zur Mittelachse nach palatinal gebogen, was eine Rotation um die palatinale Wurzel des oberen Molaren bewirkt. Darüber hinaus ist bei den meisten Malokklusionen der Klasse II eine Rotation der oberen ersten Molaren nach mesial zu beobachten, deren Korrektur ein grundlegendes Behandlungsziel ist. In vestibulolinguale Richtung wird in Höhe des Omega-Loops eine Bajonettbiegung um 45 Grad nach vestibulär ausgeführt, um der Kontur des oberen Molaren zu folgen. Der Omega-Loop soll möglichst nahe am Bracket des zweiten Prämolaren zu liegen kommen, damit durch das Zurückbinden zum Röhrchen des ersten Molaren eine maximale Aktivierung erfolgen kann. In die Biegung am posterioren Ende ist ein vestibulärer Wurzeltorque von 10 Grad eingebaut. Der Omega-Loop sollte in vestibuläre Richtung geneigt sein, um eine Berührung der Interdentalpapille zu vermeiden und die Anbringung der Ligaturen für die distale Aktivierung zu erleichtern. Die Abbildungen 8-9a bis h beschreiben die einzelnen Schritte für die Anfertigung dieses Bogens.

2. *Retraktionsbogen für die oberen Frontzähne*. Der Retraktionsbogen für die oberen Frontzähne ist ein kontinuierlicher Bogen, an dessen distalen Enden sich Omega-Loops befinden. Als aktive Ergänzung weist er L-förmige geschlossene Loops zwischen den seitlichen Schneidezähnen und den oberen Eckzähnen auf. Die Funktionen dieses Bogens sind Intrusion, Torque und Enbloc-Retraktion der oberen Schneidezähne. Die Retraktion der Frontzähne erfolgt durch die L-Loops, die mit Hilfe der distalen Ligaturen aktiviert werden. Diese aktiven Loops bestehen aus einem horizontalen und einem vertikalen Teil, haben die Form eines Schuhs (= boot loop) und können aufgrund dieser besonderen Form die Dreifachbewegung von Intrusion, Torque und Retraktion vornehmen. Außerdem wirken diese Loops wie Kontraktionsloops, d.h. bei ihrer Aktivierung wird die Feder zusammengedrückt, die Schenkel bewegen sich aufeinander zu, und das Gerät zeigt eine elastischere und kontrolliertere Reaktion. Der Retraktionsbogen für die oberen Frontzähne besteht aus einem lateralen Anteil, einem anterioren bzw. Schneidezahnsegment und den posterioren Abschnitten. Das anteriore Segment wird im Bereich der oberen Schneidezähne angebracht und enthält vier Arten von Biegungen: mesiodistale Neigung, Rotation, vestibulolinguale Bewegung und Torque (Abb. 8-10).

Die Angulation im Frontzahnabschnitt beträgt 35 Grad. Die eingearbeitete Rotation verläuft direkt auf dem Bogen, und die Steuerung der individuellen Rotationsbewegungen der Zähne wird durch Anheben der mesial und distal an den Lang-Brackets angebrachten horizontalen Flügel zusätzlich ergänzt und aktiviert.

Bögen für eine Behandlung mit der Technik der umgekehrten Verankerung

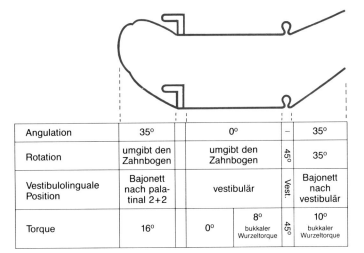

Angulation	35°	0°	–	35°
Rotation	umgibt den Zahnbogen	umgibt den Zahnbogen	45°	35°
Vestibulolinguale Position	Bajonett nach palatinal 2+2	vestibulär	Vest.	Bajonett nach vestibulär
Torque	16°	0°	8° bukkaler Wurzeltorque	45°	10° bukkaler Wurzeltorque

Abb. 8-10 Biegungen im Retraktionsbogen für die oberen Frontzähne. Die L-förmige Schlaufe befindet sich zwischen den oberen seitlichen Schneidezähnen und den oberen Eckzähnen. Der Omega-Loop berührt distal das Bracket des zweiten Prämolaren.

Für die vestibulolinguale Zahnbewegung wird zwischen mittlerem und seitlichem Schneidezahn eine Bajonettbiegung eingearbeitet, um den Bogen an die Anatomie des seitlichen Schneidezahns anzupassen und eine optimale Zahnbogenform zu erreichen. Der distale Teil des oberen seitlichen Schneidezahns befindet sich in bezug auf den Eckzahn in palatinaler Stellung. Dies wird durch die Form der geschlossenen L-Schlaufe erreicht: Der distale vertikale Schenkel liegt vestibulär. Der Torque wird mit Hilfe eines Bogenformers mit eingearbeitetem Torque hergestellt und ein lingualer Wurzeltorque von 16 Grad eingearbeitet. Dieser spielt bei der Bewegung der Frontzahngruppe eine wichtige Rolle. Er ist nach der Intrusion und vor der Retraktion die zweitwichtigste Komponente. Alle drei Bewegungen zusammen müssen durch vorsichtige Aktivierung des *Retraktionsbogens für die oberen Frontzähne* erreicht werden. Die Aktivierung muß behutsam erfolgen, und der Intrusionsvektor muß größer sein als der Retraktionsvektor, um so die gewünschte Bewegung zu erreichen. Eine übermäßige Aktivierung der anterioren Retraktionsbewegung kann ein Kraftmoment auslösen, durch das die oberen Schneidezähne gekippt und extrudiert werden. Dies führt zu einer Verstärkung des tiefen Bisses und einer Inversion der oberen Schneidezähne. Der laterale Anteil des Retraktionsbogens ist durch die L-förmigen Loops mit dem Schneidezahnsegment und durch die Omega-Loops mit den distalen Abschnitten verbunden.

In bezug auf die mesiodistale Neigung ist das Schneidezahnsegment gekrümmt. Der Krümmungsgrad ist abhängig von der Stärke des Überbisses. Die Rotation des Bogens im Körpersegment entspricht einer Kurve, die um den Eckzahn

Komponenten und Materialien der Technik der umgekehrten Verankerung

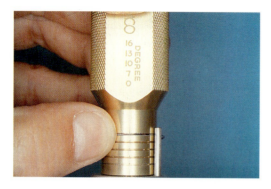

Abb. 8-11a Torquebiegung im anterioren Abschnitt des Retraktionsbogens auf dem Bogenformer in der Rille, die einem Torque von 16 Grad entspricht.

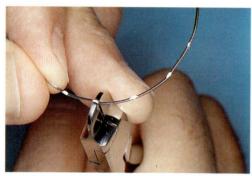

Abb. 8-11b Wachsstift-Markierungen für die Mittellinie und die Punkte zwischen oberen Seiten- und Eckzähnen. Ausführung der Bajonettbiegung nach lingual für den seitlichen Schneidezahn.

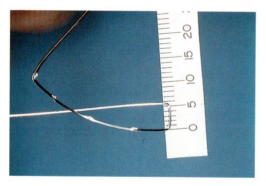

Abb. 8-11c Der distale vertikale Schenkel des L-Loops hat eine Höhe von 5 mm.

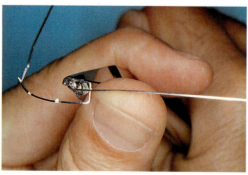

Abb. 8-11d Zurückbiegen der L-Loops über dem Zylinder der Tweed-Zange.

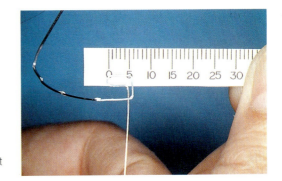

Abb. 8-11e Der horizontale Teil des L-Loops hat eine Länge von 5 mm.

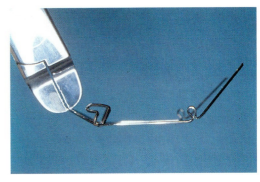

Abb. 8-11f Seitenansicht des Retraktionsbogens für die oberen Frontzähne. Die Angulation des Schneidezahnsegments nach gingival und die Rotation der Bogenenden sind zu erkennen. Beide Biegungen betragen 35 Grad.

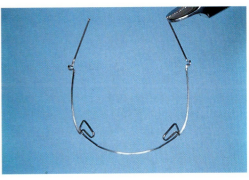

Abb. 8-11g Okklusalansicht, in der die vestibuläre Lage des Bogensegments distal des L-Loops zu erkennen ist. Die Bajonettbiegungen über den Omega-Loops und die Rotationsbiegung der distalen Enden sind zu erkennen. Die distale Kompression kompensiert die Expansionswirkung, die eine Nebenwirkung des Frontzahntorques darstellt.

herum nach distal bis zum Omega-Loop verläuft.
Die Bewegung in vestibulolingualer Richtung wird durch die besondere Form des L-Loops bewirkt. Der distale Schenkel des Loops erreicht dieselbe horizontale Lage wie der Grundbogen, jedoch weiter vestibulär. Das laterale Segment weist einen progressiven Torque auf, der sich von 0 Grad für den Eckzahn auf 8 Grad Wurzeltorque für die Prämolaren erhöht. Die distalen Abschnitte sind mit dem Bogenkörper durch einen Omega-Loop verbunden, der um 45 Grad nach vestibulär geneigt ist. So wird eine Friktion an der Interdentalpapille vermieden.

An den distalen Abschnitten des Bogens sind folgende Biegungen angebracht: Die Angulation wird durch Biegen des distalen Endes um 35 Grad nach apikal erreicht. Die Krone des oberen Molaren wird nach distal gekippt, und seine Verankerungskapazität wird erhöht. Die eingearbeitete Rotation beträgt 35 Grad in distaler und palatinaler Richtung, so daß die Bogenenden in diesem Bereich nach innen streben und eine Kontraktion bewirken. Ein starker Frontzahntorque verursacht als Nebeneffekt eine Expansion im Molarenbereich. Die Kontraktion in den distalen Abschnitten des Bogens wirkt ausgleichend, so daß eine Überdehnung aufgrund des Torque im Schneidezahnabschnitt vermieden wird.

In vestibulolingualer Richtung erfolgt eine Bajonettbiegung nach außen, ausgehend vom Omega-Loop. So wird ein Ausgleich für die unterschiedliche Größe von Prämolar und Molar geschaffen. Der Torque der Bogenenden steigt nach distal progressiv an und erreicht an den Molaren einen vestibulären Wurzeltorque von 10 Grad. Der Retraktionsbogen für die oberen Frontzähne wird mit Hilfe eines Bogenformers angefertigt. Hiermit können Krümmung und Torque gleichzeitig eingebaut werden. Die Abbildungen 8-11a bis g beschreiben die grundlegenden Arbeitsschritte.

II Unterkieferbögen

Es gibt zwei Arten von rechtwinkligen Unterkieferbögen: Retraktionsbögen für die unteren Seitenzähne und Retraktionsbögen für die unteren Frontzähne.

1. *Retraktionsbogen für die unteren Seitenzähne.* Er dient zur Distalisierung der unteren Eckzähne und zum Schließen der durch Extraktion der ersten Prämolaren entstandenen Lücken. Im anterioren Abschnitt befindet sich eine vertikale Kontraktionsfeder mit Helix, im posterioren Abschnitt ein Omega-Loop. Der mesiale Abschnitt weist eine Angulation von 35 Grad nach gingival auf. Seine Rotation beträgt 35 Grad nach mesial und lingual, wodurch ein Rotationsmoment entsteht, das die distale Rotationstendenz des Eckzahns kompensiert (Abb. 8-12).

In vestibulolingualer Richtung befindet sich der Eckzahnabschnitt in lingualer Position. Der bukkale Wurzeltorque beträgt im Eckzahnabschnitt 6 Grad und steigt mit dem distalen Verlauf des Bogens an. Gleichzeitig paßt sich der Bogen der Anatomie der Seitenzahnkronen an.

Der mittlere Anteil des Retraktionsbogens weist weder Angulationen noch Rotationen auf. Der Torque für die Prämolaren entspricht einem bukkalen Wurzeltorque von 12 Grad. Der distale Abschnitt ist um 35 Grad nach gingival geneigt, um die Verankerungskapazität in diesem Bereich zu erhöhen. Die Rotation beträgt 10 Grad nach distal und lingual. Sie

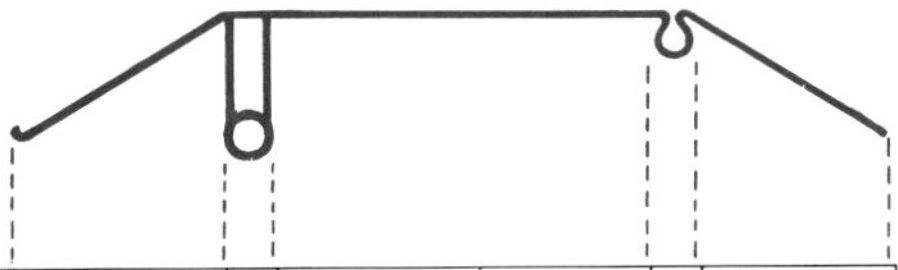

Angulation	35°	0°	–	35°
Rotation	35° nach mesial	–	45°	10° nach distal
Vestibulolinguale Position	lingual	vestibulär	Vest.	Bajonett nach vestibulär
Torque	6° bukkaler Wurzeltorque	12° bukkaler Wurzeltorque	45°	16° bukkaler Wurzeltorque

Abb. 8-12 Biegungen im Retraktionsbogen für die unteren Seitenzähne. Der vertikale Loop befindet sich in der Extraktionslücke. Der Omega-Loop berührt distal das Bracket des zweiten Prämolaren.

ist im Vergleich zum oberen Molaren geringer, um die Kontinuität der Höckerlinie des Zahnbogens zu erhalten. In vestibulolingualer Richtung besitzt der Bogen mesial vom Molaren eine Bajonettbiegung, die auf dem Omega-Loop ansetzt und unmittelbar hinter der Distalfläche des zweiten Prämolaren liegt. Der Torque für die Molaren entspricht einem bukkalen Wurzeltorque von 16 Grad. Er wird durch eine V-Biegung auf dem mesialen Arm des Loops mit Hilfe der Tweed-Zange erreicht (Abb. 8-13b bis d).

Der Retraktionsbogen für die unteren Seitenzähne hat große Ähnlichkeit mit dem Retraktionsbogen für den Oberkiefer. Er unterschiedet sich in der Angulation einiger der eingebauten Biegungen. In den Abbildungen 8-13a bis g wird seine Konstruktion beschrieben.

2. *Retraktionsbogen für die unteren Frontzähne*. Dieser Bogen dient zur En-bloc-Retraktion der unteren Inzisivi in der Endphase der Malokklusionsbehandlung. Er besteht aus einem anterioren Abschnitt, einem zentralen Anteil und den distalen Abschnitten (Abb. 8-14). Als aktive Komponente hat er zwei L-Loops. Der anteriore Abschnitt ist von der Horizontalen aus um 35 Grad nach gingival geneigt. Die hierdurch ausgelöste Intrusionsbewegung muß vor der Retraktionsbewegung einsetzen.

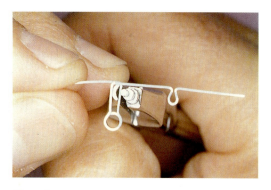

Abb. 8-13a Ausführung der letzten Biegung im Retraktionsbogen für die unteren Seitenzähne.

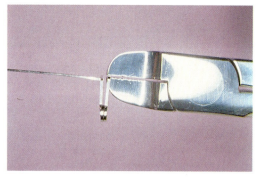

Abb. 8-13b Frontansicht des Kontraktionsloops. Die Parallelität und Divergenz der vertikalen Schlaufen sind zu erkennen.

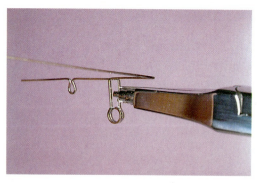

Abb. 8-13c V-Biegung, am mesialen Schenkel des Loops mit der Tweed-Zange ausgeführt.

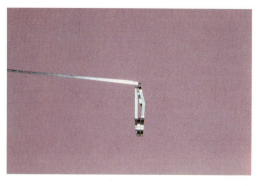

Abb. 8-13d Frontansicht des Kontraktionsloops. Die V-Biegung im mesialen Schenkel zeigt nach vestibulär. Sie zieht den Schenkel an den Hauptbogen heran und bewirkt außerdem im posterioren Bogensegment einen bukkalen Wurzeltorque.

Bögen für eine Behandlung mit der Technik der umgekehrten Verankerung

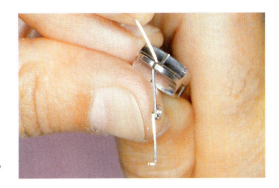

Abb. 8-13e Ausführung der Bajonettbiegung, die mesial von den Molaren erfolgt.

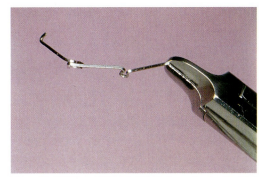

Abb. 8-13f Okklusalansicht des Retraktionsbogens für die unteren Seitenzähne.

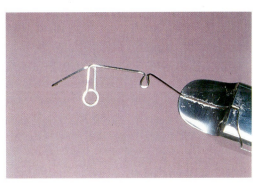

Abb. 8-13g Seitenansicht des Retraktionsbogens für die unteren Seitenzähne.

Komponenten und Materialien der Technik der umgekehrten Verankerung

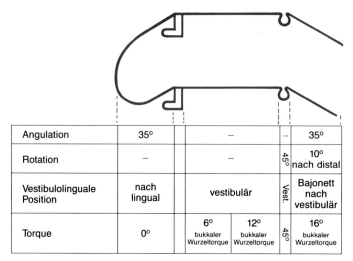

Angulation	35°	–	–		35°
Rotation	–	–		45°	10° nach distal
Vestibulolinguale Position	nach lingual	vestibulär		Vest.	Bajonett nach vestibulär
Torque	0°	6° bukkaler Wurzeltorque	12° bukkaler Wurzeltorque	45°	16° bukkaler Wurzeltorque

Abb. 8-14 Biegungen im Retraktionsbogen für die unteren Frontzähne. Es ist unbedingt zu berücksichtigen, daß der Torque im Frontzahnbereich 0 Grad beträgt. Der Torque nimmt von den Eckzähnen aus nach distal hin progressiv zu.

Der Bogen umgibt als Idealbogen die Inzisivi und befindet sich in vestibulolingualer Hinsicht lingual vom Eckzahn. Der Torque beträgt an den Schneidezähnen 0 Grad. Das Zwischensegment ist im Sinne einer umgekehrten Spee-Kurve gekrümmt. Der eingebaute vestibuläre Wurzeltorque steigt von 6 Grad in Höhe der Eckzähne auf 12 Grad in Höhe der Prämolaren und 16 Grad im Bereich der Molaren progressiv an. Der Torque für die unteren Eckzähne soll eine bei der Distalbewegung mögliche Kippung der Krone nach vestibulär verhindern. Außerdem erhält er die ursprüngliche vestibulolinguale Neigung. Dies erhöht die Stabilität nach Abschluß der Behandlung. Die bei den Molaren eingebaute Rotation beträgt 10 Grad in distaler und lingualer Richtung. Durch eine Bajonettbiegung paßt sich der Bogen an die Anatomie des im Vergleich zum Prämolaren dickeren Molaren an. Die Abbildungen 8-15a bis d geben einen Einblick in Form und Konstruktion des Retraktionsbogens für die unteren Frontzähne.

Bögen für eine Behandlung mit der Technik der umgekehrten Verankerung

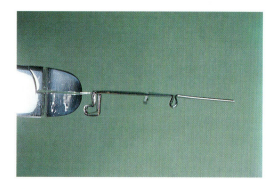

Abb. 8-15a Ausführung der anterioren Krümmung des Retraktionsbogens für die unteren Frontzähne in der Rille des Bogenformers mit einem Torque von 0 Grad.

Abb. 8-15b Seitenansicht des Retraktionsbogens für die unteren Frontzähne. An der Zangenhaltung ist zu erkennen, daß der Torque im Frontzahnsegment 0 Grad beträgt. Die L-Loops werden in den Zwischenräumen zwischen den seitlichen Inzisivi und den Eckzähnen angebracht.

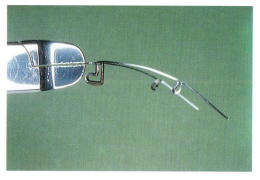

Abb. 8-15c Seitenansicht des Bogens, in welcher die eingebaute leichte umgekehrte Spee-Kurve zu erkennen ist.

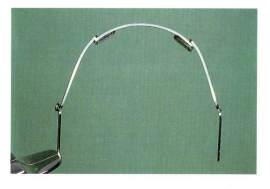

Abb. 8-15d Okklusalansicht des Retraktionsbogens für die unteren Frontzähne mit den Bajonettbiegungen für die Molaren. Die distalen Bogenabschnitte weisen eine geringere Rotation nach distal auf, weil der fehlende Torque im Frontzahnbereich keine Expansionswirkung an den Bogenenden verursacht.

Kapitel 9

Zusatzapparaturen und Hilfselemente

Der Technik der umgekehrten Verankerung steht eine Reihe von Hilfselementen zur Verfügung. Sie dienen in erster Linie dazu, die Voraussetzungen für das spezifische kieferorthopädische Verfahren zu schaffen.
Diese Zusatzapparaturen schützen z.B. einen bereits idealen Zahnbogen oder korrigieren Kreuzbisse und Rotationen. Sie dienen auch dazu, z.B. Wangen- oder Lippenmuskulatur abzuhalten oder eine bessere Verankerung zu erreichen.
In diesem Kapitel sollen Zusatzapparaturen und Hilfselemente beschrieben werden, welche die Behandlung mit der Technik der umgekehrten Verankerung unterstützen. Diese lassen sich in drei Gruppen unterteilen: Lingualbogen, Palatinalbogen und Labialbogen.

Lingualbogen

Der Lingualbogen verläuft an der Innenseite des unteren Zahnbogens. Entsprechend der jeweiligen Funktion gibt es diesen Bogen in drei Varianten:

Idealer Lingualbogen

Er wird in Fällen verwendet, in welchen der untere Zahnbogen eine ideale Form ohne Engstand aufweist. Die distalen Enden werden in die lingualen Röhrchen der unteren Molaren eingeführt. Der Bogen verläuft auf mittlerer Höhe der Prämolarenkronen und kommt im Bereich der Eckzähne und Inzisivi oberhalb des Tuberculums zu liegen (Abb. 9-1a und b). Anatomisch paßt sich der Lingualbogen passiv an die ideale Form der Innenseite des jeweiligen Zahnbogens an. Mesial vom ersten Molaren befindet sich eine Bajonettbiegung nach außen, um die geringere Dicke der Prämolarenkronen auszugleichen. Im Zwischenraum zwischen Eckzahn und erstem Prämolaren wird eine zweite Bajonettbiegung von 45 Grad nach oben und außen vorgenommen, so daß der Bogen zum Tuberculum des Eckzahns hin ansteigt. Er wird nochmals nach vorn gebogen und an die gekrümmte Lingualfläche der unteren Frontzähne angepaßt. Hier hat er einen größeren Abstand zur Gingiva (Abb. 9-2d). Dieser Bogen wird aus .036" star-

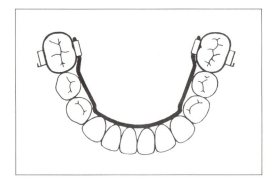

Abb. 9-1a Schematische Darstellung des idealen Lingualbogens.

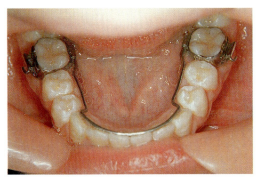

Abb. 9-1b Okklusalansicht des eingesetzten idealen Lingualbogens. Die exakte Bogenanpassung des Bogens an die Lingualflächen der Unterkieferzähne ist zu erkennen.

kem Draht angefertigt. Sein Vorteil für den Patienten liegt darin, daß er unsichtbar ist, wenig Platz beansprucht, fest im Mund verbleibt, keine besondere Wartung erfordert und hygienisch ist.
Der ideale Lingualbogen wird verwendet, um den Zustand von ausgeformten Unterkieferzahnbögen während der aktiven Behandlung zu erhalten. Zahnbewegungen im Oberkiefer sind mit einer funktionellen Beeinflussung der Unterkieferzähne verbunden und könnten somit die Position ihrer Antagonisten verändern. Ein perfekter Unterkieferzahnbogen kann mit einem idealen Lingualbogen geschützt werden und als anatomischer Bezugspunkt für die Anpassung des Oberkiefers dienen, ohne daß die unteren Zähne bebändert werden müssen. Darüber hinaus kann der Unterkiefer in Fällen mit Frontzahnrotationen und physiologischem perioralem Muskeltonus als Verankerungsquelle dienen, wobei der Lingualbogen als Hilfselement für Klasse-II-Gummizüge verwendet wird.
Morphologisch sind eine bestimmte Bißtiefe und ein kleiner Interbasenwinkel Voraussetzungen für die Anwendung von Klasse-II-Gummizügen. Die unbeabsichtigte Protrusion der Unterkieferfront stellt eine Nebenwirkung von Klasse-II-Gummizügen dar.
Die Stellung der unteren Inzisivi muß

während der ganzen Behandlungsdauer ständig kontrolliert werden. Dies gilt ebenfalls für die Verwendung des Lingualbogens während der hier als *Ergänzung der Verankerung* bezeichneten Zusatzbehandlung, wenn ein gewisser Verankerungsverlust eingetreten ist. Der ideale Lingualbogen wird bevorzugt dann verwendet, wenn der Unterkieferzahnbogen ausgeformt ist und geschützt werden soll. In seltenen Fällen wird zusätzlich ein Bewegungselement eingebaut, obgleich dies nicht der eigentliche Anwendungszweck ist. In den Abbildungen 9-2a bis i sind die einzelnen Schritte zur Anfertigung des idealen Lingualbogens dargestellt.

Angepaßter Lingualbogen

Er wird im Unterschied zum idealen Lingualbogen in einem Kiefer mit unregelmäßiger Zahnstellung angewandt (Abb. 9-3). Man verwendet ihn vor allem in Extraktionsfällen mit Verankerungsverlust und wenn die Extraktionslücken bereits geschlossen oder so stark reduziert sind, daß der Fall nicht mit dem geplanten Ergebnis abgeschlossen werden kann. Bei der Technik der umgekehrten Verankerung läßt sich die Behandlungsentwicklung jederzeit beurteilen, weil man anhand der Formel einen eventuellen Verankerungsverlust bereits frühzeitig erkennt. In Fällen, in denen ein solcher Verankerungsverlust auftritt, wird die Behandlung unterbrochen und die Ergänzung der Verankerung eingeleitet. Hierzu setzt man einen passiven Lingualbogen ein, der die Rückgewinnung des verlorenen Platzes unterstützt.

Der angepaßte Lingualbogen wird auch zur Behandlung von Malokklusionen der Klasse II/2 mit Extraktion der vier ersten Prämolaren in der maxillären Phase verwendet. Diese Behandlung wird später noch beschrieben.

Aktiver Lingualbogen

Der Aufbau dieses Lingualbogens ermöglicht es, im unteren Zahnbogen eine Expansionsbewegung auszuführen (Abb. 9-4a und b). Er sollte nur in Fällen verwendet werden, die eine solche Expansionsbewegung gestatten. Die eigentliche Indikation für diese Apparatur sind Fälle mit lingualem Kippstand. Die Expansionsbewegung besteht hierbei in einer Wiederaufrichtung der Zahnkronen. Der Aufbau des Bogens orientiert sich an den Komponenten einer Crozat-Apparatur, wobei nur der linguale Teil verwendet wird und der Bogen von zwei Molarenbändern getragen wird. Die Grundeinheit der Apparatur verbindet sublingual die beiden ersten Molaren. In Höhe des lingualen Attachments der ersten Molaren wird der Bogen um 180 Grad zurückgebogen und verläuft weiter in mesialer Richtung, wo er das mittlere Drittel der lingualen Kronenflächen berührt. Dies ist der aktive Teil der Apparatur. Sie kann bilateral oder unilateral expandieren. Bei einseitiger Anwendung müssen mehr Zähne einbezogen werden, um die Verankerungskapazität zu erhöhen. Je nach Anzahl seiner aktiven Arme ist der aktive Lingualbogen ein *einfacher, vollständiger oder asymmetrischer* Bogen. In den Abbildungen 9-5a bis f wird die Anfertigung des aktiven Lingualbogens schrittweise beschrieben.

Zusatzapparaturen und Hilfselemente

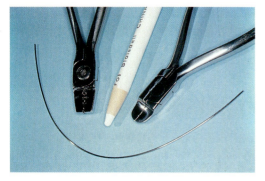

Abb. 9-2a Werkzeuge für die Herstellung von Lingualbogen, aktivem Lingualbogen und Palatinalbogen: Zange für Lingualbogen von 0.36" Stärke, Vierkantbogenzange und Wachsmarkierstift.

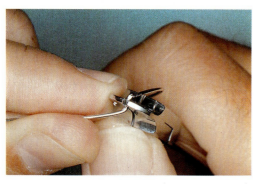

Abb. 9-2b Nach Ausführung der Krümmung, die im Unterkiefer von Eckzahn zu Eckzahn über dem Tuberculum verläuft, erfolgt eine Bajonettbiegung nach lingual und gingival, um die Prämolaren unterhalb ihres maximalen Durchmessers zu fassen.

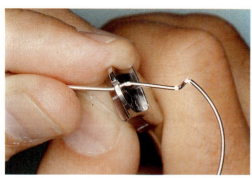

Abb. 9-2c Ausführung der Bajonettbiegung mesial von den ersten Molaren, um die unterschiedliche Zahnmorphologie auszugleichen.

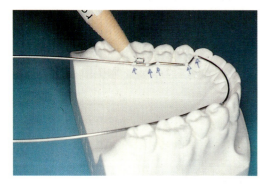

Abb. 9-2d Mit dem Stift wird der Bogen distal vom Lingualröhrchen, das im Modell mit einer schwarzen Umrandung dargestellt ist, markiert. Die übrigen Wachsmarkierungen zeigen die Punkte, an denen eine Biegung des Drahtes vorgenommen wurde.

Lingualbogen

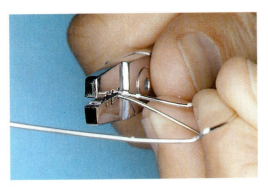
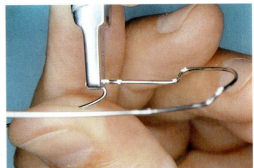

Abb. 9-2e Zurückbiegen und Zusammendrücken der distalen Biegung des Lingualbogens, die in die Lingualröhrchen eingeführt wird.

Abb. 9-2f (rechts oben) Halten des Bogens mit der Spezialzange für Lingualbögen. Im vorderen Abschnitt der Zange befinden sich zwei Rillen, die den gebogenen Teil umschließen. Der Draht wird zur Anfertigung des Verschlusses erneut doppelt gebogen.

Abb. 9-2g Kompression dieses Abschnitts.

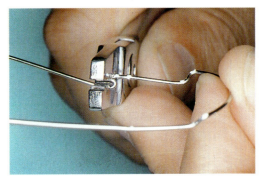

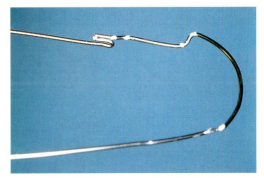

Abb. 9-2h Ansicht des distalen Endes des Lingualbogens, der in das Lingualröhrchen des Molaren eingeführt wird.

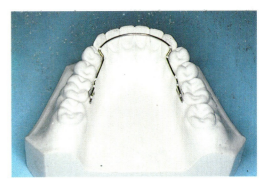

Abb. 9-2i Okklusalansicht eines fertiggestellten idealen Lingualbogens, der in einem ausgeformten Zahnbogen eingesetzt wurde.

Zusatzapparaturen und Hilfselemente

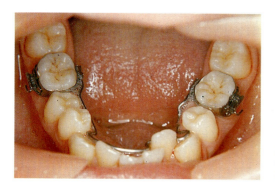

Abb. 9-3 Okklusalansicht des angepaßten Lingualbogens. Er paßt sich den Einzelzahnabweichungen an.

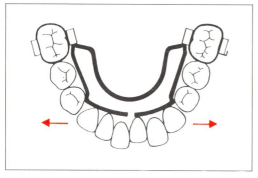

Abb. 9-4a Schematische Darstellung von Aufbau und Verlauf des aktiven Lingualbogens.

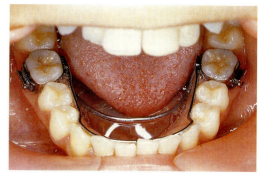

Abb. 9-4b Okklusalansicht des aktiven Lingualbogens im Mund des Patienten.

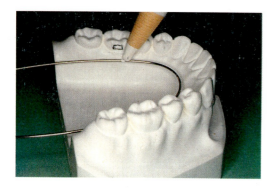

Abb. 9-5a Erster Schritt bei der Anfertigung des aktiven Lingualbogens ist die Ausführung des sublingualen Bogenanteils. Er wird in das Gipsmodell eingelegt und mesial des Lingualröhrchens markiert.

Lingualbogen

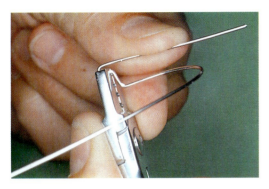

Abb. 9-5b Mit der Zangenspitze, deren Breite der Länge des Lingualröhrchens entspricht, wird der Draht um 180 Grad nach mesial umgebogen.

Abb. 9-5c (oben rechts) Zur Fertigung der Bogenenden, die in die Röhrchen eingeführt werden, komprimiert man die beiden Drahtabschnitte, bis sie einander berühren.

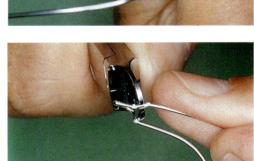

Abb. 9-5d Unmittelbar mesial vom Lingualröhrchen wird der Draht nach vestibulär gebogen.

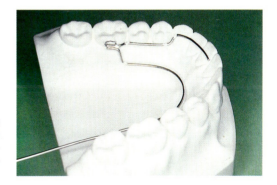

Abb. 9-5e Ansicht des halbfertigen, in das Modell eingesetzten Bogens, in der die schräg nach okklusal und vestibulär verlaufende Bajonettbiegung im Bereich der Eckzähne zu erkennen ist.

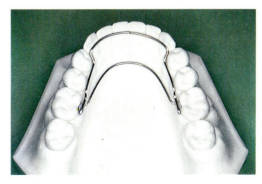

Abb. 9-5f Okklusalansicht des aktiven Lingualbogens mit Markierung der Punkte, an denen Biegungen vorgenommen wurden.

Einfacher aktiver Lingualbogen

Seine Arme verlaufen in mesialer Richtung und sind in einer Bajonettbiegung nach außen gebogen. Sie berühren die Lingualfläche der Prämolaren und enden mesial vom ersten Prämolaren in einer leichten Biegung, die ein Drittel der Mesialfläche umfaßt. Hierdurch wird eine Verletzung der Zunge vermieden. Die Expansionswirkung dieses Bogens ist entweder unilateral oder bilateral. Wenn die Seitenzähne im Unterkiefer im Sinne eines Kreuzbisses nach lingual gekippt sind oder ein *Scherenbiß* vorliegt, muß die Expansion Zahn für Zahn von distal nach mesial erfolgen.

Vollständiger aktiver Lingualbogen

Mesial vom Molarenröhrchen wird im Bogen eine Bajonettbiegung angebracht. Danach setzt er sich mesial vom ersten Prämolaren in einer nach koronal und mesial gerichteten Ausbiegung fort. Die Biegung mesial vom ersten Prämolaren umfaßt dessen Mesialfläche und führt auf das mittlere Drittel der Lingualfläche der Frontzähne. Im Interinzisalpunkt trifft er mit dem Bogensegment der Gegenseite zusammen (Abb. 9-4a und b).

Asymmetrischer Lingualbogen

Er besteht aus einem vollständigen Arm und einem kürzeren Arm auf der Gegenseite. Dadurch kann eine selektive Expansion an einem oder mehreren Zähnen im posterioren Abschnitt vorgenommen werden. Sobald die beabsichtigte Wirkung erreicht wurde und der Bogen seine Korrekturaufgabe erfüllt hat, wird ein neuer Abdruck des Unterkieferzahnbogens genommen und ein idealer Lingualbogen eingesetzt.

Palatinalbogen

Dieser besteht aus Draht derselben Stärke wie der Lingualbogen, also .036". Der Palatinalbogen ist eine aktive Apparatur und dient zur transversalen Korrektur des Oberkieferzahnbogens. Die Hauptfunktion aller Versionen dieser Apparatur ist die einseitige oder beidseitige Expansion des Oberkiefers. Der Bogen wird bei der Behandlung von Kreuzbissen verwendet und hat sich besonders bei der Oberkieferexpansion von *Lippen-Kiefer-Gaumenspalten* bewährt. Er besteht aus einem Zentralkörper, der ähnlich geformt ist wie bei der Crozat-Apparatur und bildet in der Mitte des Gaumens eine Schlaufe, die nach anterior zeigt. Die Form der Seitenarme mesial der Molarenröhrchen ist kennzeichnend für die drei verschiedenen Bogentypen: einfacher Palatinalbogen, vollständiger Palatinalbogen und asymmetrischer Palatinalbogen.

Einfacher Palatinalbogen

Dieser dient zur begrenzten Expansion im posterioren Bereich und wirkt sich maximal bis auf die ersten Prämolaren aus. Er besteht aus einem Zentralkörper mit Expansionsschlaufe in der Mitte des Gaumens und zwei Seitenarmen, die an den Molarenröhrchen beginnen und die Palatinalfläche der Prämolaren berühren (Abb. 9-6a und b). Die Aktivierung in Höhe der Molaren bewirkt eine Rotation der Molaren nach distal und eine Expansion. Durch die Rotation der Molaren um ihre palatinale Wurzel erfolgt gleichzeitig eine leichte Distalisation (Abb. 9-7a und d).

Palatinalbogen

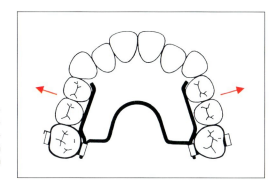

Abb. 9-6a Schematische Darstellung eines einfachen Palatinalbogens, in welcher die grundlegende Wirkung, d.h. die Expansion im Prämolarengebiet, zu erkennen ist. Der Bogen kann ebenfalls zur Distalisation der oberen Molaren verwendet werden.

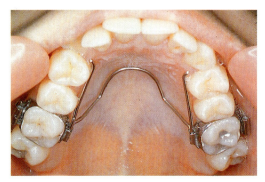

Abb. 9-6b Einfacher Palatinalbogen nach Einsetzen in den Mund des Patienten.

Vollständiger Palatinalbogen

Dieser umfaßt den gesamten Oberkieferzahnbogen. Mesial von den ersten Prämolaren befindet sich eine Ausbiegung, um in Kontakt mit der palatinalen Seite der Eckzähne zu gelangen. Der Bogen läuft über die Tubercula dieser Zähne, bis er auf der Mittellinie den Arm der Gegenseite berührt oder überkreuzt (Abb. 9-8a und b).

Zusatzapparaturen und Hilfselemente

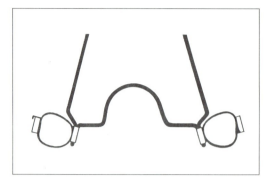

Abb. 9-7a Einfacher Palatinalbogen vor Durchführung der drei Aktivierungsschritte zur Distalisation der oberen Molaren.

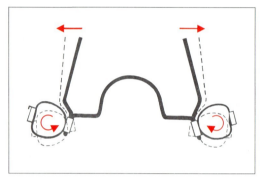

Abb. 9-7b Aktivierung des Palatinalbogens an seinen posterioren Abschnitten. Als erstes erfolgt eine Derotation der oberen Molaren. Die gleichzeitige Distalisation wird durch den dargestellten zweiten und dritten Schritt weiter verstärkt.

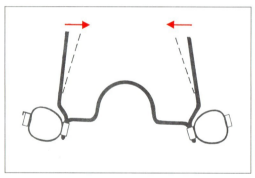

Abb. 9-7c Als zweiter Schritt wird in Höhe der Prämolaren eine Kompensationsbiegung nach palatinal ausgeführt, um hier eine Überexpansion zu vermeiden.

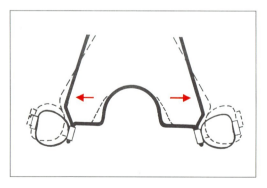

Abb. 9-7d Dritter Schritt, in welchem die Expansion im Molarenbereich die Rotation des ersten Schrittes noch verstärkt. Dies führt zu einer Distalisation dieser Zähne.

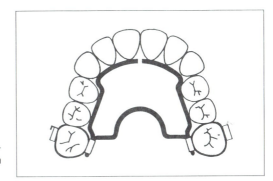

Abb. 9-8a Schematische Darstellung des vollständigen Palatinalbogens, der den gesamten Oberkieferzahnbogen umfaßt.

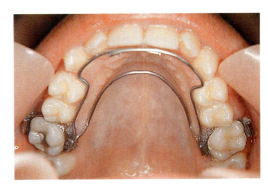

Abb. 9-8b Vollständiger Palatinalbogen im Mund des Patienten. Da der Bogen nur von den beiden Molarenattachments gehalten wird, muß die Passung der Bogenenden in den Attachments sehr genau sein, um eine Materialermüdung durch Kaubewegung oder Zungendruck zu vermeiden.

Asymmetrischer Palatinalbogen

Mit den beiden Versionen dieser Bögen kann eine asymmetrische Wirkung erzielt werden, indem einer der Arme mehr Zähne einbezieht als der Gegenarm und so im Sinne einer Verankerung wirkt (Abb. 9-9a und b). Durch die Verankerung auf der Seite mit dem längeren Arm wird auf der Gegenseite eine selektive Expansion erreicht. In Fällen mit sehr resistentem Kreuzbiß kann dieser Vorgang progressiv erfolgen. Zunächst wird eine Expansion des distalsten im Kreuzbiß stehenden Zahns vorgenommen (Abb. 9-9c). Nach dieser Korrektur wird ein neuer Palatinalbogen angefertigt, dessen aktiver Seitenarm bis zum unmittelbar vorangehenden Zahn verlängert wird. So wird in anteriore Richtung expandiert, bis der Kreuzbiß vollständig korrigiert ist. Außer dieser Expansion ermöglichen Palatinalbögen eine Derotation von Molaren. Durch ihre Befestigung in den palatinalen Attachments ist auch eine Kontrolle der Torquebewegung dieser Zähne sowie die unilaterale Distalisation eines Molaren möglich (Abb. 9-10a bis d).

Aus der Beschreibung dieser Hilfsapparaturen läßt sich schließen, daß alle Varianten von Lingual- und Palatinalbögen zahlreiche Möglichkeiten für eine Unterstützung der Behandlungstechnik der umgekehrten Verankerung bieten. Sie beanspruchen im Mund des Patien-

Zusatzapparaturen und Hilfselemente

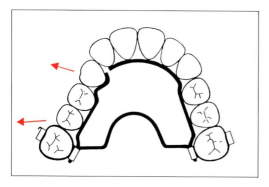

Abb. 9-9a Schematische Darstellung des asymmetrischen Palatinalbogens.

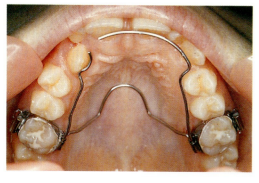

Abb. 9-9b Asymmetrischer Palatinalbogen im Mund des Patienten. Die Priorität liegt in diesem Fall in einer Korrektur der Eckzahnposition. Danach erfolgt die Einstellung der Prämolaren.

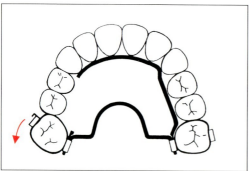

Abb. 9-9c Schematische Darstellung des asymmetrischen Palatinalbogens mit Expansionswirkung auf einen einzigen Zahn.

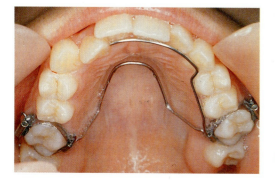

Abb. 9-9d Okklusalansicht eines asymmetrischen Palatinalbogens. Außer der Expansion des Molaren ist eine Derotation und gegebenenfalls auch eine Torquebewegung möglich.

Abb. 9-10a Palatinalbogen mit asymmetrischer Wirkung vor der Aktivierung zur Ausführung der kombinierten Expansions- und Distalisationsbewegung.

Abb. 9-10b Aktivierung am palatinalen Bügel zur Ausführung des ersten Schritts. Dadurch kommt es zu einer Distalisation und einer Expansion im Prämolarenbereich, die jedoch nicht wünschenswert ist.

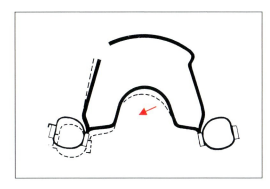

Abb. 9-10c Zweiter Schritt: Kompensationsbiegung im Prämolarenbereich, durch welche die Überexpansion vermieden werden soll.

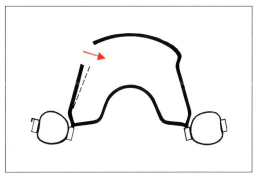

Abb. 9-10d Dritter und letzter Schritt, in welchem eine kompensierende Zahnbogenexpansion ausgeführt wird. Diese verstärkt gleichzeitig die Distalisation.

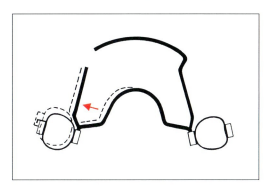

Zusatzapparaturen und Hilfselemente

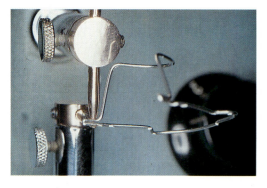

Abb. 9-11 Bei der Verwendung der lingualen und palatinalen Hilfsapparatur besteht Bruchgefahr in den Bereichen mit stärkster Materialermüdung, d.h. dort, wo der gebogene Draht in das Röhrchen hineingleitet. Um einen Bruch und das Verschlucken eines Bogensegments zu vermeiden, werden einige Lötungen an dieser Stelle vorgenommen.

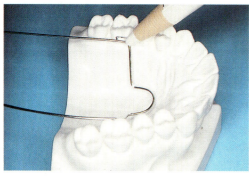

Abb. 9-12a Biegungen mesial des palatinalen Röhrchens.

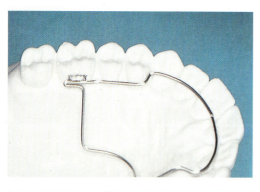

Abb. 9-12b Seitenansicht des Palatinalbogens, in der die Bajonettbiegung zwischen Prämolaren und Frontzähnen zu erkennen ist.

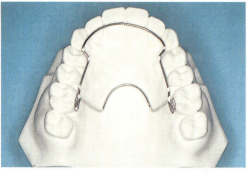

Abb. 9-12c Okklusalansicht des Palatinalbogens mit Markierung der Stellen, an denen Biegungen ausgeführt wurden.

ten nur sehr wenig Platz und wirken rasch und zuverlässig, weil es sich um festsitzende Apparate handelt. Gleichzeitig ermöglichen sie eine gute Mundhygiene. Aktive Lingualbögen und Palatinalbögen sind mit größter Vorsicht zu verwenden, da sie brechen können und der Patient den defekten Teil verschlucken könnte. Am empfindlichsten ist die Stelle, wo der doppelt gebogene Draht in das Lingualröhrchen eingeführt wird, weil dort die Krafteinwirkung am größten ist. Um der Bruchgefahr entgegenzuwirken, werden hier zwei oder drei Lötstellen angebracht. So sind beide Schenkel fest miteinander verbunden (Abb. 9-11). Wichtig ist, daß das Attachment den eingeführten Draht perfekt umschließt und kein Bewegungsspielraum vorhanden ist. Andernfalls wird ein neues palatinales Röhrchen angelötet und die erforderliche Präzision in der Verbindung der beiden Elemente wiederhergestellt. Als dritte Möglichkeit kommt ein Auswechseln des Bogens bei jeder zweiten Kontrollsitzung in Betracht, um im größten Spannungsbereich eine Materialermüdung des Stahls nach den verschiedenen Aktivierungsschritten zu vermeiden. Eine vierte Möglichkeit besteht darin, den Palatinal- oder Lingualbogen für die gesamte Behandlungszeit an das Band anzulöten. In den Abbildungen 9-12a bis c werden die einzelnen Schritte für die Anfertigung des Palatinalbogens beschrieben.

Maxillärer Labialbogen

Der maxilläre Labialbogen und sein Gegenstück, der mandibuläre Labialbogen, gehören zu den Elementen der umgekehrten Verankerung, deren Wirkung durch die periorale Muskulatur unterstützt wird. Ihr Funktionsprinzip beruht auf der Verwendung einer vestibulären Apparatur. Diese verändert den Einfluß der perioralen Muskulatur auf die Zahnreihe und stellt ein zusätzliches Hilfselement für die Erhaltung der Verankerung im Seitenzahngebiet dar. In diesem Fall wird die Funktion der oberen perioralen Muskulatur genutzt (Abb. 9-13).
Der maxilläre Labialbogen besteht aus rundem Draht mit einem Durchmesser von .045", der im Mundvorhof des Oberkiefers in ca. 1 mm Abstand von der marginalen Schleimhaut verläuft. Die posterioren Enden des Bogens werden in die Röhrchen der Molarenbänder eingeführt. Wie bereits erwähnt, haben die Molarenbänder zwei vestibuläre Attachments: auf der gingivalen Seite eine Tube mit rechtwinkligem Querschnitt von .018" × .025" und okklusal davon ein Röhrchen mit rundem Querschnitt von .045" zur Aufnahme der distalen Enden des Labialbogens. Wenn das Zungenbändchen des Patienten hoch inseriert, wird zur Vermeidung von Wundstellen in der Mitte eine V-Biegung eingearbeitet. Mesial der Molarenattachments befindet sich vor dem Eintritt des Bogens in das Röhrchen eine nach koronal gerichtete Einbiegung um 45 Grad, die zur Erhaltung der Verankerung im Seitenzahngebiet dient. Die funktionelle Wirkung des maxillären Labialbogens beruht auf der Übertragung der Impulse der Lippenmuskulatur auf die oberen ersten Molaren. Diese Impulse entstehen also durch den veränderten muskulären Einfluß auf die Oberkieferzähne. Dies hat eine dreifache Wirkung:

Zusatzapparaturen und Hilfselemente

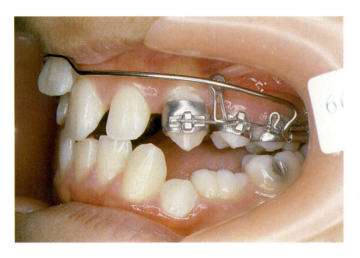

Abb. 9-13 Labialbogen in einem Fall mit Hypoplasie des Oberkiefers und Labialstand des Schneidezahns. Hier wurden die oberen ersten Prämolaren extrahiert und der Labialbogen zur Verankerung eingesetzt.

a) Die Verankerung im Bereich der oberen ersten Molaren bleibt erhalten, bzw. die Molaren werden distalisiert.

b) Die Derotation der Molaren wird durch die Biegung der distalen Bogenenden nach palatinal unterstützt. Hierdurch wird in diesem Bereich Platz gewonnen und der Platzmangel des oberen Zahnbogens verringert. Die Rotation der ersten Molaren um die palatinale Wurzel bewirkt sekundär ihre Distalisation. Darüber hinaus kann eine transversale Dehnung erzielt werden.

c) Funktionell werden durch die Apparatur Mundvorhof und Zahnreihen getrennt und die vestibulären Druckkräfte ausgeglichen. Die resultierende Wirkung ist ähnlich wie bei Verwendung von vestibulären funktionskieferorthopädischen Geräten.

Durch Reduktion des muskulären Einflusses wird eine spontane funktionelle Wirkung auf den Zahnbogen ausgelöst, die in einer Expansion im posterioren Bereich und einem Auffächern der Front besteht. Der maxilläre Labialbogen dient zur Verankerung in Fällen, in welchen keine Verankerung im Oberkiefer durch extraorale Apparaturen möglich oder gewünscht ist. Er kommt in folgenden Fällen zur Anwendung:

a) Behandlung von Klasse-III-Malokklusionen mit Extraktion in der maxillären Behandlungsphase sowie zum Schließen der Extraktionslücken ohne Enbloc-Mesialisierung der oberen zweiten Prämolaren und ersten Molaren.

b) In Fällen der Klasse I mit unterentwickeltem Oberkiefer und Extraktion der ersten Prämolaren sowie bei Labialstand eines oder beider Eckzähne. Der Verwendungszweck ist ähnlich wie in Fällen der Klasse III, jedoch ist hier eine geringere Verankerungskontrolle erforderlich.

c) In Fällen der Klasse I mit kleinem Interbasenwinkel und geradem Gesichtsprofil sowie in Fällen mit kariesbedingtem Verlust der Sechsjahr-Molaren. In solchen Fällen kann aus morphologischen Gründen kein zervikaler Headgear verwendet werden, weil die sagittale Stufe sehr gering ist. Die Rotationsrichtung des Unterkiefers verläuft nach vorn oben. Die Verwendung einer extraoralen Apparatur ist aus zwei Gründen kontraindiziert: Erstens wird das Gesichtsprofil durch eine Distalisation des Oberkiefers noch konkaver, und zweitens befindet sich im Gewebe distal des zweiten oberen Molaren besonders locker strukturierte Spongiosa. Die Dichte der Knochenbälkchen ist hier sehr gering, so daß dieser Bereich aufgrund seiner Konsistenz nicht zur Unterstützung der extraoralen Verankerung geeignet ist. Die Strategie sollte also darin bestehen, den maxillären Labialbogen zu verwenden, um die Distalisation der oberen Prämolaren zu unterstützen und nach Konsolidierung dieses Zahnblocks mit der Distalisation der oberen Eckzähne fortzufahren, um den für die jeweilige Behandlung vorgesehenen Abstand „C" zu erreichen.

d) Bei Lippen-Kiefer-Gaumenspalten. In diesen Fällen ist die funktionelle periorale Komponente aufgrund der wiederholten chirurgischen Eingriffe im Oberlippenbereich verändert. Die Narben führen zu einer erhöhten Spannung der Weichgewebe, welche die zukünftige Entwicklung der darunterliegenden dentoalveolären Bereiche entscheidend beeinflußt. In Fällen von Lippen-Kiefer-Gaumenspalten soll der maxilläre Labialbogen sehr sorgfältig angepaßt werden, da ein von den Narben an der Lippe verursachter, perioraler Druck sowie eine ungleichmäßige Druckverteilung eine Entzündung der Alveolarmukosa auslösen kann. Bei der Behandlung von Lippen-Kiefer-Gaumenspalten gleicht der maxilläre Labialbogen den funktionellen Druck im Mundvorhof aus und hat sich bei der aktiven Behandlung gemäß der Technik der umgekehrten Verankerung bewährt. In den Abbildungen 9-14a bis c werden die Schritte für die Anfertigung des maxillären Labialbogens beschrieben.

Mandibulärer Labialbogen

Der mandibuläre Labialbogen ist eine der kieferorthopädischen Hilfsapparaturen, welche die Muskelfunktion ausnutzen. Er wird aus einem runden .045"-Draht konstruiert. Er verläuft im Mundvorhof zwischen Unterkieferzahnreihe und Lippe und wird in den bukkalen Attachments der ersten Molaren verankert. Mesial der Röhrchen ist der Bogen bajonettförmig nach gingival und vestibulär gebogen und verläuft in Höhe des Gingivalsaumes in 2 mm Abstand vom Unterkieferzahnbogen (Abb. 9-15). Die Veränderung der Wechselbeziehung zwischen Mundraum einerseits und Lippen- und Wangenmuskulatur hat einen zweifachen Effekt. Er besteht einerseits in einer direkten Krafteinwirkung, die über den Bogen selbst auf die unteren Molaren übertragen wird, und andererseits in einer funktionellen Wirkung aufgrund der Abschwächung der perioralen Muskelimpulse. Der Bogen wird zu folgenden Zwecken verwendet:

Zusatzapparaturen und Hilfselemente

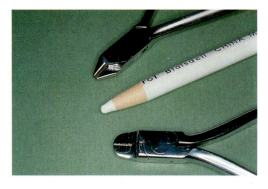

Abb. 9-14a Zur Anfertigung des maxillären Labialbogens erforderliche Werkzeuge: Aderer-Zange, Vierkantbogenzange, Markierstift.

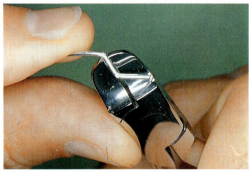

Abb. 9-14b Ausführung der Bajonettbiegung um 45 Grad nach oben und außen an den distalen Abschnitten des maxillären Labialbogens.

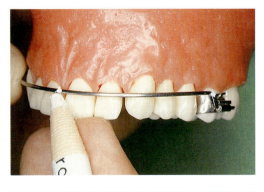

Abb. 9-14c Markierung der Mittellinie für die Ausführung der V-Biegung und zur Vermeidung von Verletzungen der Schleimhaut bei hoch ansetzendem Lippenbändchen. Seitenansicht des maxillären Labialbogens.

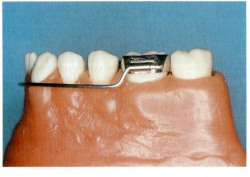

Abb. 9-15 Mandibulärer Labialbogen. Seitenansicht, in der die Bajonettbiegung um 45 Grad nach gingival und verstibulär zu erkennen ist.

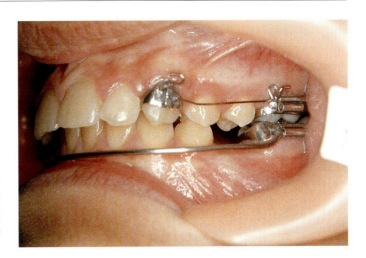

Abb. 9-16 Mandibulärer Labialbogen in einem Fall mit Dentitio tarda und geringem Platzmangel im Unterkiefer. Der Labialbogen dient als Platzhalter für die Lücke des zweiten Milchmolaren.

1. Funktionell begünstigt er den bukkalen Kronentorque der Seitenzähne und die Labialkippung der unteren Inzisivi. Letztere kommt dadurch zustande, daß das Gleichgewicht des intra- und extraoralen muskulären Zusammenspiels zugunsten der Zungenmuskulatur verschoben wurde.

2. Er richtet die unteren Molaren wieder auf, was eine distalisierende Wirkung hat. Bei starkem Muskeltonus der perioralen Muskulatur werden die Zähne auch nach distal gekippt, wodurch im unteren Zahnbogen einige Millimeter Platz gewonnen werden.

Der klinische Nutzen der Apparatur zeigt sich in Fällen mit gut ausgeformtem Unterkiefer, in dem nur wenig Platzmangel besteht. Bei starker perioraler Muskulatur kann der Engstand gut aufgelöst werden. In Fällen von Dentitio tarda dient der Bogen als Platzhalter für frühzeitig verlorene Milchmolaren. So besteht eine gute Voraussetzung für eine Behandlung des Falles ohne Extraktion (Abb. 9-16). Wenn eine maximale Verankerung im Unterkiefer erforderlich ist, d.h., die Extraktionslücke soll ausschließlich von mesial geschlossen werden, kann man in Höhe der unteren Eckzähne Häkchen an den mandibulären Labialbogen löten. Hier können Klasse-III-Gummizüge eingehängt werden, wenn gleichzeitig eine extraorale Verankerung vorhanden ist. Auch eine Korrektur der Mittellinienabweichung kann durch unilaterale Klasse-III-Gummizüge unterstützt werden.

Der mandibuläre Labialbogen ist in bestimmten Fällen sowohl im Wechselgebiß als auch im bleibenden Gebiß indiziert und bietet verschiedene Einsatzmöglichkeiten. Im Wechselgebiß ist natürlich eine genaue Diagnostik erforderlich, um Grenzfälle zu erkennen, in welchen der Platzmangel ohne Extraktion nur mit Hilfe eines mandibulären Labialbogens beseitigt werden kann. Dieses Vorgehen

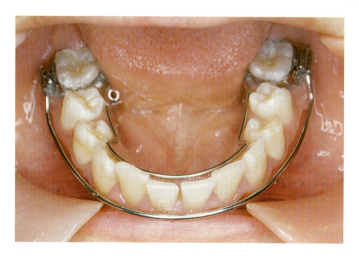

Abb. 9-17 Ist ein mandibulärer Labialbogen indiziert, kann man zusätzlich einen Lingualbogen anbringen, der den Labialbogen aktiv bei der Korrektur von kleinen Unregelmäßigkeiten unterstützt und gleichzeitig zur Retention beiträgt.

wird durch eine entsprechende Technik im Oberkiefer unterstützt. Es ist zu betonen, daß in den meisten Fällen keine Bebänderung im Unterkiefer erforderlich ist, weil eine spontane Auflockerung eintritt. Ein idealer Lingualbogen retiniert die erreichte Korrektur (Abb. 9-17).

Um mit maxillärem und mandibulären Labialbögen eine optimale Wirkung zu erreichen, muß der Patient die Bögen den ganzen Tag über tragen. Die wichtigste Voraussetzung für eine gute Mitarbeit des Patienten ist die perfekte Anpassung der Apparatur, die keine Entzündung der Schleimhaut verursachen darf. Dann hat der Patient keine Beschwerden und ist nicht in seinen Aktivitäten beeinträchtigt. Mit diesen Hilfsapparaturen können schädliche Kräfte umgelenkt und für die kieferorthopädische Behandlung genutzt werden.

Kapitel 10

Behandlung von Fällen der Klasse II/1 mit Extraktion der vier ersten Prämolaren

Bei der Behandlung von Malokklusionen der Klasse II, Gruppe 1 mit Extraktionsindikation steht der Kliniker häufig vor dem Problem der Platzerhaltung. Deshalb wurde zur Beschreibung des Behandlungsverfahrens diese Dysgnathieform gewählt. Auch in anderen Lehrbüchern wird sie besonders häufig zur Erläuterung der unterschiedlichen Behandlungsmethoden verwendet.

Als Mechanismus dient der konventionelle Vierkantbogen. Die hier beschriebene Methode bietet jedoch die Möglichkeit, innerhalb desselben Mechanismus die vom Behandler gewünschten Varianten in bezug auf Angulation, Torque und Inset/Offset einzusetzen, solange die vorgeschriebene Bewegungsreihenfolge eingehalten wird. Es werden Brackets des von Dr. *H.M. Lang* in Los Angeles, Kalifornien, entwickelten Typs mit der Slotgröße .018" × .025" verwendet. Der Querschnitt des Vierkantbogens beträgt .016" × .022". Die Untersuchung der mit dieser Methode behandelten Fälle und die in zwanzig Jahren beobachteten Ergebnisse führten zur Entwicklung einer Behandlungsmethode, die als *Technik der umgekehrten Verankerung* bezeichnet wird. Der Begriff der *umgekehrten Verankerung* wurde gewählt, weil hierbei das Verfahren umgedreht wird und die Behandlung im Oberkiefer beginnt, obgleich der Unterkiefer für Diagnose und Behandlungsentscheidungen eine größere Bedeutung hat.

In Abbildung 10-1 werden die allgemeinen Phasen und die einzelnen Behandlungsschritte für Fälle der Klasse II/1 in chronologischer Reihenfolge beschrieben. Zur Veranschaulichung wird jede Phase der Behandlung auf zweierlei Art illustriert: In Form einer schematischen Darstellung mit der entsprechenden Apparatur und als klinische Fotografie.

Auf der rechten Seite jeder Zeichnung befinden sich die Codes für die verschiedenen Verankerungstypen sowie Angaben über die Dicke des verwendeten Bogens. Diese Abkürzungen sind in Höhe des Zahnbogens angebracht, für den sie gelten, und zwar für den Oberkiefer in Rot und für den Unterkiefer in Grün. Dazwischen sind in Gelb die für die jeweilige Dysgnathie notwen-

Behandlung von Fällen der Klasse II/1 mit Extraktion der vier ersten Prämolaren

Klasse II, Gruppe 1 mit Extraktion

Maxilläre Phase	Verankerungstyp	Mandibuläre Phase
Bebänderung 6|6	Extraorale Verankerung	
Extraktion 4|4	Extraorale Verankerung	
Bebänderung 53|35 – Nivellierungsbogen für die Seitenzähne (.016")	Extraorale Verankerung	
Retraktionsbogen für die Seitenzähne (.016" × .022")	Extraorale Verankerung	
Bebänderung 21|12 – Nivellierungsbogen für die Frontzähne (.016")	Extraorale Verankerung	Bebänderung 6|6
Retraktionsbogen für die Frontzähne (.016" × .022")	Extraorale Verankerung Klasse-III-Gummizüge	Extraktion 4|4
Retraktionsbogen für die Frontzähne (.016" × .022")	Extraorale Verankerung	Bebänderung 53|35 – Nivellierungsbogen für die Seitenzähne (.016")
Stabilisierungsbogen (.017" × .025")	Extraorale Verankerung Klasse-III-Gummizüge	Retraktionsbogen für die Seitenzähne (.016" × .022")
Stabilisierungsbogen (.017" × .025")	Extraorale Verankerung Klasse-III-Gummizüge	Bebänderung 21|12 – Nivellierungsbogen für die Frontzähne (.016")
Stabilisierungsbogen (.017" × .025")	Extraorale Verankerung Klasse-III-Gummizüge	Retraktionsbogen für die Frontzähne (.016" × .022")
Justierungsbogen (.016")	Extraorale Verankerung Klasse-III-Gummizüge	Justierungsbogen (.016")

Abb. 10-1 Behandlungsschema bei Klasse II, Gruppe 1 mit Extraktionen. Die allgemeinen Schritte sind chronologisch beschrieben. Die Überlappung von maxillärer und mandibulärer Phase ist je nach Verankerungsbedarf individuell unterschiedlich und ergibt sich aus der Formel der umgekehrten Verankerung.

digen Maßnahmen wie Verankerungsformen, Klasse-II- oder Klasse-III-Gummizüge aufgeführt. Die Abkürzungen haben folgende Bedeutung:

E.V. = Extraorale Verankerung
KL.II = Klasse-II-Gummizüge
KL.III = Klasse-III-Gummizüge
LAB. = Maxillärer Labialbogen
LING. = Mandibulärer Lingualbogen

In Abbildung 10-2 ist die Malokklusion der Klasse II, Gruppe 1 vor Behandlungsbeginn dargestellt.

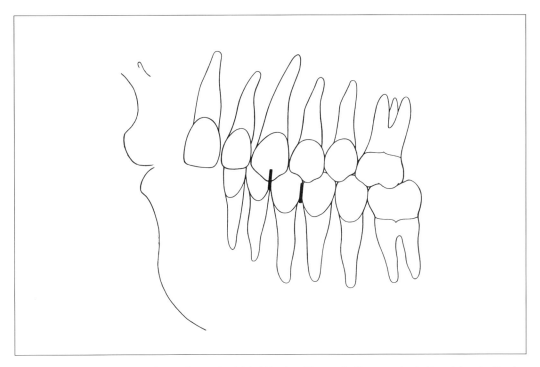

Abb. 10-2 Schematische Darstellung der Malokklusion Klasse II, Gruppe 1 mit Extraktionsindikation für die vier ersten Prämolaren. Die im Behandlungsplan festgelegten Veränderungen erfolgen in den Parametern „Dc" und „E1" und ergeben bei Einsetzen in die Formel der umgekehrten Verankerung den Wert „C", der bei der ersten aktiven Zahnbewegung erreicht werden muß.

Maxilläre Phase

Die Behandlung beginnt mit der Bebänderung der beiden oberen ersten Molaren (6+6). An den Molarenröhrchen wird der Innenbogen eines Headgears mit zervikaler Zugrichtung angebracht. Dieser dient von Beginn der Behandlung an als Verankerungsquelle. Nach einigen Tagen wird kontrolliert, ob der Patient beim Einführen des Headgears Probleme hat, und ob er mitarbeitet. Anschließend erfolgt die Extraktion der oberen ersten Prämolaren, (4+4).

a) *Posteriore Nivellierung im Oberkiefer*. Die zweiten Prämolaren (5+5) und die oberen Eckzähne (3+3) werden bebändert oder mit Brackets beklebt. Dann

Behandlung von Fällen der Klasse II/1 mit Extraktion der vier ersten Prämolaren

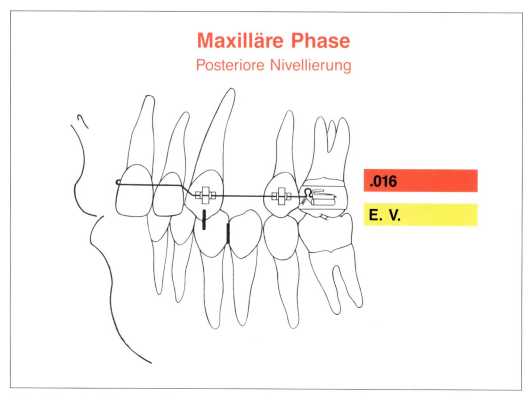

Abb. 10-3a Nach Extraktion der oberen ersten Prämolaren werden die oberen zweiten Prämolaren und die Eckzähne bebändert. Es wird ein runder Nivellierungsbogen von .016" Durchmesser eingesetzt. Der Patient wird angewiesen, den Headgear – extraorale Verankerung (E.V.) – 12 bis 14 Stunden pro Tag zu tragen.

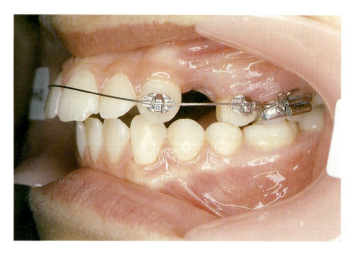

Abb. 10-3b Maxilläre Phase, posteriore Nivellierung. Es wird ein runder Bogen von .016" eingesetzt, um die Bracketslots auf gleiche Höhe zu bringen und gleichzeitig eventuelle Rotationen zu korrigieren. Vor den Molarenröhrchen sind Omega-Loops angebracht, damit die Zahnbogenlänge nicht verringert wird.

wird ein posteriorer Nivellierungsbogen aus rundem Draht von .016" eingesetzt. Bei großen Stellungsunregelmäßigkeiten kann zunächst ein Bogen aus verseiltem Draht (Twistflex) verwendet werden, der als *Bogen mit minimaler Parodontalreaktion* bezeichnet wird. Dadurch wird die erste Behandlungsphase eingeleitet (Abb. 10-3a und b).

b) *Posteriore Retraktion im Oberkiefer.* Nach Nivellierung der Seitenzähne werden *Retraktionsbögen für die oberen Seitenzähne* verwendet. Hierbei handelt es sich um rechtwinklige Teilbögen mit einem Querschnitt von .016" × .022", welche die oberen Eckzähne zurückführen. Damit wird die Anzahl der Zähne im posterioren Segment erhöht (Abb. 10-4a bis d). Die Distalisation der oberen Eckzähne sollte eine körperliche Bewegung sein. Hierfür müssen die entsprechenden Biegungen in die Teilbögen eingearbeitet werden. Die Kippung der Eckzahnkrone nach distal wird durch eine Biegung nach gingival mesial des Kontraktionsloops kompensiert. Der Rotationstendenz wird durch eine Neigung dieses Bogensegments nach palatinal entgegengewirkt. Mit der Distalisation der oberen Eckzähne vergrößert sich der Abstand zwischen diesen und den unteren Eckzähnen. Diese Strecke wurde bereits als *Variable „C"* definiert. Sie ist für die Erhaltung der Verankerung von strategischer Bedeutung. Die Variable „C" ist individuell verschieden und steht in direktem Zusammenhang mit dem Verankerungsbedarf für die jeweilige Behandlung. Die oberen Eckzähne müssen im Verhältnis zu den unteren Eckzähnen soweit distalisiert werden, daß am Ende der Behandlung eine Korrektur der Zahnbreitendiskrepanz „Dc", eine ideale kephalometrische *Einstellung der unteren Inzisivi* „$E\overline{1}$" und eine gute Verzahnung der Eckzähne gewährleistet sind. Es ist zu beachten, daß die Formel als Behandlungsstrategie dient und zur Anwendung kommt, sobald nach der Voruntersuchung des Falls eine Diagnose gestellt wurde. Dies ermöglicht es dem Behandler, zusammen mit der Technik der umgekehrten Verankerung die von ihm bevorzugte Untersuchungs- und Diagnosemethode zu verwenden.

Als Beispiel wird ein Fall angenommen, in welchem die Diagnose eine Extraktionsindikation ergeben hat. Die angenommene Zahnbreitendiskrepanz „Dc" zwischen den unteren Eckzähnen beträgt 6 mm und die angenommene kephalometrische Einstellung der unteren Inzisivi $E\overline{1}$ = 3 mm. Die Variable „C" wird durch Einsetzen der beiden Parameter in die Formel der umgekehrten Verankerung ermittelt:

$$C = Dc/2 + E\overline{1} = 6/2 + 3 = 6 \text{ mm}$$

Die Variable „C" ist also gleich 6 mm, weshalb die oberen Eckzähne um einen Abstand „C" von 6 mm distalisiert werden müssen.

Nachdem die oberen Eckzähne um diesen Abstand „C" distalisiert wurden, kann mit dem nächsten Behandlungsschritt begonnen werden (Abb. 10-5). Hier kann die Situation eintreten, daß die oberen Eckzähne bezüglich der unteren Eckzähne nicht ausreichend distalisiert wurden, z.B. statt der erforderlichen 6 mm nur um 4 mm. In einem solchen Fall ergibt sich bei Einsetzen in die Formel der umgekehrten Verankerung keine Übereinstimmung der beiden Seiten der Gleichung (Abb. 10-6). Der Wert der Variablen „C" ist niedriger als die Summe von „Dc/2" und „$E\overline{1}$", d.h. C< Dc/2 + $E\overline{1}$. Vor der nächsten Behandlungsphase muß die Gleichung erfüllt und der erfor-

Behandlung von Fällen der Klasse II/1 mit Extraktion der vier ersten Prämolaren

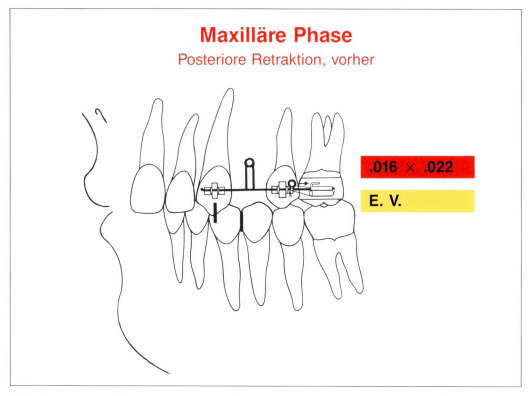

Abb. 10-4a Nach Nivellierung der Seitenzähne kann ein Teilbogen von .016" × .022" mit einem vertikalen Kontraktions-Loop eingesetzt werden. Der Omega-Loop berührt von distal das zweite Prämolarenbracket, um eine maximale Distalisation des oberen Eckzahns zu erreichen. Die Aktivierung erfolgt mit einer doppelten Drahtligatur. Gleichzeitig trägt der Patient weiterhin den Headgear.

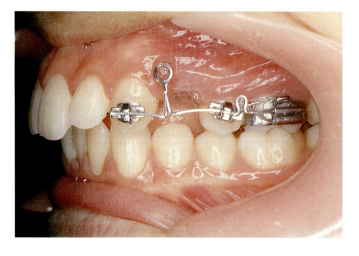

Abb. 10-4b Maxilläre Phase, posteriore Retraktion (vorher). Der Teilbogen führt die Distalisation der oberen Eckzähne durch. Die Aktivierung des Bogens erfolgt mit Hilfe der Ligaturen an den Molaren. Die Aktivierung sollte zunächst leicht sein und progressiv ansteigen, um einen Verankerungsverlust an den oberen Molaren zu vermeiden. Für derartige Retraktionsbögen empfiehlt sich eine Aktivierungsintensität, bei der sich die Schenkel des vertikalen Loops um 1,5 mm zusammenziehen.

Maxilläre Phase

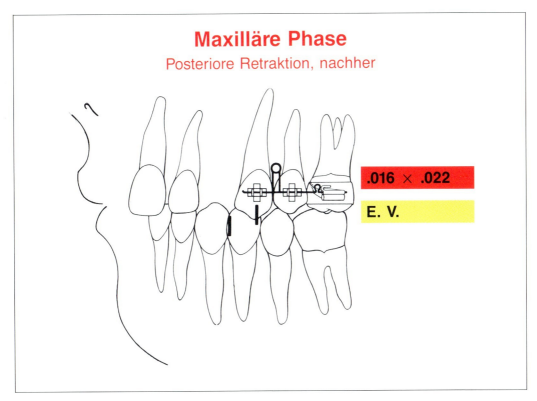

Abb. 10-4c Ansicht des Falles nach Beendigung der Retraktion des oberen Eckzahns. Dieser befindet sich jetzt in Kontakt mit dem zweiten Prämolaren. Zwischen oberem und unterem Eckzahn ist ein Abstand entstanden, weil nur im Oberkiefer extrahiert wurde. Die extraorale Verankerung wird weiterhin zur Korrektur der Klasse II verwendet. In dieser Phase muß der in der Formel der umgekehrten Verankerung vorgesehene Abstand „C" zwischen oberem und unterem Eckzahn bereits erreicht sein. Ist dies nicht der Fall, geht man zu einer Zusatzbehandlung über, die als *Ergänzung der Verankerung* bezeichnet wird.

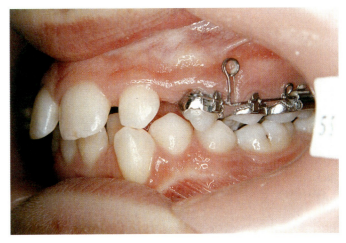

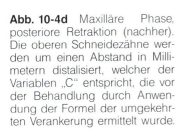

Abb. 10-4d Maxilläre Phase, posteriore Retraktion (nachher). Die oberen Schneidezähne werden um einen Abstand in Millimetern distalisiert, welcher der Variablen „C" entspricht, die vor der Behandlung durch Anwendung der Formel der umgekehrten Verankerung ermittelt wurde.

Behandlung von Fällen der Klasse II/1 mit Extraktion der vier ersten Prämolaren

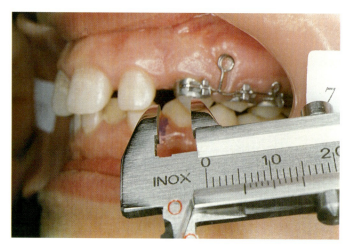

Abb. 10-5 Die Phase der Retraktion der oberen Seitenzähne ist beendet, wenn der vorgesehene Abstand „C" erreicht ist. Von diesem Moment an wird der Abstand „C" in sämtlichen Kontrollsitzungen mit einer Meßlehre kontrolliert. Dabei wird von der Distalfläche des unteren Eckzahns zur Spitze des oberen Eckzahns gemessen.

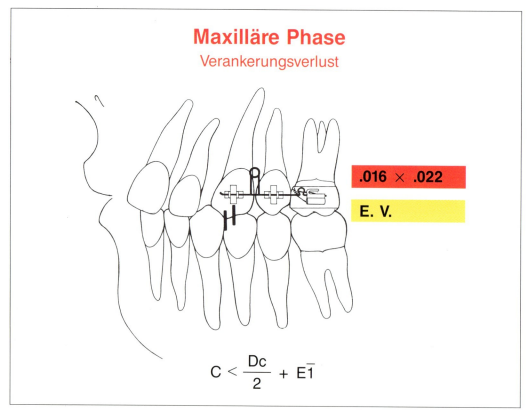

Abb. 10-6 Ein Verankerungsverlust wird festgestellt, indem man die Variablen in der Formel der umgekehrten Verankerung durch die realen Werte, die mit einer Schieblehre am Patienten gemessen werden, substituiert. Tritt am Ende der Phase der posterioren Retraktion im Oberkiefer ein Verankerungsverlust auf, wurde eine zu geringe Distalisation des oberen Eckzahnes erreicht. Der Abstand „C" reicht nicht aus, obwohl die Extraktionslücke bereits geschlossen ist.

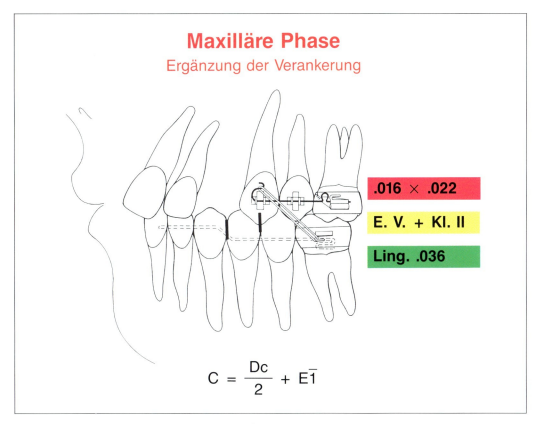

Abb. 10-7 Wiederherstellung des Abstands „C", der für die Erfüllung der Gleichung der umgekehrten Verankerung erforderlich ist. Man verwendet einen geraden Teilbogen von .016" × .022", dessen Omega-Loops die Molarenröhrchen berühren und der gleichzeitig die Seitenzähne verblockt.

derliche Abstand zwischen den oberen und unteren Eckzähnen geschaffen werden. Hierzu wird die *Ergänzung der Verankerung* eingeleitet (Abb. 10-7). Im unteren Zahnbogen wird ein passiver Lingualbogen eingesetzt, der in die Lingualröhrchen der unteren Molarenbänder eingeführt wird. In diese werden Klasse-II-Gummizüge eingehängt, die zum mesialen Haken des geraden Teilbogens im Oberkiefer laufen und die distalisierende Wirkung der extraoralen Verankerung unterstützen.

Mit der beschriebenen Strategie wird die Distalisation der Seitenzähne durchgeführt, bis der erforderliche Abstand „C" von 6 mm und damit ein korrektes Behandlungsergebnis erreicht ist

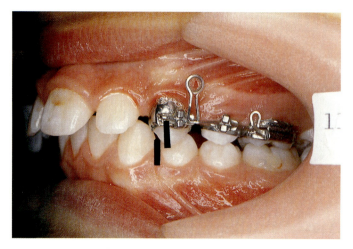

Abb. 10-8a Bei schlechter oder unzureichender Patienten-Compliance bezüglich des Headgeartragens kann sich die Extraktionslücke aufgrund der Mesialwanderung der Seitenzähne schließen, d.h., es kommt zu einem Verankerungsverlust, wie er auf dem Bild zu erkennen ist. Der Abstand „C" reicht nicht aus, und vor einer Fortsetzung der Behandlung muß der vorgesehene Abstand erreicht werden.

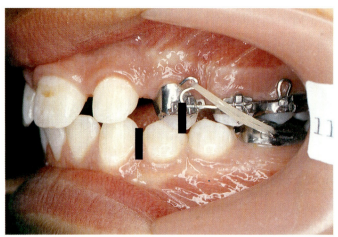

Abb. 10-8b Der erforderliche Abstand „C" wird mit Hilfe der zusätzlichen Ergänzung der Verankerung geschaffen. Die unteren Molaren nehmen in ihren Lingualröhrchen einen passiven Lingualbogen von .036" auf. Für eine ausreichende Verankerungskontrolle müssen das neuromuskuläre Muster und die Kiefermorphologie des Patienten berücksichtigt werden. Ein brachyzephaler Gesichtstyp mit starkem neuro-muskulärem Apparat birgt weniger Risiken als ein dolichozephaler Gesichtstyp mit hypotonem neuro-muskulärem Apparat, bei dem die Gefahr einer Protrusion der unteren Inzisivi als Folge der Klasse-II-Gummizüge besteht.

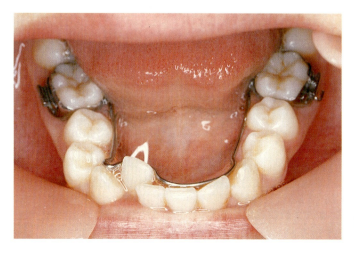

Abb. 10-8c Der Lingualbogen umgibt passiv den unteren Zahnbogen und unterstützt die Klasse-II-Gummizüge bei der Wiederherstellung des erforderlichen Abstands „C".

Maxilläre Phase

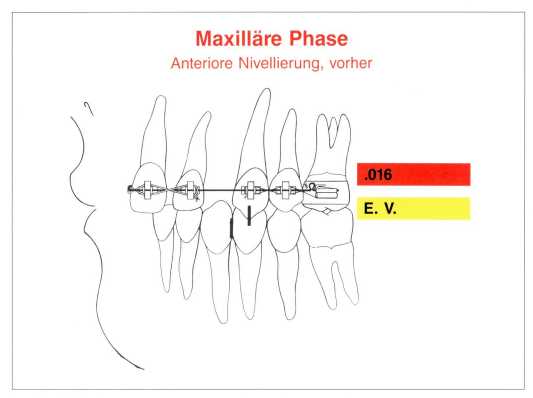

Abb. 10-9a Nach Retraktion der oberen Eckzähne sind zwischen sämtlichen Inzisivi große Lücken aufgetreten. Man sollte dem Patienten erklären, daß diese wünschenswert und eine günstige Voraussetzung für den Eintritt in die nächste Behandlungsphase sind. Es wird ein runder Nivellierungsbogen für die Frontzähne von .016" eingesetzt. Zum Lückenschluß verwendet man eine kontinuierliche Elastic-Ligatur. Im Seitenzahnbereich wird eine erneute Lückenbildung durch eine unterhalb des Bogens angebrachte kontinuierliche Drahtligatur verhindert. Die Omega-Loops berühren die Molarenröhrchen und sind mit diesen verbunden.

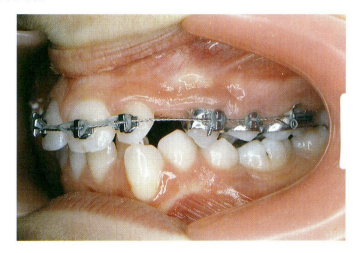

Abb. 10-9b Nach Distalisation der oberen Eckzähne treten zwischen den oberen Inzisivi spontan Lücken auf. Gleichzeitig mit der Nivellierung der oberen Frontzähne werden die Lücken mit Elastic-Ligaturen geschlossen.

(Abb. 10-8a bis c). Aus diesem Grund heißt diese alternative Form der posterioren Retraktion, die bei ungenügender Distalisation der oberen Eckzähne zur Anwendung kommt, *Ergänzung der Verankerung*. In der Phase der posterioren Retraktion im Oberkiefer gewährleisten die Teilbögen eine ausreichende Kontrolle, um die Distalisation der Eckzähne korrekt durchzuführen. Kommt es zu einer Rotation nach distal oder einer Kippung des Eckzahns in die Extraktionslücke, ist dies auf zwei mögliche Fehler zurückzuführen: Entweder hat der Patient die Angewohnheit entwickelt, seine Zunge zwischen den Eckzahn und den seitlichen Schneidezahn zu schieben, oder die Aktivierung des Teilbogens war zu stark, so daß der Distalisationsvektor stärker ist als das im Teilbogen eingearbeitete Kräftepaar.

c) *Anteriore Nivellierung im Oberkiefer.* Nach ausreichender Distalisation der oberen Eckzähne wird eine Achter-Ligatur angebracht. Sie verläuft unter dem Bogen und verbleibt permanent, um eine erneute Lückenbildung zu verhindern. Die Nivellierung der oberen Frontzähne erfolgt mit Hilfe eines runden Nivellierungsbogens von .016". Bei sehr unregelmäßigen Zahnstellungen wird vorher ein Twistflex verwendet, um die Zahnbewegung langsam und mit möglichst geringen Kräften einzuleiten. Zu Beginn dieser Phase befinden sich distal von den oberen Schneidezähnen große Lücken, und es entwickeln sich auch Lücken zwischen den Schneidezähnen (Abb. 10-9a und b). Um diese zu schließen, werden die vier Frontzähne mit einer kontinuierlichen Elastic-Ligatur verblockt. Nach Lückenschluß werden die Zähne durch eine Achter-Drahtligatur gehalten. Sie verläuft unter dem Bogen und hält dabei die Brackets während der gesamten aktiven Behandlung als Block zusammen (Abb. 10-10a und b).

d) *Anteriore Retraktion im Oberkiefer.* Nach Nivellierung der oberen Inzisivi wird ein kontinuierlicher Bogen von .016" × .022" eingesetzt, der distal von den seitlichen Schneidezähnen L-Loops aufweist. Dieser Bogen hat eine dreifache Wirkung: Intrusion der oberen Inzisivi zur Korrektur des in diesem Fall vorliegenden Tiefbisses, anteriore Retraktion und lingualer Wurzeltorque für die oberen Inzisivi (Abb. 10-11a und b).

Es ist zu beachten, daß die Intrusion vor der Retraktion Priorität hat. Die für diese Phase wichtige maximale Retraktion der oberen Inzisivi ist nur möglich, wenn vorher die vertikale Beziehung korrigiert wurde. Bis zu dieser Behandlungsphase muß der Wert der Variablen „C" mit dem in der Gleichung der umgekehrten Verankerung ermittelten Wert übereinstimmen, damit eine maximale Intrusion und Retraktion der oberen Inzisivi erreicht werden kann. Für das oben beschriebene Beispiel, also einen Fall mit einer Zahnbreitendiskrepanz „Dc" von 6 mm und einer kephalometrischen Einstellung der unteren Inzisivi $\overline{E1}$ von 3 mm erhält man nach Einsetzen dieser Werte in die Formel folgende Gleichung:

$$C = Dc/2 + \overline{E1} = 6/2 + 3 = 6 \text{ mm}$$

Dieses Ergebnis zeigt, daß der Abstand „C" 6 mm betragen muß, um zu gewährleisten, daß der Engstand aufgelöst und der untere Zahnbogen bis an den vorgesehenen Punkt eingestellt wird (Abb. 10-12). Nachdem die Distalisation der Eckzähne abgeschlossen ist, beginnt mit der Extraktion der ersten unteren Prä-

Maxilläre Phase

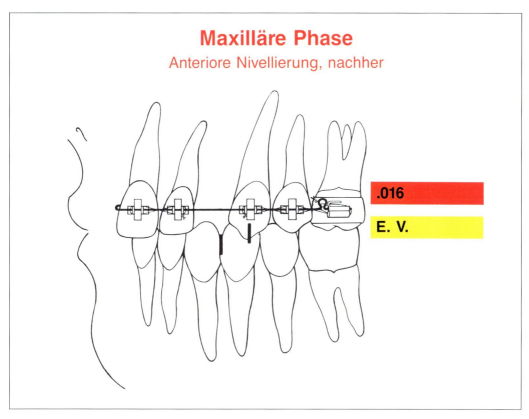

Abb. 10-10a Am Ende der Phase der anterioren Nivellierung im Oberkiefer sind die Lücken zwischen den Inzisivi geschlossen. Eine kontinuierliche Drahtligatur, die wie die Ligatur zwischen Eckzahn und Molar unter dem Bogen verläuft, verblockt das Frontzahnsegment. So kann der zwischen den oberen und unteren Eckzähnen erreichte Abstand „C" erhalten werden. Eine Stabilisierung wird gleichzeitig durch die extraorale Verankerung erreicht.

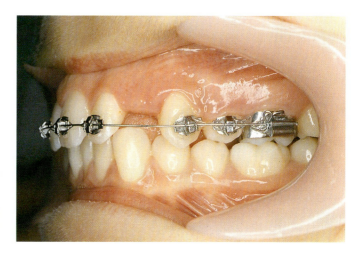

Abb. 10-10b Maxilläre Phase, anteriore Nivellierung (nachher). Nachdem die Lücken zwischen den Inzisivi geschlossen sind, wird eine Achter-Drahtligatur angebracht, die unter dem Bogen verläuft und die vier Inzisivi als Block zusammenhält. Die Drahtligatur verbleibt bis zum Ende der Behandlung. Die Omega-Loops des runden Bogens werden mit den Molarenröhrchen mit Ligaturen verbunden, um die Zahnbogenlänge zu erhalten.

Behandlung von Fällen der Klasse II/1 mit Extraktion der vier ersten Prämolaren

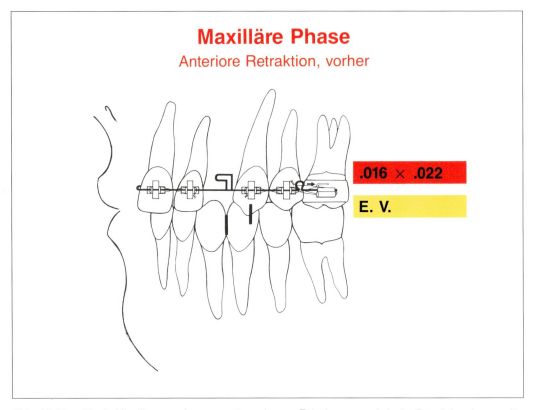

Abb. 10-11a Nach Nivellierung des gesamten oberen Zahnbogens wird ein Retraktionsbogen für die oberen Inzisivi von .016" × .022" eingesetzt. Der Bogen hat L-förmige Schlaufen mit Intrusions- und Distalisationswirkung. Gleichzeitig bewirkt der eingearbeitete linguale Torque eine körperliche Bewegung der Inzisivi. Die Inzisivi und Seitenzähne werden jeweils durch eine Achter-Ligatur verblockt. Die Aktivierung dieses Bogens erfolgt mit Hilfe einer doppelten Drahtligatur, die den Omega-Loop nach distal zurückbindet und so aktiviert.

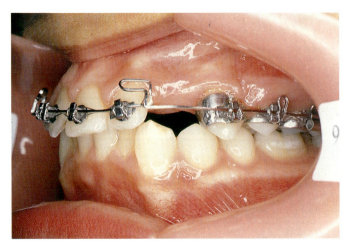

Abb. 10-11b Maxilläre Phase, anteriore Retraktion (vorher). Nach der Nivellierung der oberen Inzisivi und ihrer Verblockung ist das Einsetzen eines Vierkantbogens problemlos möglich und gestattet eine Intrusion und Distalisation des Schneidezahnsegments.

molaren die zweite Behandlungsphase (Abb. 10-13a und b). Man fährt mit der Retraktion der oberen Frontzähne fort, bis die Lücken geschlossen sind und setzt anschließend im Oberkiefer einen *idealen Stabilisierungsbogen* von .017" × .025" ein.

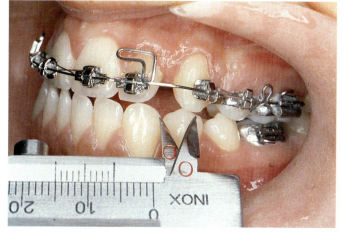

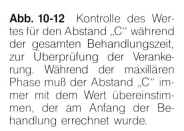

Abb. 10-12 Kontrolle des Wertes für den Abstand „C" während der gesamten Behandlungszeit, zur Überprüfung der Verankerung. Während der maxillären Phase muß der Abstand „C" immer mit dem Wert übereinstimmen, der am Anfang der Behandlung errechnet wurde.

Behandlung von Fällen der Klasse II/1 mit Extraktion der vier ersten Prämolaren

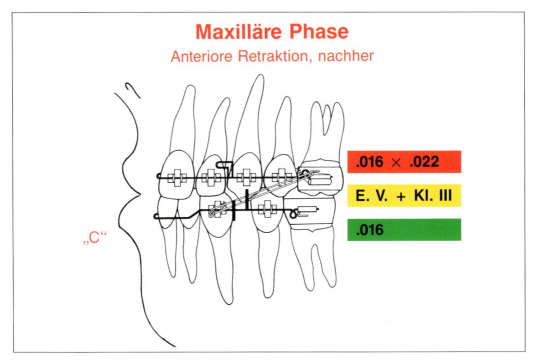

Abb. 10-13a Nach maximaler Retrusion der oberen Inzisivi erfolgt die Extraktion der unteren ersten Prämolaren. Bis zu diesem Zeitpunkt wurde der in der Distalisationsphase für die oberen Eckzähne bestimmte Wert der Variablen „C" beibehalten. Sobald die unteren Prämolaren extrahiert sind, nimmt der Wert von „C" ab, weil die Zahnbreitendiskrepanz (Dc) allmählich korrigiert wird und die unteren Inzisivi ihre sagittale Position (E1) verändern. Für einen korrekten Ablauf dieser Phase ist es unbedingt erforderlich, daß die Gleichung C = Dc/2 + E1 erfüllt bleibt. In dieser Phase werden die unteren Eckzähne, zweiten Prämolaren und Molaren bebändert und ein runder Nivellierungsbogen von .016" eingesetzt. Wenn die unteren Eckzähne nach mesial gekippt sind, beginnt man mit ihrer Aufrichtung. Hierzu werden Hakenligaturen und Klasse-III-Gummizüge angebracht, die über Nacht gleichzeitig mit dem Headgear getragen werden.

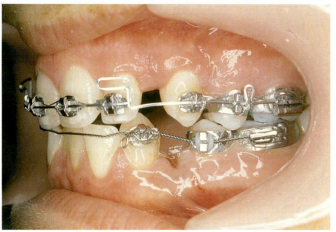

Abb. 10-13b Maxilläre Phase, anteriore Retraktion (nachher). Die oberen Inzisivi sind für die hier vorliegende Supraokklusion maximal distalisiert worden. Die Intrusionsbewegung der oberen Inzisivi hat Priorität vor der Retraktionsbewegung. Der Wert von „C" ist für die Einschätzung der Behandlungsentwicklung von fundamentaler Bedeutung.

Mandibuläre Phase

a) *Posteriore Nivellierung im Unterkiefer*. Die unteren Molaren, zweiten Prämolaren und Eckzähne werden bebändert, um die Nivellierung dieses Segments durchzuführen. In dieser Phase wird ein runder Bogen von .016" verwendet. Bei sehr unregelmäßiger Zahnstellung kann die Nivellierung zunächst mit einem verseilten Bogen eingeleitet werden. An den unteren Eckzähnen werden Ligaturen mit Häkchen (= Kobayashi-Ligaturen) für Klasse-III-Gummizüge angebracht, die mit einer Kraft von drei Unzen wirken (Abb. 10-14a und b). Diese Gummizüge werden zusammen mit dem extraoralen Zug verwendet. Wenn der Abstand „C" größer ist als notwendig, d.h. im vorstehenden Beispiel 7 mm betragen würde, liegt eine übermäßige Verankerung vor, und die extraorale Verankerung wird überflüssig. Die Klasse-III-Gummizüge leiten zunächst die Aufrichtung der unteren Eckzähne ein und bereiten den nächsten Behandlungsschritt vor.

b) *Posteriore Retraktion im Unterkiefer*. Für die Retraktion der unteren Seitenzähne werden Teilbögen aus Draht von .016" × .022" verwendet (Abb. 10-15a und b). Die Teilbögen müssen sehr vorsichtig aktiviert werden, weil ihre Wirkung für die körperliche Bewegung der unteren Eckzähne von fundamentaler Bedeutung ist. Die Distalisation der unteren Eckzähne wird durch Klasse-III-Gummizüge vom Oberkiefer her ergänzt. Durch die extraorale Apparatur und das Verblocken der Seitenzähne wird die Verankerung verstärkt (Abb. 10-16a und b).

Die Entscheidung, ob in dieser Phase ein Headgear verwendet werden sollte, wird mit Hilfe der Formel der umgekehrten Verankerung getroffen, die während der Behandlungszeit Aufschluß über Verankerungsbedarf und Verankerungszustand gibt. Nachdem die unteren Eckzähne in eine neutrale Verzahnung gebracht wurden, stehen sie in Kontakt mit den zweiten unteren Prämolaren, und die Extraktionslücke ist geschlossen. Der Engstand in der Unterkieferfront wird durch den Zug der transseptalen Fasern infolge der Distalisation der unteren Eckzähne spontan gemildert.

Um den Stand der Behandlung zu überprüfen und einen korrekten weiteren Behandlungsverlauf zu gewährleisten, werden die Zahnbreitendiskrepanz „Dc" und die Einstellung der unteren Inzisivi „$E\overline{1}$" in die Formel eingesetzt. Mit zunehmender Distalisation der unteren Eckzähne verringert sich der Abstand „C". Gleichzeitig löst sich der Engstand auf, und der Punkt der unteren Inzisivi kann spontan seine Position verbessern. Mit Hilfe einer Schieblehre können die Zahnbewegungen im Mund des Patienten nachgemessen werden. Falls ein neues Fernröntgenseitenbild vorliegt, wird der Fall auf diese Weise überwacht, denn bei Einsetzen der Werte in die Formel muß die Gleichung erfüllt sein. Für das oben beschriebene Beispiel mit Dc = 6 mm, $E\overline{1}$ = 3 mm und C = 6 mm ergeben sich in diesem Intervall nach Extraktion der unteren Prämolaren folgende Veränderungen: Der Wert für „C" wird kleiner, weil die Eckzähne distalisiert werden. Gleichzeitig löst sich aber auch der Engstand in der Unterkieferfront, „Dc", auf, und die exvertierten unteren Inzisivi richten sich ebenfalls allmählich auf. Setzt man die mit einer Meßlehre ermittelten Werte „C", „Dc" und „$E\overline{1}$" in die Formel ein, so müssen die beiden Seiten dieser Gleichung übereinstimmen. Hat sich z.B. der Wert von „C" verringert, und er

Behandlung von Fällen der Klasse II/1 mit Extraktion der vier ersten Prämolaren

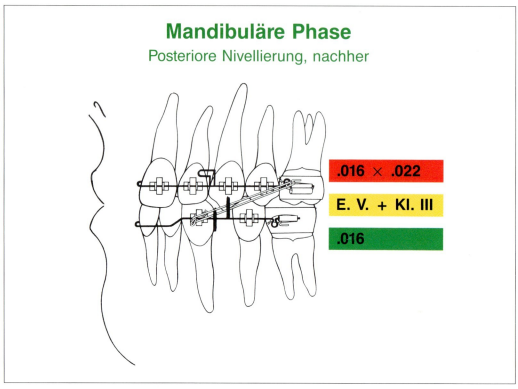

Abb. 10-14a Nachdem die unteren Seitenzähne mit einem runden Bogen von .016" nivelliert wurden, ist der Fall bereits für die nächste Phase, d.h. die körperliche Distalisation der unteren Eckzähne, vorbereitet.

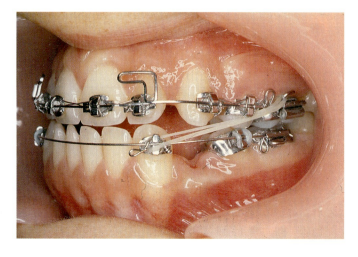

Abb. 10-14b Mandibuläre Phase, posteriore Nivellierung (nachher). Anhaltspunkt für den Übergang von der maxillären zur mandibulären Phase ist der Abstand „C", der den vor Behandlungsbeginn festgelegten Wert beibehalten muß. Nach Retrusion der oberen Inzisivi, bietet der obere Zahnbogen eine zuverlässige Verankerung für Klasse-III-Gummizüge. Die extraorale Verankerung wird weiterhin verwendet. Die wichtigste Bewegung in dieser Phase ist die Nivellierung der Seitenzähne und das Aufrichten der unteren Eckzähne. Der Bogen hat Omega-Loops, welche die unteren Molarenröhrchenn berühren.

Mandibuläre Phase

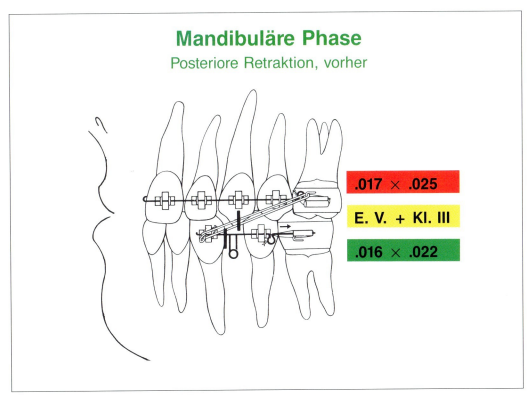

Abb. 10-15a Zur körperlichen Distalisation der unteren Eckzähne wird ein Teilbogen von .016" × .022" verwendet. Der Omega-Loop berührt distal das Bracket des zweiten Prämolaren. An den Molaren ist der Bogen nach gingival abgeknickt (tip back), und in Höhe des Kontraktionsloops befindet sich eine dachgiebelförmige Biegung (= gable bend). In vestibulolingualer Richtung weist der mesiale Bogenabschnitt eine Einbiegung auf. Über dem Eckzahn wird eine Hakenligatur für Klasse-III-Gummizüge angebracht, die Tag und Nacht getragen werden sollen. Im Oberkiefer wird ein Stabilisierungsbogen von .017" × .025" eingesetzt. Die extraorale Verankerung wird weiterhin verwendet.

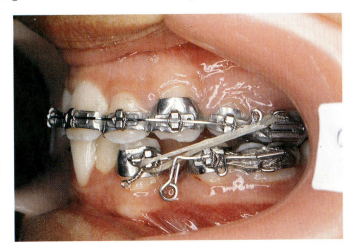

Abb. 10-15b Mandibuläre Phase, posteriore Retraktion (vorher). Die Aktivierung des Teilbogens erfolgt in erster Linie mit Hilfe der Klasse-III-Gummizüge und bei minimaler Aktivierung an den distalen Ligaturen, um einen Verankerungsverlust an den unteren Molaren zu vermeiden. Der Omega-Loop berührt zu Beginn dieser Phase das Bracket des zweiten unteren Prämolaren.

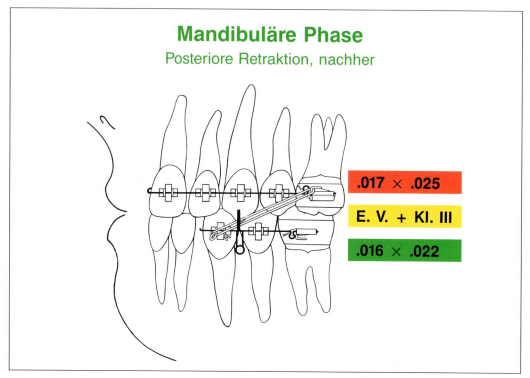

Abb. 10-16a Die unteren Eckzähne werden vollständig distalisiert, bis sie die zweiten Prämolaren berühren und die Extraktionslücke völlig geschlossen ist. Die am oberen Stabilisierungsbogen von .017" × .025" angebrachten Klasse-III-Gummizüge werden weiterhin verwendet. Um zu prüfen, ob der Fall unter Kontrolle ist, kann man die Gleichung der umgekehrten Verankerung heranziehen. In diesem Fall ist „C" gleich 0 mm, und mesial der Eckzähne sind Lücken entstanden. Bei Addition der halbierten Zahnbreitendiskrepanz (Dc/2) und der zur *kephalometrischen Einstellung der unteren Inzisivi* erforderlichen Retrusion (E1) muß sich derselbe Wert in mm ergeben wie für die Lücken vor den Eckzähnen. Werden E1 und Dc/2 korrigiert, sind keine Restlücken mehr vorhanden, die Gleichung C = Dc/2 + E1 ist erfüllt.

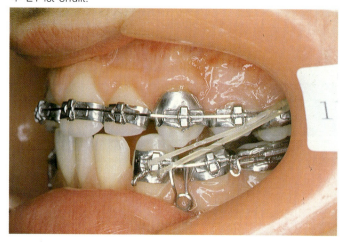

Abb. 10-16b Mandibuläre Phase, posteriore Retraktion (nachher). Nach Schließung der Extraktionslücken der unteren Prämolaren wird die Verwendung der Klasse-III-Gummizüge eingestellt.

beträgt nun 3 mm statt ursprünglich 6 mm, dann müssen die Werte für Engstand und Einstellung ebenfalls proportional abnehmen, damit die Gleichung erfüllt bleibt. Beispiel: Bei Dc = 2 mm und $E\overline{1}$ = 2 mm, erhält man

$$C = Dc/2 + E\overline{1}$$

bzw.

$$3 = 2/2 + 2,$$

die Gleichung ist also erfüllt.
Ist dies nicht der Fall, und der Wert von Dc = 4 mm und $E\overline{1}$ = 2 mm, dann erhält man

$$3 < 4/2 + 2$$

bzw.

$$C < Dc/2 + E\overline{1}.$$

Da der Wert auf der rechten Seite größer ist, läßt sich nachweisen, daß Engstand und Protrusion der Inzisivi im Verhältnis zum vorhandenen Platz zu stark sind, d.h. im Laufe der Behandlung ist ein Verankerungsverlust eingetreten. Ein solcher Kontrollmechanismus hat den Vorteil, daß jeder Verankerungsverlust während der Behandlung bereits frühzeitig erkannt wird. So wird die Wiederherstellung der Verankerung erleichtert. Am Ende der Phase der posterioren Retraktion im Unterkiefer stehen die unteren Eckzähne in Kontakt mit den zweiten Prämolaren. Die Werte auf beiden Seiten der Gleichung müssen übereinstimmen. In diesem Fall entspricht der Wert von „C" 0 Millimeter, und auf der anderen Seite der Gleichung muß eine Addition der Werte für Engstand *und Einstellung der unteren Inzisivi* rechnerisch den Wert 0 Millimeter ergeben. Die algebraische Bedeutung der Variablen hängt von ihrem jeweiligen Vorzeichen ab. „Dc" hat im Falle eines Engstandes einen positiven Wert, im Falle von Lücken aber einen negativen Wert. „$E\overline{1}$" hat einen positiven Wert, wenn der Punkt der Inzisivi nach lingual bewegt wurde; bei Bewegung nach vestibulär ist das Vorzeichen jedoch negativ.

Auf diese Weise müssen die Lücken im unteren Frontzahnbereich den restlichen Engstand ausgleichen und die zum korrekten Abschließen des Falls erforderliche Einstellung der Inzisivi ermöglichen.

War vor der Behandlung lediglich ein geringfügiger Engstand vorhanden, lockert sich in dieser Phase die Unterkieferfront auf. Bei einer Angle-Klasse II/1 kommt es selten zu einer spontanen Auflockerung in der Oberkieferfront, weil anfangs eine gewisse Rücklage des unteren Zahnbogens vorlag.

c) *Anteriore Nivellierung im Unterkiefer.* Die vier unteren Inzisivi werden mit Brackets beklebt. Es folgt eine Nivellierung mit rundem Bogen. Bei Engstand wird eventuell zunächst ein verseilter Bogen (Twistflex) verwendet (Abb. 10-17a und b). In dieser Phase wird das Seitenzahnsegment mit einer Achter-Ligatur verblockt, um ein erneutes Öffnen der Extraktionslücken zu verhindern. Zum Schließen von eventuell noch vorhandenen Lücken in der Unterkieferfront wird eine durchgehende Elastic-Ligatur oder eine viergliedrige Elastic-Kette im Frontbereich angebracht.

d) *Anteriore Retraktion im Unterkiefer.* Im Rahmen einer Behandlung mit der Technik der umgekehrten Verankerung wird die Stellung der unteren Inzisivi zuletzt korrigiert. Am Ende der gesamten aktiven Behandlung erfolgt die Retraktion der unteren Frontzähne mit

Behandlung von Fällen der Klasse II/1 mit Extraktion der vier ersten Prämolaren

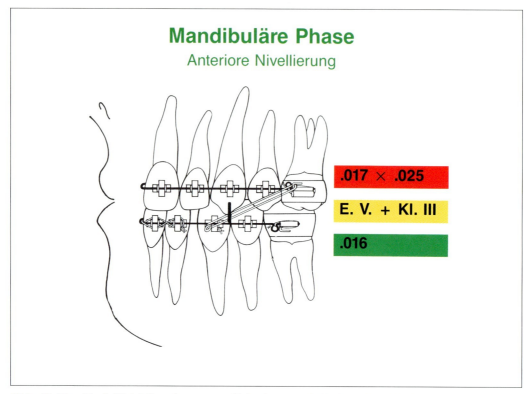

Abb. 10-17a Nach Distalation der unteren Eckzähne und Erhaltung der Zahnbogenlänge zwischen Eckzähnen und Molaren wird eine kontinuierliche Drahtligatur angebracht, um eine erneute Lückenbildung zu verhindern. Die unteren Inzisivi werden bebändert, und für die weitere Nivellierung des Frontzahnsegments wird ein runder Bogen von .016" eingesetzt. Die Klasse-III-Gummizüge werden beibehalten. Die extraorale Verankerung hängt von den Verankerungserfordernissen ab. Um den Verankerungsbedarf zu bestimmen, wird die Formel der umgekehrten Verankerung angewandt. Sind im Frontzahnbereich Lücken vorhanden, werden diese mit einer Elastic-Ligatur geschlossen.

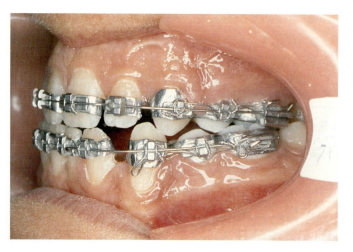

Abb. 10-17b Mandibuläre Phase, anteriore Nivellierung. Nach der Retraktion der unteren Seitenzähne berühren die Eckzähne die zweiten Prämolaren, und im Frontzahnbereich sind Lücken und Stellungsunregelmäßigkeiten entstanden, die in dieser Phase korrigiert werden.

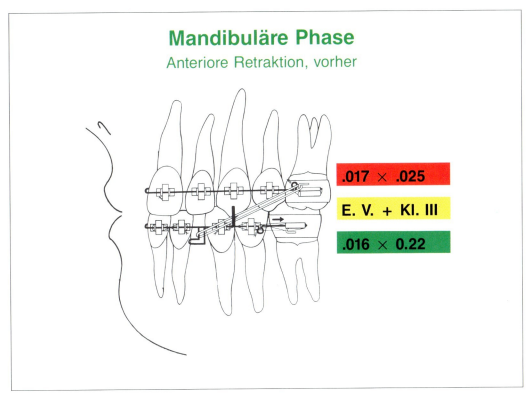

Abb. 10-18a Nach Nivellierung der unteren Inzisivi wird ein rechtwinkliger Kontraktionsbogen mit L-Schlaufen angebracht.

Abb. 10-18b Mandibuläre Phase, anteriore Retraktion (vorher). In dieser Phase werden die unteren Inzisivi aufgrund der vorliegenden Dysgnathie nur wenig bewegt, weil durch die Engstandskorrektur in der vorhergehenden Phase ein beträchtlicher Teil des Platzes aufgebraucht wurde. Die Klasse-III-Gummizüge werden in die L-Schlaufen des Unterkiefers eingehängt.

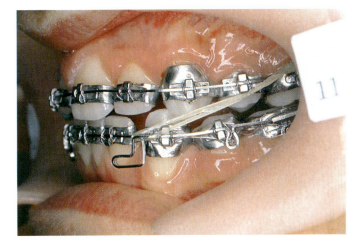

Behandlung von Fällen der Klasse II/1 mit Extraktion der vier ersten Prämolaren

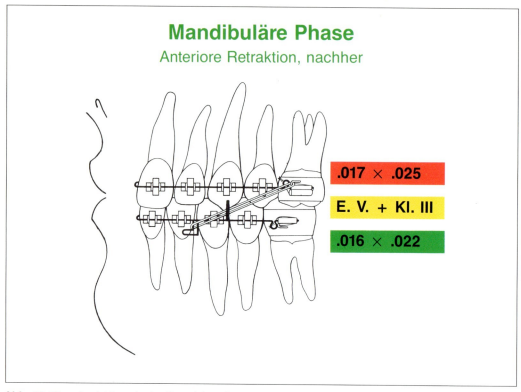

Abb. 10-19a Ansicht nach der Retraktion der unteren Inzisivi. Bei korrekter Behandlung beträgt der Abstand „C" 0 mm. Der Engstand hat sich aufgelöst, d.h. Dc = 0 mm, und die *kephalometrische Einstellung der unteren Inzisivi* ist korrekt, so daß E1 = 0 mm. Durch Einsetzen dieser Werte in die Formel der umgekehrten Verankerung wird bestätigt, daß der Fall gemäß dem zu Behandlungsbeginn aufgestellten Plan behandelt wurde, denn beide Seiten der Formel stimmen in ihrem Wert von 0 mm überein. Durch Substitution mit den realen Werten erhält man also: 0 = 0/2 + 0.

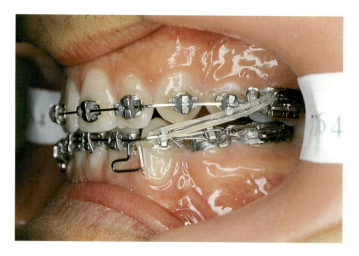

Abb. 10-19b Mandibuläre Phase, anteriore Retraktion (nachher). Die letzte Bewegung der Behandlung ist die Retraktion der unteren Inzisivi, die durch Klasse-III-Gummizüge an den Schlaufen unterstützt wird. Gleichzeitig werden die Omega-Loops mit distalen Ligaturen vorsichtig aktiviert.

Mandibuläre Phase

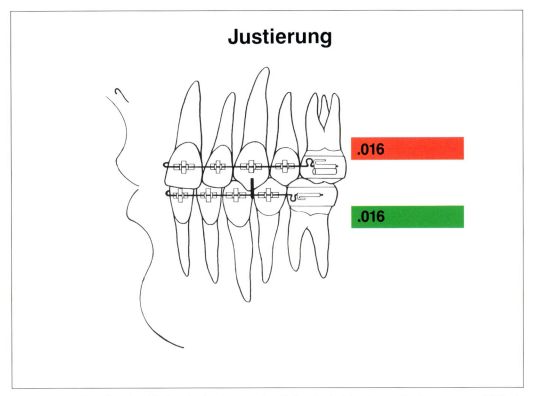

Abb. 10-20 Für die abschließende Justierung des Falles hat sich ein runder Bogen von .016" als wirksames Hilfsmittel erwiesen, das eine Verbesserung der Interkuspidation bewirkt.

einem kontinuierlichen Bogen von .016" × .022" (Abb. 10-18a und b). In dieser Phase wird die Retraktionswirkung des Bogens durch Klasse-III-Gummizüge ergänzt. Um zu vermeiden, daß zwischen den Inzisivi neue Lücken entstehen, wird zur Verblockung eine kontinuierliche Drahtligatur eingesetzt. Die Drahtligaturen im Seitenzahngebiet werden ebenfalls beibehalten (Abb. 10-19a und b). Anschließend wird die Behandlung mit Hilfe von Justierungsbögen abgeschlossen, die einen Durchmesser von .016" haben und leichte abschließende Justierungsbewegungen unterstützen (Abb. 10-20).

Der zervikale Headgear als Verankerungsquelle

Bei der Behandlung von Dysgnathien der Klasse II spielt der zervikale Headgear eine wichtige Rolle. Von Behandlungsbeginn an wird die Distalisation der oberen Eckzähne durch die extraorale zervikale Verankerung unterstützt. Seit ihrer Erfindung hat sich diese extraorale Apparatur als ein Hilfsmittel erwiesen, das einfach zu handhaben ist und bei der Distalisation im Oberkiefer die besten Ergebnisse erzielt.

Bei der Malokklusion der Klasse II/1 kann ein zu großer Interbasenwinkel vorliegen. In diesem Fall ist eine Verwendung der extraoralen zervikalen Verankerung nicht ratsam. Bei einem großen Interbasenwinkel ist die Kaumuskulatur hypoton und relativ schwach. Patienten mit diesem Befund haben eine niedrigere Schmerzschwelle, und durch die Verwendung von Apparaturen wird die funktionelle Kaufunktion reduziert.

In vielen Fällen wurde beobachtet, daß solche Patienten eine alternative Form des Kauens entwickeln, bei der in erster Linie die Zunge benutzt wird. Um die Benutzung der schmerzenden Molaren zu vermeiden, drückt der Patient die Nahrung zur Zerkleinerung mit der Zunge gegen die Frontzähne. Das Ergebnis dieses falschen Kauens ist eine umgekehrte Bewegung, bei der sich die Zahnreihen öffnen, wenn die Nahrung gegen die Zähne gedrückt wird, während sie beim korrekten Kauvorgang zur Nahrungszerkleinerung geschlossen werden. Das alternative falsche Kauen führt zur Entwicklung eines offenen Bisses, der während der Behandlung auftreten kann. Der offene Biß wird durch Abstellen dieses Habits geschlossen. Dabei ist eine gute Mitarbeit des Patienten unbedingt erforderlich, die wiederum das Verständnis der Therapie voraussetzt.

Bei einer Dysgnathie mit geringem Überbiß kann die Verwendung eines zervikalen Headgears – abgesehen von der biomechanischen Wirkung der Apparatur – aus den obengenannten Gründen zu einem offenen Biß führen. In diesem Fall wird der zervikale Headgear parallel zu funktionellen Kauübungen auf den distalsten Molaren verwendet. Der Patient lernt die Kaufübung zunächst mit zuckerfreiem Kaugummi. In einer weiteren Übung wird versucht, die Zunge nach hinten zu verlagern, denn beim Benutzen der letzten Molaren muß die Zunge weiter nach hinten bewegt werden, um den Kaugummi in diesen Bereich zu bringen. Nachdem der Patient sich vollständig an das Kauen mit den Molaren gewöhnt hat, wird ihm beigebracht, die gelernte Übung auf die normale Nahrungsaufnahme zu übertragen. Anfangs sollte er die Nahrung in kleinen Portionen in den Bereich der letzten Molaren bringen und dann die neue Kaumethode bei allen Mahlzeiten anwenden. Die Rehabilitation der Molaren mit Hilfe von Übungen mit zuckerfreiem Kaugummi hat drei Vorteile:

1. Sie stellt die Funktion der Molaren beim Kauvorgang wieder her, weil dem Patienten beigebracht wird, die Übung mit der Kaumasse auf die normale Nahrungsaufnahme zu übertragen.

2. Die Schließmuskulatur des Unterkiefers wird gestärkt, vor allem im Bereich der großen Kaumuskeln, deren Funktion bisher reduziert war.

3. Durch die ausgleichende Wirkung des Kauens mit den Molaren bleibt die vertikale Dimension erhalten, und die falsche Kauform, bei welcher der Patient die Zunge gegen die Zähne drückt, wird abgestellt.

Kapitel 11

Behandlung von Fällen der Klasse II/1 ohne Extraktion

Vor der Beschreibung der Behandlung von Malokklusionen der Klasse II, Gruppe 1 ohne Extraktion (Abb. 11-1) mit der Technik der umgekehrten Verankerung sollen nochmals die Gründe wiederholt werden, die zu der Entscheidung führen, den Fall ohne Extraktionen zu behandeln. Das wichtigste Kriterium für die Auswahl der Behandlungsmethode ist bei Fällen der Klasse II/1 der anteriore Punkt des unteren Zahnbogens. Dieser weist zwei charakteristische Merkmale auf, die für die Extraktions-Entscheidung von Bedeutung sind: *Zahnbreitendiskrepanz* oder *Engstand* und *Einstellung der unteren Inzisivi* oder *kephalometrische Einstellung der unteren Inzisivi*. Beide Werte können in jedem Fall gemessen werden. Um einen Fall ohne Extraktion behandeln zu können, müssen folgende Voraussetzungen gegeben sein:

1. Im unteren Zahnbogen liegt kein Engstand vor, so daß die Messung zwischen den distalen Flächen der Eckzähne den Wert $Dc = 0$ mm ergibt.

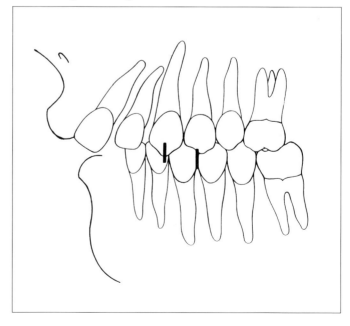

Abb. 11-1 Malokklusion der Klasse II, Gruppe 1, bei der im Unterkieferbogen kein Engstand vorliegt und auch keine *Einstellung der unteren Inzisivi* erforderlich ist, weil diese eine korrekte Position einnehmen. Die Parameterwerte lauten $Dc = 0$ mm und $E1 = 0$ mm.

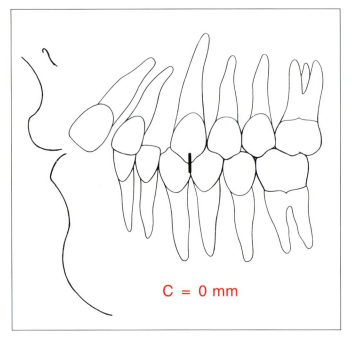

Abb. 11-2 C = 0 mm. Die Eckzähne und die Seitenzähne befinden sich in Klasse-I-Verzahnung. Im Bereich der oberen Inzisivi haben sich Lücken gebildet, und die spätere Retraktion dieser Zähne bereitet keine Schwierigkeiten.

2. Es ist keine Retrusion der unteren Inzisivi erforderlich. Mit anderen Worten: $\overline{E1}$ = 0 mm.

In einem derartigen Fall mit einer idealen Stellung des unteren Zahnbogens ist eine sagittale Korrektur der Distalokklusion erforderlich. Diese kann auf verschiedene Art und Weise erreicht werden: entweder durch eine Distalisation im Oberkiefer oder durch eine Mesialisierung im Unterkiefer. Diese Bewegungen können einzeln oder kombiniert erfolgen. Hinzu kommt der in diesem Intervall erwartete Wachstumsausgleich sowie die remodellierende Wirkung des individuellen neuro-muskulären Apparats eines jeden Patienten. Außerdem ist bei der endgültigen Entscheidung das Gesichtsprofil zu berücksichtigen. Sobald feststeht, daß es sich nicht um einen Extraktionsfall handelt, erhält man durch Anwendung der Gleichung der umgekehrten Verankerung den Wert der Variablen „C".

Auf der rechten Seite der Formel C = Dc/2 + $\overline{E1}$ befinden sich „Dc" und „$\overline{E1}$", deren Wert bekannt ist. Aus der Fallanalyse wissen wir, daß der untere Zahnbogen keinen Engstand aufweist, d.h. Dc = 0 mm. Aus der Analyse geht ebenfalls hervor, daß der anteriore Punkt der unteren Inzisivi im Fernröntgenseitenbild nicht retrudiert werden muß, d.h. $\overline{E1}$ = 0 mm. Deshalb wird in diesem Zahnbogen ein angemessenes morphologisches, funktionelles und ästhetisches Gleichgewicht gegeben sein. Werden diese Werte auf der rechten Seite der Formel eingesetzt, kann man den Wert der Variablen „C" vor Behandlungsbeginn ermitteln:

Klasse II, Gruppe 1 ohne Extraktion

Maxilläre Phase	Verankerungstyp	Mandibuläre Phase
Bebänderung 6|6	Extraorale Verankerung	
Bebänderung 3|3	Extraorale Verankerung	
Retraktionsbogen für die Seitenzähne (.016" × .022")	Extraorale Verankerung u./od. Kl.-II-Gummizüge	Bebänderung 6|6 – Lingualbogen (.036")
Retraktionsbogen für die Seitenzähne (.016" × .022")	Extraorale Verankerung u./od. Kl.-II-Gummizüge	Lingualbogen (.036")
Bebänderung 21|12 – Nivellierungsbogen für die Frontzähne (.016")	Extraorale Verankerung u./od. Kl.-II-Gummizüge	Lingualbogen (.036")
Retraktionsbogen für die Frontzähne (.016" × .022")	Extraorale Verankerung u./od. Kl.-II-Gummizüge	Lingualbogen (.036")
Justierungsbogen (.016")	Extraorale Verankerung u./od. Kl.-II-Gummizüge	Lingualbogen (.036")

Abb. 11-3 Allgemeines Behandlungsschema bei Klasse II, Gruppe 1 ohne Extraktionen.

$$C = 0/2 + 0$$

bzw.

$$C = 0 \text{ mm}$$

Auf die klinische Praxis übertragen, bedeutet dies, daß für die Behandlung dieses Falles der ideale Abstand „C" 0 mm beträgt, d.h., die oberen Eckzähne müssen so weit distalisiert werden, daß eine Klasse-I-Verzahnung gegeben ist.

Die Prämisse der Technik der umgekehrten Verankerung ist eine Einleitung des Behandlungsprozesses im Oberkiefer. Dies ermöglicht die Anwendung der Gleichung der umgekehrten Verankerung und eine Überwachung während der gesamten Behandlung. Behandlungsziel von Dysgnathien der Klasse II/1 ohne Extraktion ist es, einen Abstand C = 0 mm zu erreichen, um ein stabiles Ergebnis zu gewährleisten (Abb. 11-2). Bei einer harmonischen Konfiguration des unteren Zahnbogens bedeutet eine Klasse-II-Verzahnung der Molaren und Eckzähne eine Behandlung mit Distalisation der oberen Seitenzähne, vor allem, wenn die Klasse-II-Malokklusion auf eine Mesialwanderung der oberen Molaren zurückzuführen ist. Deshalb bietet der Headgear einen günstigen Verankerungsmechanismus ohne Beeinflussung der übrigen Strukturen. Mit dieser extraoralen Apparatur erfolgt die Zahnbewegung in erster Linie im Oberkiefer.

In Fällen mit konkavem Gesichtsprofil und einer hypertonen perioralen Muskulatur können zur Distalbißkorrektur Klasse-II-Gummizüge verwendet werden. Das noch zu erwartende Wachstum des Unterkiefers sowie die Wachstumsrich-

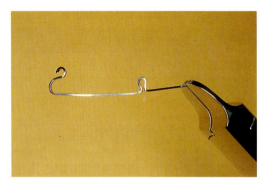

Abb. 11-4 Gerader Teilbogen. Er ist aus einem Draht der Größe .016" × .022" angefertigt und verblockt das Zahnbogensegment zwischen Eckzahn und Molaren.

tung müssen als Kompensationsfaktoren für die sagittale Stufe in Betracht gezogen werden. Zur Behandlung einer Klasse II/1 ohne Extraktion werden die beiden grundlegenden Phasen der Technik der umgekehrten Verankerung durchlaufen: *maxilläre Phase und mandibuläre Phase* (Abb. 11-3). Die Behandlung beginnt im Oberkiefer. Im Unterkiefer sind geringere bzw. keine Veränderungen erforderlich.

Maxilläre Phase

Die beiden oberen ersten Molaren werden bebändert (6+6). Auf den Molarenröhrchen wird eine extraorale Apparatur angepaßt. Die Wahl der Zugrichtung – zervikaler Zug, vertikaler Zug – hängt von den Besonderheiten des Falles und der vorliegenden Kieferrotation ab. Allerdings sollte möglichst der zervikale Zug angewandt werden.

a) *Posteriore Nivellierung im Oberkiefer*. Die oberen Eckzähne werden mit Brackets beklebt (3+3). Die posteriore Nivellierung im Oberkiefer ist in den hier betrachteten Fällen nur selten erforderlich. Im allgemeinen kann man also direkt zum nächsten Schritt übergehen.

b) *Posteriore Retraktion im Oberkiefer*. Es wird ein gerader Teilbogen von .016" × .022" eingesetzt (Abb. 11-4). Dieser Bogen hat einen Omega-Loop, der die mesiale Fläche des oberen Molarenattachments berührt, sowie eine S-förmige Biegung mesial des Eckzahns, so daß der Abstand zwischen Eckzahn und Molaren konstant bleibt. Das Häkchen an der S-förmigen Schlaufe ermöglicht das Einhängen von Klasse-II-Gummizügen.

Der Teilbogen wird einlegiert. Da es sich um eine Behandlung ohne Extraktion handelt, wird der Unterkiefer als ideal betrachtet, weil die *anterioposteriore kephalometrische Position der unteren Inzisivi* korrekt ist und kein Engstand vorliegt. Manchmal weist der Unterkieferzahnbogen einige Einzelzahnabweichungen oder eine stark erhöhte Speesche Kurve auf. In diesen Fällen müssen zur Nivellierung des Unterkiefers alle Zähne mit Brackets beklebt werden. Bei sehr geringen Unregelmäßigkeiten im unteren Frontzahngebiet oder einer Lingualneigung der unteren Seitenzähne kann zur Wiederherstellung eines idealen Unterkieferzahnbogens ein semiaktiver Unterkiefer-Retainer (Abb. 17-2a bis c) verwendet werden. Dies wird in einem der folgenden Kapitel noch ausführlich beschrieben. Der untere Zahnbogen wird mit einem passiven idealen Lingualbogen stabilisiert. Nach dessen Einsetzen kann mit der posterioren Retraktion im Oberkiefer begonnen werden (Abb. 11-5a bis d). In dieser Phase müssen die oberen Eckzähne so weit distalisiert werden, daß ein Abstand „C" von

Maxilläre Phase

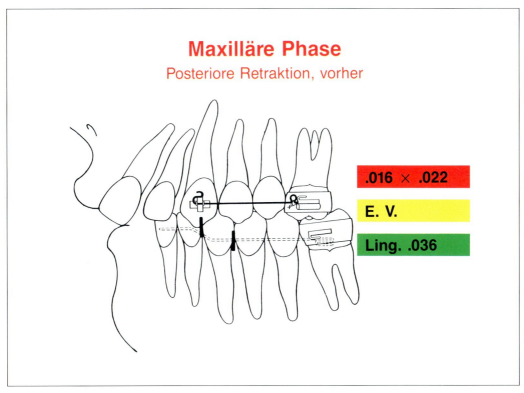

Abb. 11-5a Nur in seltenen Fällen ist vor dieser Phase eine Nivellierung der oberen Seitenzähne erforderlich, so daß direkt mit der posterioren Retraktion im Oberkiefer begonnen werden kann.

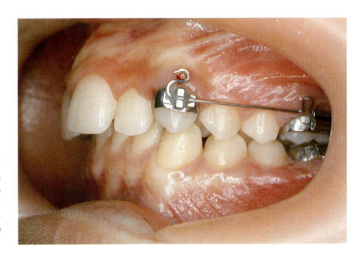

Abb. 11-5b Posteriore Retraktion im Oberkiefer, vor der Zahnbewegung. Der Omega-Loop des Retraktionsbogens für die Seitenzähne berührt das Molarenröhrchen. Mesial vom Eckzahn blockiert die aufsteigende Biegung das Eckzahnbracket.

Behandlung von Fällen der Klasse II/1 ohne Extraktion

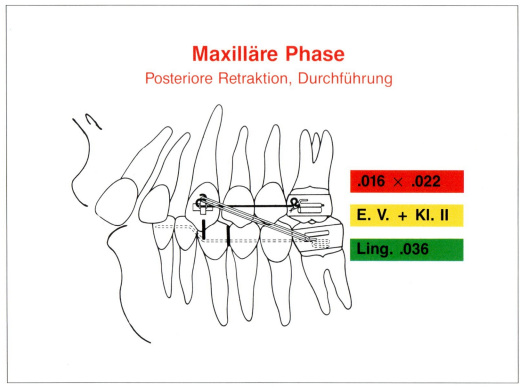

Abb. 11-5c Posteriore Retraktion im Oberkiefer während der sagittalen Korrektur im Seitenzahnbereich.

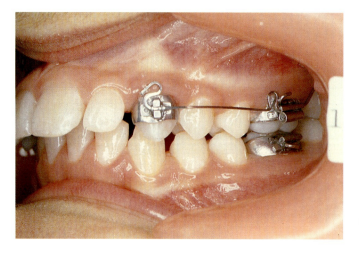

Abb. 11-5d Klinische Ansicht der Phase der posterioren Retraktion im Oberkiefer. Die partielle Korrektur der ursprünglichen Distalokklusion ist zu erkennen.

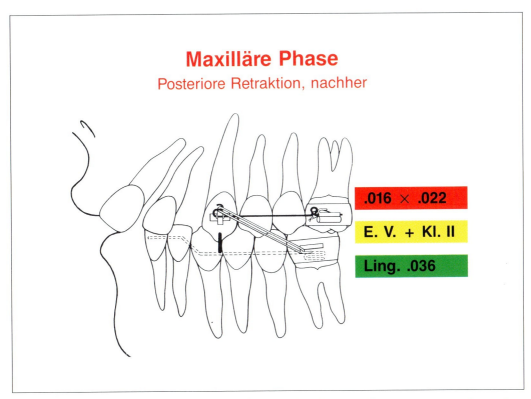

Abb. 11-6a Entsprechend den individuellen Erfordernissen bewirkt die alternative bzw. gleichzeitige Anwendung von Headgear und Klasse-II-Gummizügen eine sagittale Korrektur, so daß sich die Eckzähne und Molaren in Klasse I-Okklusion befinden. Der Wert der Variablen „C" ist in diesem Fall 0 mm, was dem in dieser Behandlungsphase angestrebten Ideal entspricht.

Abb. 11-6b Maxilläre Phase, posteriore Retraktion im Oberkiefer, Zustand nach der Zahnbewegung. Das Seitenzahnsegment wurde distalisiert und befindet sich in Neutralokklusion. Gleichzeitig haben sich zwischen den oberen Inzisivi Lücken gebildet. Dies ist ein konstantes Phänomen, und der Patient sollte vorher darüber aufgeklärt werden, daß die Lückenbildung ein günstiges Anzeichen für den Behandlungsverlauf ist. Wenn diese Phase erreicht ist, beträgt der Abstand „C" 0 mm, d.h. die Eckzähne befinden sich in Neutralokklusion.

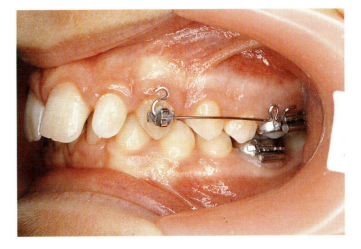

Behandlung von Fällen der Klasse II/1 ohne Extraktion

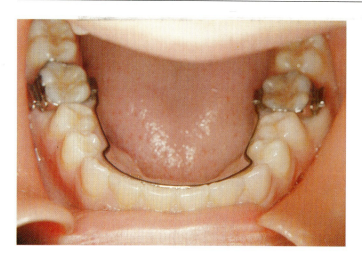

Abb. 11-7 Lingualbogen. Er wird aus rundem Draht mit .036" Stärke gefertigt und verläuft passiv an der Lingualfläche des Zahnbogens.

0 mm erreicht wird (Abb. 11-6a und b). Anschließend kann zum nächsten Behandlungsabschnitt übergegangen werden.
Für die Distalisation der Seitenzähne kann man auf eine Kombination von extraoraler Apparatur und Klasse-II-Gummizügen zurückgreifen. Diese setzen an den ersten unteren Molaren an, die durch den passiven Lingualbogen verbunden sind (Abb. 11-7). In dieser Behandlungsphase ist die Wirkung der Klasse-II-Gummizüge auf den unteren Zahnbogen zu berücksichtigen, dessen anteriorer Punkt ständig kontrolliert werden muß, um eine unerwünschte Protrusion zu vermeiden. Zur Kontrolle ist eventuell ein Fernröntgenseitenbild und eine kephalometrische Auswertung der Position der unteren Inzisivi erforderlich. Klasse-II-Gummizüge sind vor allem bei kleinem Interbasenwinkel indiziert. Auch das neuro-muskuläre Muster des Patienten ist in Betracht zu ziehen. Klasse-III-Gummizüge sind eher bei einem großen Interbasenwinkel und einer ausgeprägten Kinn- und Lippenmuskulatur indiziert.
Intermaxilläre Gummizüge sollten bevorzugt über Nacht getragen werden, denn während des Schlafens bleibt der Mund des Patienten am längsten geschlossen, und die Zugrichtung der Gummizüge hat vorwiegend eine horizontale Komponente. Werden die Gummizüge tagsüber getragen, öffnet der Patient zum Sprechen und Essen den Mund, und diese Kieferstellung verändert die intermaxilläre Zugkraft in einen Vektor mit vertikaler Komponente. Dies ist mit verschiedenen Nachteilen verbunden, nämlich Extrusion und Tendenz zum offenen Biß. Die Seitenzähne werden mit einer Achter-Ligatur verblockt. Während dieser Phase kommt es aufgrund der Distalisation der Eckzähne zu einer deutlichen Lückenbildung im Frontzahnbereich.
Der Patient sollte vorher über das Auftreten dieser Lücken aufgeklärt und darauf hingewiesen werden, daß es sich um ein positives Zeichen für die Weiterbehandlung handelt.

Maxilläre Phase

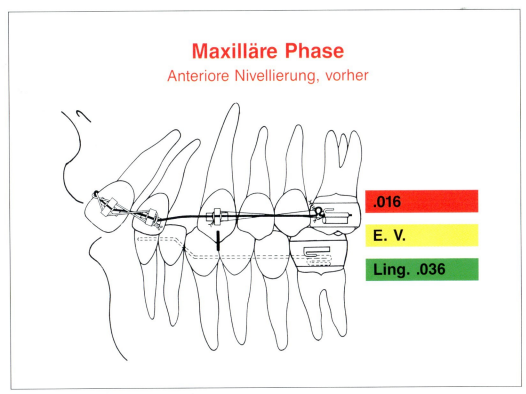

Abb. 11-8a Anteriore Nivellierung im Oberkiefer. Sobald ein Abstand „C" von 0 mm erreicht ist, kann man mit der nächsten Phase beginnen: Die oberen Eckzähne werden mit Brackets beklebt, die Nivellierung wird durchgeführt, und die in der vorhergehenden Phase entstandenen Frontzahnlücken werden geschlossen.

Abb. 11-8b Anteriore Nivellierung im Oberkiefer. In diesem Fall wurden die Lücken zwischen den Inzisivi mit Hilfe einer Elastic-Kette geschlossen. Es kann auch eine kontinuierliche Elastic-Ligatur verwendet werden, die als Achter-Ligatur unterhalb des Bogens verläuft. Zu diesem Zeitpunkt ist der Wert der Variablen „C" gleich 0 mm, und dieser Zustand muß bis zum Ende der Behandlung beibehalten werden.

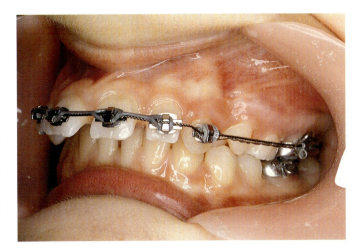

Behandlung von Fällen der Klasse II/1 ohne Extraktion

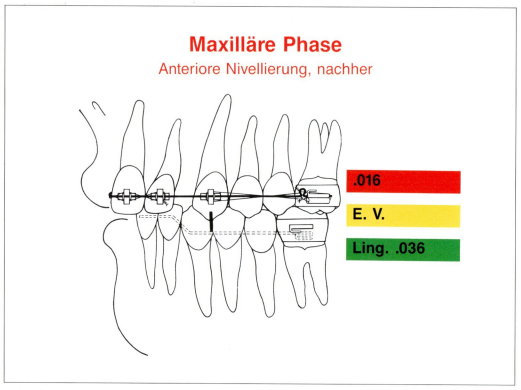

Abb. 11-9a Nach Nivellierung und Lückenschluß im Oberkiefer-Frontzahnbereich wird eine Achter-Ligatur unterhalb des Bogens angebracht, welche die oberen Inzisivi verblockt.

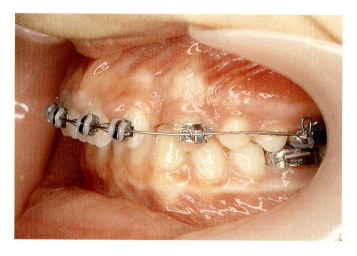

Abb. 11-9b Anteriore Nivellierung im Oberkiefer (nachher). Das zentrale Behandlungsziel in dieser Phase ist die nach Lückenschluß erreichte Frontzahnposition und die Stellung im Seitenzahnbereich zu erhalten. Beides wird mit einer Achter-Ligatur erreicht, die diese Zähne verblockt.

c) *Anteriore Nivellierung im Oberkiefer.*
Die anteriore Nivellierung im Oberkiefer erfolgt mit einem runden Nivellierungsbogen von .016". Die Omega-Loops befinden sich mesial der oberen Molarenröhrchen, um die Länge des oberen Zahnbogens konstant zu halten und die ausschließlich nivellierende Wirkung dieses Bogens zu nutzen. Bei unregelmäßiger Zahnstellung wird vorher ein verseilter Bogen eingesetzt, dessen Flexibilität das Auftreten unerwünscht großer Kräfte vermeidet (Abb. 11-8a und b). Die Nivellierung der oberen Frontzähne kann in zwei Abschnitte unterteilt werden: Nivellierung mit Rotationskorrektur und Kontraktionsphase, in welcher nach Korrektur der Einzelzahnabweichungen die Frontzahnlücken mit einer elastischen Ligatur geschlossen werden. Dafür können entweder einfache Elastic-Fäden oder Elastic-Ketten verwendet werden. Nach Frontzahnlückenschluß werden die Inzisivi mit einer Achter-Ligatur verbunden, die unterhalb des Bogens verläuft. Der so gebildete Block bleibt für den weiteren Behandlungsablauf erhalten (Abb. 11-9a und b).

d) *Anteriore Retraktion im Oberkiefer.*
Nach Nivellierung und Verblockung der Inzisivi geht man zur Korrektur und Retraktion der oberen Frontzähne über (Abb. 11-10a, und b). Der Retraktionsbogen für die oberen Frontzähne hat einen Querschnitt von .016" × .022". In der Lücke zwischen den oberen seitlichen Schneidezähnen und Eckzähnen wird ein kombinierter vertikaler und horizontaler Loop (L-Loop) konstruiert, der ähnlich ist wie der Loop, der bei Fällen der Klasse II/1 mit Extraktionen verwendet wurde. Der distale vertikale Schenkel der Retraktionsschlaufe wird in bezug auf die Mesialfläche des Eckzahnbrackets in einem Abstand angebracht, welcher der zu schließenden Lücke entspricht. Dasselbe gilt für die Lage des Omega-Loops bezüglich des Molarenröhrchens. Der Abstand des Omega-Loops vom Molarenröhrchen muß der Größe der Lücke entsprechen, die sich distal vom oberen seitlichen Schneidezahn befindet. Durch die hier vorgeschlagenen Abstände für Kontraktions-Loop und Omega-Loop wird gewährleistet, daß die Lücken mit einem einzigen Bogen geschlossen werden können, ohne daß bei zunehmendem Lückenschluß die Bögen gewechselt werden müssen. Die Aktivierung der Frontzahnretraktion erfolgt mit Hilfe der extraoralen Verankerung, die Aktivierung der Kontraktions-Loops durch das Zurückbinden und zusätzlich durch Klasse-II-Gummizüge. Unterkieferrotation und neuro-muskulärer Apparat bestimmen in jedem einzelnen Fall, welche Maßnahme jeweils Priorität haben sollte. Durch Anwendung der Formel der umgekehrten Verankerung läßt sich der Behandlungsverlauf ableiten. In einem Fall der Klasse II, Gruppe 1 ohne Extraktionsbedarf müssen am Ende der Behandlung folgende Werte gegeben sein: $Dc = 0$ mm, $\overline{E1} = 0$ mm und dementsprechend $C = 0$ mm.

Sind die oben beschriebenen Voraussetzungen erfüllt, dann bedeutet dies, daß kein Engstand vorliegt und $Dc = 0$ ist. Der Punkt der Inzisivi befindet sich an der im Behandlungsplan als ideal angenommenen Stelle, d.h. $\overline{E1} = 0$ mm, und es ist eine gute Interkuspidation der Eckzähne gegeben, d.h. $C = 0$ mm. Stimmen die Werte auf beiden Seiten der Gleichung zu einem bestimmten Zeitpunkt nicht überein, wird die Behandlung unterbrochen, um einen korrekten Behandlungsablauf und den Wert $C = 0$ mm wiederherzustellen. Hierzu geht man zu einer Zusatzbehandlung

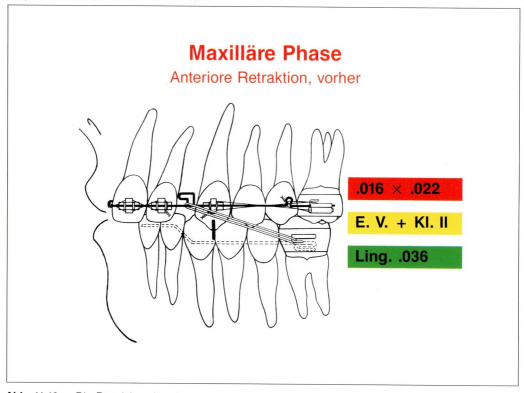

Abb. 11-10a Die Retraktion der oberen Frontzähne erfolgt mit Hilfe eines Bogens von .016" × .022", der progressiv von distal mit Ligaturen zu den Omega-Loops aktiviert wird.

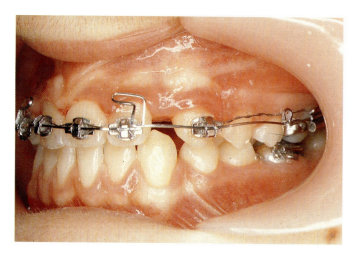

Abb. 11-10b Anteriore Retraktion im Oberkiefer (vorher). In dieser Phase wird die Frontzahngruppe mit Hilfe einer Achter-Ligatur verblockt und en bloc mit einem Retraktionsbogen retrudiert.

Maxilläre Phase

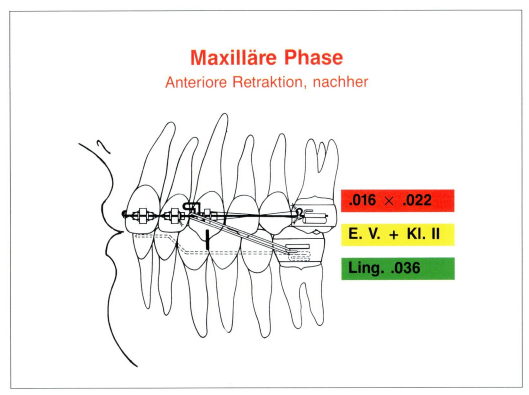

Abb. 11-11a Wenn die Lücken distal der oberen Inzisivi geschlossen sind, kann die Dysgnathiebehandlung als abgeschlossen betrachtet werden. Setzt man die Werte in die Gleichung der umgekehrten Verankerung ein, dann erhält man am Ende der Behandlung C = 0 mm, Dc = 0 mm und E1 = 0 mm, was bedeutet, daß der Fall korrekt behandelt wurde.

Abb. 11-11b Anteriore Retraktion im Oberkiefer (nachher). Zu diesem Zeitpunkt müssen sich die Eckzähne in Klasse-I-Okklusion befinden, die unteren Inzisivi dürfen keinen Engstand aufweisen, und die kephalometrische Einstellung der unteren Inzisivi muß mit dem im Behandlungsplan vorgesehenen Wert übereinstimmen.

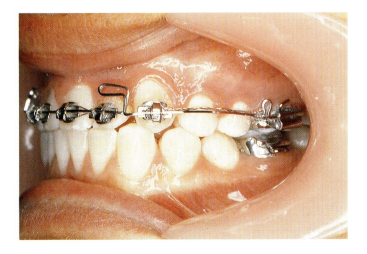

Behandlung von Fällen der Klasse II/1 ohne Extraktion

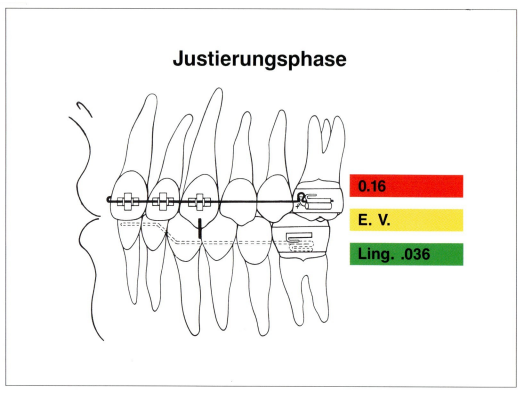

Abb. 11-12a In der Justierungsphase werden Bögen aus rundem Draht von .016" eingesetzt. Die noch notwendigen Feinkorrekturen werden durch entsprechende Biegungen erreicht.

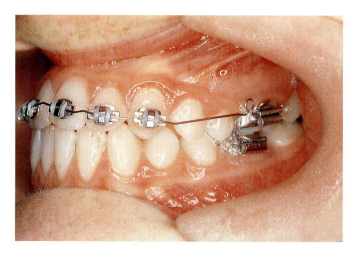

Abb. 11-12b Justierung und abschließende Behandlung des Falles. Sie wird mit einem Bogen aus rundem Draht von .016" durchgeführt. Dieser dient zur Durchführung von minimalen Bewegungen zur endgültigen Korrektur von kleinen, am Ende der Behandlung noch vorhandenen Stellungsunregelmäßigkeiten.

über, die oben bereits als *Ergänzung der Verankerung* beschrieben wurde. Wenn der Schneidezahnblock soweit retrudiert wurde, daß er die oberen Eckzähne berührt, ist die anteriore Retraktion im Oberkiefer beendet (Abb. 11-11a und b). Anschließend werden zur Ausführung von geringfügigen Korrekturen *Justierungsbögen* eingesetzt (Abb. 11-12a und b).

Kapitel 12

Behandlung von Fällen der Klasse II/2 mit Extraktion der vier ersten Prämolaren

Bei der Erstellung der Behandlungsplanes für Dysgnathien der Klasse II, Gruppe 2, mit Extraktion der ersten Prämolaren ist zu berücksichtigen, welche Rolle das neuro-muskuläre Muster und die anteriore Rotationskomponente des Kieferwachstums bei der Malokklusion spielen. Patienten mit einer Malokklusion der Klasse II/2 gehören zu einer kleinen Personengruppe, die sich in ihrem stomatognathen System in bezug auf Skelett-, Muskel- und Zahngewebe signifikant von anderen Personen unterscheidet. Skelettal liegt eine Brachyzephalie vor, und die Knochenkonfiguration wird durch die starke umliegende Muskulatur bestimmt. Der Oberkiefer ist breit und prognath. Der Unterkiefer hat eine besonders ausgeprägte Symphyse mit einer dicken Schicht von kompaktem Knochengewebe. Der Kieferwinkel ist klein und weist Unebenheiten auf, die von den starken Kaumuskeln herrühren. Die ausgeprägten Muskelfortsätze lassen die Zugwirkung der Sehne des Musculus temporalis erkennen, dessen oberer Teil mit deutlich sichtbaren Furchen in der Schläfengrube inseriert. Diese Insertionsfurchen sind auf die starke Muskelfunktion zurückzuführen. Die kephalometrische Auswertung dieser Patienten zeigt einen kleinen Interbasenwinkel. Die sagittale Kieferlagebeziehung weist normalerweise eine leichte Diskrepanz auf. Bei diesen Patienten ist die Kaumuskulatur sehr ausgeprägt. Die periorale Muskulatur ist vor allem im Unterlippen- und Kinnbereich hyperton, was sich direkt auf die Zahnbögen und die Alveolarfortsätze auswirkt, die von der Muskulatur modelliert werden. Bezüglich der Zahnstellung findet man bei einer Klasse II/2 eine starke Supraokklusion der unteren Inzisivi, die gleichzeitig einen Engstand aufweisen. Die oberen mittleren Inzisivi sind normalerweise nach palatinal gekippt. Die seitlichen Inzisivi sind nach vestibulär und nach mesial geneigt, und zwar entweder auf beiden oder nur auf einer Seite. Die Ruheschwebelage ist vergrößert.

Die Muskulatur spielt kausal eine entscheidende Rolle bei der Entstehung dieser Dysgnathie und muß im Therapiekonzept besonders berücksichtigt werden. Der allgemeine Behandlungsplan der Klasse II, Gruppe 2, mit Extraktion der vier ersten Prämolaren ist in Abbildung 12-1 dargestellt. Die spezifische Behandlung dieser Dysgnathie (Abb. 12-2a) konzentriert sich auf den anterioren Punkt des Zahnbogens, der von der kräftigen perioralen Muskulatur bestimmt wird. Weiterhin muß der ausgeprägte Tiefbiß und der Interinzisalwinkel, der bei dieser Malokklusion sehr stark

Klasse II, Gruppe 2, mit Extraktion

Maxilläre Phase	Verankerungstyp	Mandibuläre Phase
Bebänderung 6|6	Extraorale Verankerung	
Extraktion 4|4	Extraorale Verankerung	
Bebänderung 53|35 – Nivellierungsbogen für die Seitenzähne (.016")	Extraorale Verankerung	Bebänderung $\overline{6\|6}$
Retraktionsbogen für die Seitenzähne (.016" × .022")	Extraorale Verankerung u./od. Kl.-II-Gummizüge	Lingualbogen (.036")
Bebänderung 21|12 – Nivellierungsbogen für die Frontzähne (.016")	Extraorale Verankerung u./od. Kl.-II-Gummizüge	Lingualbogen (.036")
Retraktionsbogen für die Frontzähne (.016" × .022")	Extraorale Verankerung u./od. Kl.-II-Gummizüge	Extraktion $\overline{4\|4}$
Retraktionsbogen für die Frontzähne (.016" × .022")	Extraorale Verankerung Klasse-III-Gummizüge	Bebänderung $\overline{53\|35}$ – Nivellierungsbogen für die Seitenzähne (.016")
Stabilisierungsbogen (.016" × .022")	Extraorale Verankerung Klasse-III-Gummizüge	Retraktionsbogen für die Seitenzähne (.016" × .022")
Stabilisierungsbogen (.016" × .022")	Extraorale Verankerung Klasse-III-Gummizüge	Bebänderung $\overline{21\|12}$ – Nivellierungsbogen für die Frontzähne (.016")
Stabilisierungsbogen (.016" × .022")	Extraorale Verankerung Klasse-III-Gummizüge	Retraktionsbogen für die Frontzähne (.016" × .022")
Justierungsbogen (.016")	Extraorale Verankerung Klasse-III-Gummizüge	Justierungsbogen (.016")

Abb. 12-1   Allgemeiner Behandlungsplan für die Malokklusion der Klasse II, Gruppe 2, mit Extraktion der vier ersten Prämolaren.

vergrößert ist, reduziert werden. Besondere Beachtung muß der ursprünglichen vertikalen Dimension geschenkt werden, weil Veränderungen in der Vertikalen stark rezidivgefährdet sind.

Das Verfahren orientiert sich an der allgemeinen Behandlungsmethode, die als Technik der umgekehrten Verankerung beschrieben wurde, und beginnt im Oberkiefer. Vor Behandlungsbeginn muß der Wert der Variablen „C" bestimmt werden. Hierzu wendet man die Formel der umgekehrten Verankerung an und setzt die bekannten Werte für die *Zahnbreitendiskrepanz* „Dc" und die *kephalometrische Einstellung* „$E\overline{1}$" ein, die für den anterioren Punkt der unteren Inzisivi festgelegt wurde.

Behandlung von Fällen der Klasse II/2 mit Extraktion der vier ersten Prämolaren

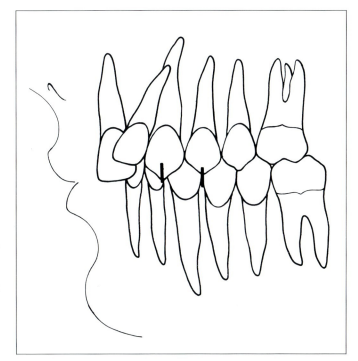

Abb. 12-2a Malokklusion der Klasse II, Gruppe 2, vor Behandlungsbeginn. Es liegt ein Distalbiß vor, die Supraokklusion ist sehr ausgeprägt, die mittleren Inzisivi sind nach lingual gekippt, und die seitlichen Inzisivi sind nach vestibulär und nach mesial gekippt.

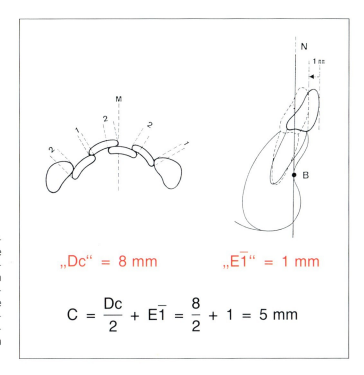

Abb. 12-2b Schematische Darstellung eines Falles der Klasse II, Gruppe 2, zu dessen Behandlung eine Prämolarenextraktion erforderlich ist. Aus der Berechnung des Abstands „C" für die Distalisation der oberen Eckzähne, die erste Behandlungspriorität ist, ergibt sich ein Wert von 5 mm.

„Dc" = 8 mm   „$E\overline{1}$" = 1 mm

$$C = \frac{Dc}{2} + E\overline{1} = \frac{8}{2} + 1 = 5 \text{ mm}$$

Behandlung von Fällen der Klasse II/2 mit Extraktion der vier ersten Prämolaren

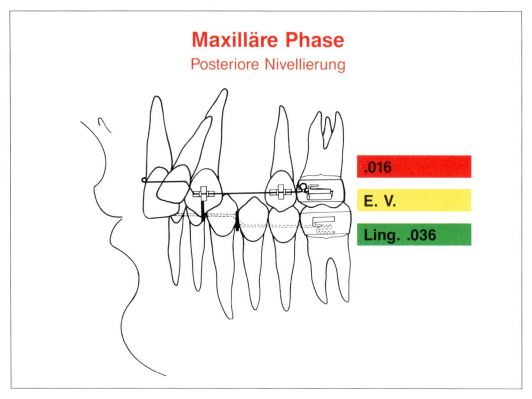

Abb. 12-3a In dieser Phase wird ein runder Bogen zur Nivellierung im Seitenzahngebiet eingesetzt. Es werden zunächst Falschstände in vertikaler und vestibulolingualer Richtung sowie Rotationen korrigiert.

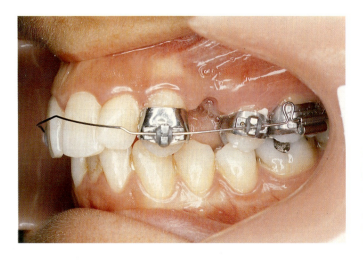

Abb. 12-3b Maxilläre Phase, posteriore Nivellierung. Vor der Retraktion der oberen Eckzähne muß die Nivellierung der Seitenzähne abgeschlossen sein, damit in der nächsten Phase der rechtwinklige Bogen problemlos eingesetzt werden kann.

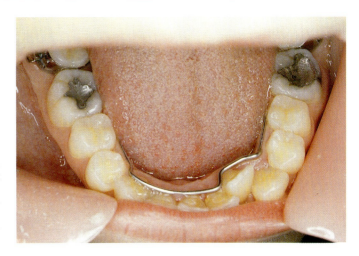

Abb. 12-4 Lingualbogen. Das Hauptmerkmal dieses Bogens ist seine passive Lage im Unterkiefer. Er umgeht die Falschstände im Zahnbogen und dient als Verankerungsquelle für die Klasse-II-Gummizüge.

Als Beispiel wird eine Malokklusion der Klasse II, Gruppe 2 angenommen, in welcher die Diagnose ergeben hat, daß eine Extraktion der vier ersten Prämolaren erforderlich ist. Durch Messen im Mund des Patienten wird eine Variable „Dc" von 8 mm und eine erforderliche Einstellung der unteren Inzisivi „$\overline{E1}$" von 1 mm ermittelt. Nach Einsetzen der Parameter in die Formel wird der erforderliche Distalbewegung der oberen Eckzähne errechnet (Abb. 12-2b).

$$C = Dc/2 + \overline{E1} = 8/2 + 1 = 5 \text{ mm}$$

Der Wert C = 5 mm wird in das Feld in der rechten oberen Ecke des Behandlungsblatts eingetragen (Abb. 6-8). Die Behandlung beginnt im Oberkiefer.

Maxilläre Phase

Zu Beginn der Behandlung werden die oberen ersten Molaren bebändert 6+6). Entsprechend dem Gesichtsprofil und der sagittalen Kieferlagebeziehung wird eine extraorale Verankerung angebracht, welche die Klasse-II-Korrektur unterstützt und in der anschließenden Extraktionsphase eine stabilisierende Funktion hat.

a) *Posteriore Nivellierung im Oberkiefer*. Die oberen zweiten Prämolaren (5+5) und Eckzähne (3+3) werden bebändert oder mit Brackets beklebt. Es wird ein Nivellierungsbogen für die Seitenzähne aus rundem Draht von .016" eingesetzt (Abb. 12-3a und b). Bei extremen Einzelzahnabweichungen wird zunächst ein verseilter Bogen mit geringer nivellierender Wirkung verwendet, der die Zahnbewegung langsam einleitet. Gleichzeitig werden die unteren ersten Molaren bebändert, und im lingualen Bereich werden Röhrchen zur Aufnah-

Behandlung von Fällen der Klasse II/2 mit Extraktion der vier ersten Prämolaren

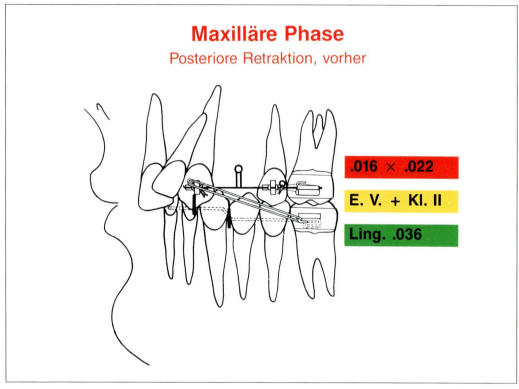

Abb. 12-5a In der Phase der posterioren Retraktion im Oberkiefer erfolgt die Distalisation der oberen Eckzähne, unterstützt durch Klasse-II-Gummizüge, die am Lingualbogen ansetzen.

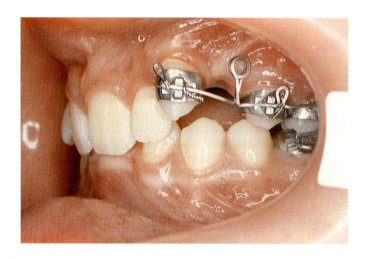

Abb. 12-5b Maxilläre Phase, posteriore Retraktion im Oberkiefer, vor Distalisation der oberen Eckzähne.

me eines Lingualbogens von .036" aufgelötet. Das wichtigste Konstruktionsmerkmal dieses Lingualbogens ist seine passive Lage im unteren Zahnbogen; falls die zweiten unteren Molaren bereits durchgebrochen sind, können sie anstelle der ersten Molaren bebändert werden (Abb. 12-4). Auf der vestibulären Seite der unteren Molaren befinden sich Häkchen für die spätere Anbringung von intermaxillären Gummizügen.

b) *Posteriore Retraktion im Oberkiefer.* Nachdem die Seitenzähne nivelliert wurden, geht man zur Phase der posterioren Retraktion über, in welcher die oberen Eckzähne distalisiert werden. Hierfür werden Teilbögen aus Draht der Stärke .016" × .022" eingesetzt (Abb. 12-5a und b). Der Omega-Loop für die Retraktion der oberen Seitenzähne befindet sich in Kontakt mit der distalen Seite des zweiten Prämolarenbrackets. Die vertikale Retraktionsschlaufe des Teilbogens soll in der Mitte der Extraktionslücke des ersten Prämolaren zu liegen kommen. An den Brackets der oberen Eckzähne wird eine Hakenligatur für Klasse-II-Gummizüge verwendet. Die Korrektur der Distalbißlage wird durch eine extraorale Verankerung und Klasse-II-Gummizüge unterstützt. Die Wahl, in welcher Form die Distalbißlage korrigiert werden soll, hängt von den individuellen Merkmalen eines jeden Falles ab, z.B. vom Interbasenwinkel, der Stellung der Unterkiefer-Frontzähne bezüglich der Kieferbasis, der Supraokklusion der Inzisivi und in erster Linie von der Kraft der perioralen Muskulatur im Bereich der Unterlippe und des Kinns.

In Fällen der Klasse II, Gruppe 2, findet man einen kleinen Interbasenwinkel, ein gerades Gesichtsprofil, eine anteriore Rotationstendenz des Unterkiefers sowie eine horizontale Okklusalebene. Die Unterkiefer-Frontzähne sind normalerweise invertiert. Die Muskulatur der Unterlippe ist stark und kann den Klasse-II-Gummizügen Widerstand bieten. Deshalb sollte die Distalbißlage mit Klasse-II-Gummizügen behandelt werden. Zu Beginn der Behandlung wird die extraorale Verankerung verwendet. Jedoch soll die Distalisation und die Derotation der oberen Molaren mit geringen Kräften erreicht werden.

Bei der Anpassung des Headgears werden dessen Innenarme um 15 Grad nach lingual gebogen. Diese Aktivierung bewirkt eine Rotation des oberen ersten Molaren um seine palatinale Wurzel und erhöht so seine Widerstands- und Verankerungskapazität gegenüber der mesialen Zugbewegung.

Nach Nivellierung der oberen Seitenzähne und Extraktion der oberen ersten Prämolaren hat die extraorale Verankerung die Aufgabe, einen Lückenschluß von distal zu verhindern. In der Phase der posterioren Retraktion wird die Distalisation der oberen Eckzähne mit Hilfe der Klasse-II-Gummizüge durchgeführt. Die Aktivierung des Kontraktionsloops wird durch das Zurückbinden der Omega-Loops der oberen Teilbögen erreicht. Sie soll in jeder Sitzung reaktiviert werden, und zwar so, daß die vertikalen Arme der Feder um 1,5 mm geschlossen werden.

Die Klasse-II-Gummizüge, deren Zugkraft 3 bis 4 Unzen (etwa 90 bis 120 g) beträgt, werden in die Häkchen der unteren Molarenbänder eingehängt. Die ersten Molaren sind untereinander durch den passiven mandibulären Lingualbogen verbunden, der entsprechend den morphologischen und funktionellen Merkmalen dieser Malokklusion als Verankerungsquelle für die Behandlung dient (Abb. 12-4).

Behandlung von Fällen der Klasse II/2 mit Extraktion der vier ersten Prämolaren

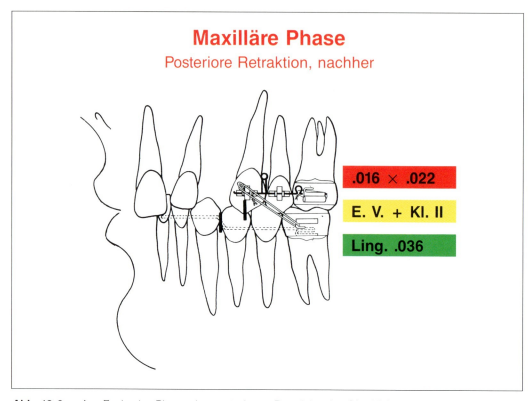

Abb. 12-6a Am Ende der Phase der posterioren Retraktion im Oberkiefer berühren die Eckzähne die zweiten Prämolaren. Zu diesem Zeitpunkt sollte möglichst der erforderliche Abstand „C" erreicht werden, damit die Behandlung fortgesetzt werden kann.

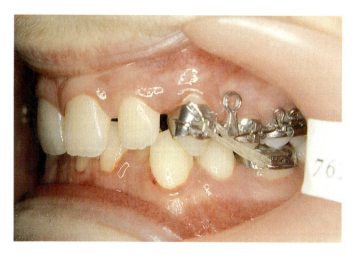

Abb. 12-6b Maxilläre Phase, posteriore Retraktion im Oberkiefer. Nachdem die oberen Eckzähne distalisiert wurden und die zweiten Prämolaren berühren, bilden sich Lücken in der Oberkieferfront. Der Patient sollte wissen, daß diese Lücken ein gutes Zeichen für die weitere Behandlungsentwicklung sind.

In morphologischer Hinsicht wirkt sich der kleine Interbasenwinkel bei einer Bißöffnung durch Extrusion der Seitenzähne mit Klasse-II-Gummizügen günstig aus. Durch diese Extrusion rotiert die Okklusalebene nach unten, und der kleine Interbasenwinkel bewegt sich in Richtung des physiologischen Mittelwertes. In funktioneller Hinsicht trägt die hypertone periorale Muskulatur, vor allem die Muskulatur mit transversaler Wirkungsrichtung im Kinnbereich, zur Stabilisierung des Kieferbogens bei. Die Muskelstrukturen hemmen eine Mesialverschiebung des Zahnbogens und bieten eine bessere Verankerung gegenüber der Wirkung der Klasse-II-Gummizüge auf den mandibulären Lingualbogen.

Während der posterioren Retraktion im Oberkiefer werden die oberen Eckzähne distalisiert. Dadurch entsteht ein Eckzahnabstand, der sich dem vorher bestimmten und im Behandlungsblatt eingetragenen Wert für die Variable „C" nähert (Abb. 12-5a und b). Sobald die oberen Eckzähne die zweiten Prämolaren berühren, ist diese Phase beendet (Abb. 12-6a und b). Hat die Variable „C" dennoch den für die Behandlung festgesetzten Wert nicht erreicht, sind weiterhin Klasse-II-Gummizüge zu tragen. Diese werden gegebenenfalls mit der extraoralen Verankerung kombiniert, bis der erforderliche Abstand erreicht und damit die Erfüllung des Behandlungsplans gewährleistet ist. Falls sich hierbei Probleme ergeben, wird die Formel der umgekehrten Verankerung herangezogen und festgestellt, daß $C < Dc/2 + E\overline{1}$ ist (Abb. 10-6). Die Nichtübereinstimmung der beiden Seiten der Formel zeigt, daß im Oberkiefer ein Verankerungsverlust eingetreten ist. Aus diesem Grund wird ein gerader Teilbogen mit einem Querschnitt von .016" × .022" eingesetzt, bis der für den Abstand „C" vorgesehene Wert wiederhergestellt ist (Abb. 10-7).

c) *Anteriore Nivellierung im Oberkiefer.* Zu Beginn dieser Phase berühren die Eckzähne die oberen zweiten Prämolaren. Zwischen den oberen Inzisivi haben sich Lücken gebildet. Um eine erneute Lückenöffnung zu verhindern, wird eine Achter-Ligatur unterhalb des Bogens angebracht, welche die Seitenzahngruppen vom oberen Eckzahn bis zum Molaren verblockt. Anschließend werden die vier oberen Inzisivi mit Brackets beklebt. Die Nivellierung erfolgt mit Hilfe eines runden Bogens mit einem Durchmesser von .016". Dieser Bogen hat Omega-Loops, die den mesialen Teil der oberen Molarenattachments berühren. Hierdurch soll die Länge des oberen Zahnbogens konstant gehalten werden. Bei sehr ausgeprägten Stellungsunregelmäßigkeiten wird vor dem runden Bogen ein Twistflex verwendet.

Die Frontzahnlücken werden mit einer elastischen Achterligatur oder mit einer viergliedrigen Elastic-Kette geschlossen, welche die Inzisivi verblocken (Abb. 12-7a und b). Nach frontalem Lückenschluß und Korrektur der Stellungsunregelmäßigkeiten in vertikaler und vestibulolingualer Richtung sowie der mesiodistalen Neigung und der Rotationen ist eine Nivellierung der Frontzähne erreicht.

Die oberen Inzisivi werden mit einer Achter-Ligatur zusammengefaßt, die unterhalb des Bogens verläuft und während der gesamten Behandlung in dieser Position verbleibt (Abb. 12-8a und b).

d) *Anteriore Retraktion im Oberkiefer.* Nach der Nivellierung der oberen Inzisivi beginnt die letzte Etappe der maxillären

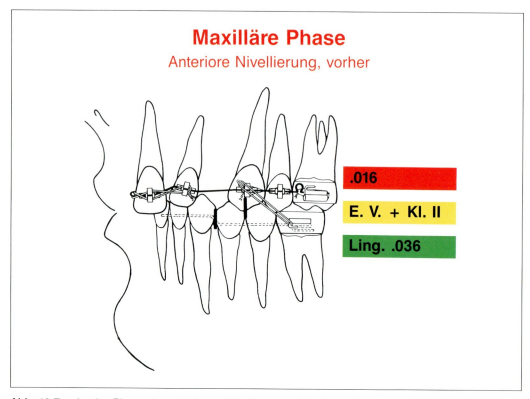

Abb. 12-7a In der Phase der anterioren Nivellierung wird ein runder Bogen von .016" eingesetzt. Die Lücken zwischen den Schneidezähnen werden mit einer aktiven Elastic-Ligatur geschlossen. An den Eckzähnen werden Hakenligaturen angebracht, in welche die Klasse-II-Gummizüge eingehängt werden können.

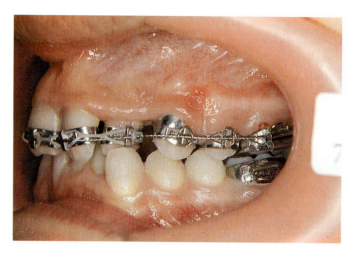

Abb. 12-7b Maxilläre Phase, anteriore Nivellierung im Oberkiefer, vor Lückenschluß in der Front und Korrektur der Einzelzahnabweichungen. Die frontalen Lücken werden mit einer Elastic-Kette geschlossen, und Achter-Ligaturen, die von den Eckzähnen bis zu den Molaren verlaufen, verblocken die Seitenzähne.

Phase: die Retraktion der oberen Inzisivi. Hierfür wird ein kontinuierlicher Bogen von .016" × .022" eingesetzt, der in der Lücke distal von den oberen seitlichen Inzisivi zwei L-Loops aufweist (Abb. 12-9a und b). Bis zu diesem Zeitpunkt bleiben die oberen Eckzähne in Kontakt mit den zweiten Prämolaren und werden mit einer Drahtligatur in dieser Position gehalten. Der Unterkieferzahnbogen wird durch einen passiven Lingualbogen verankert. Der vor der Behandlung festgelegte ideale Abstand „C" muß beibehalten werden.

Die wichtigste Bewegung ist die Intrusion der oberen Inzisivi, denn ein charakteristisches Merkmal der Klasse II/2 ist die Supraokklusion der Oberkiefer-Frontzähne. Diese muß vor der Retraktion korrigiert werden (Abb. 12-10a und b). Die Behandlung wird mit der größtmöglichen Retraktion der oberen Inzisivi fortgesetzt. Das Ausmaß der Retraktion hängt von der bereits durchgeführten vertikalen Korrektur ab. Die Klasse-II-Gummizüge werden in die Haken des oberen Bogens eingehängt, und – falls erforderlich – wird ihre Wirkung durch einen Headgear ergänzt.

Nachdem die maximale Retraktion erreicht ist, geht man zur zweiten Behandlungsphase, der *mandibulären Phase*, über. Der Retraktionsbogen für die oberen Frontzähne bleibt zunächst im Mund, damit er die bei dieser Malokklusion wichtigen Zahnbewegungen ausführen kann: Intrusion der oberen Inzisivi und lingualer Wurzeltorque zur Verringerung des Interinzisalwinkels.

Behandlung von Fällen der Klasse II/2 mit Extraktion der vier ersten Prämolaren

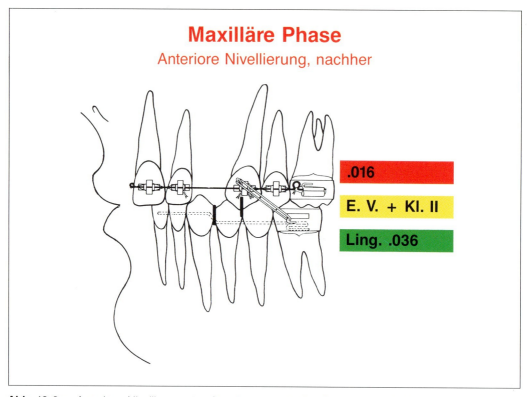

Abb. 12-8a Anteriore Nivellierung im Oberkiefer nach Nivellierung und Verblockung des oberen Schneidezahnsegmentes.

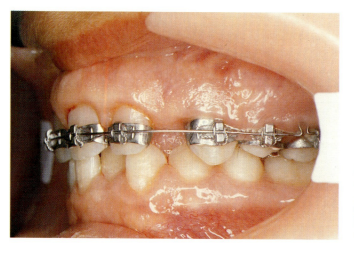

Abb. 12-8b Maxilläre Phase, Anteriore Nivellierung im Oberkiefer. Nach Nivellierung und frontalem Lückenschluß werden die Inzisivi mit einer Achter-Ligatur, die bis zum Ende der Behandlung unterhalb des Bogens verläuft, verblockt.

Mandibuläre Phase

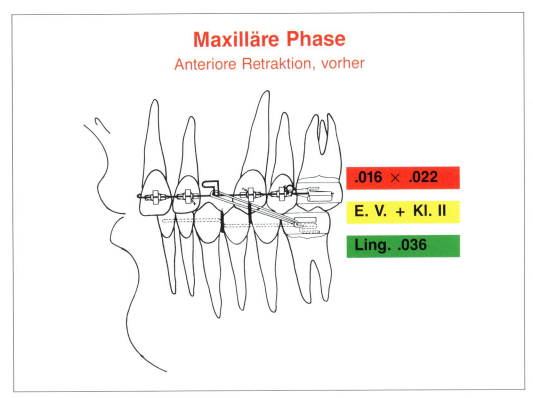

Abb. 12-9a Die anteriore Retraktion im Oberkiefer erfolgt mit Hilfe eines Kontraktionsbogens für die oberen Inzisivi. Der Bogen wird durch das Zurückbinden der Omega-Loops aktiviert. Dabei haben lingualer Wurzeltorque der oberen Inzisivi und Intrusion Priorität vor der Retraktion dieser Zähne.

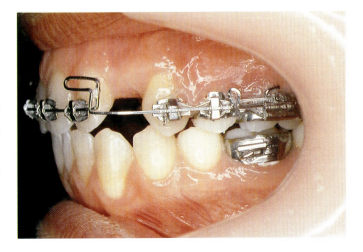

Abb. 12-9b Maxilläre Phase, anteriore Retraktion im Oberkiefer. Vor der Retraktion werden die vier Frontzähne mit einer Achter-Ligatur verblockt. In die L-förmigen Loops des Retraktionsbogens werden Klasse-II-Gummizüge eingehängt. Die Aktivierung durch das Zurückbinden muß vorsichtig erfolgen, wobei die Intrusions- und Torquebewegung vor der Retraktionsbewegung Priorität haben.

Behandlung von Fällen der Klasse II/2 mit Extraktion der vier ersten Prämolaren

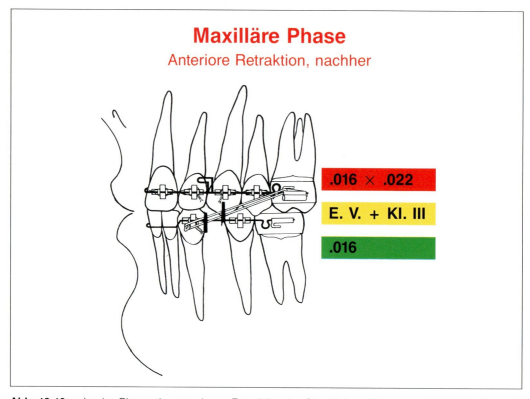

Abb. 12-10a In der Phase der anterioren Retraktion im Oberkiefer sollten zuerst die Intrusion und Torquekorrektur der oberen Inzisivi vorgenommen werden. Es erfolgt also zunächst die Korrektur der für die Klasse II/2 charakteristischen Merkmale, nämlich der Supraokklusion und des palatinalen Kippstandes der oberen Inzisivi. Die Tiefbißbehandlung macht eine Überlappung dieser Phase mit der Extraktion der unteren ersten Prämolaren, dem Beginn der mandibulären Phase und der posterioren Nivellierung im Unterkiefer erforderlich.

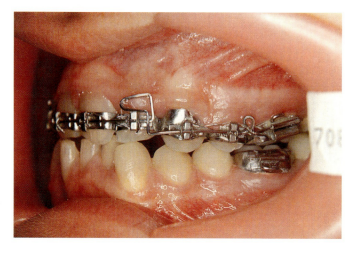

Abb. 12-10b Maxilläre Phase, anteriore Retraktion im Oberkiefer, nach Durchführung der beschriebenen Zahnbewegung. Die Deformationen des L-förmigen Loops ergibt sich aus der Aktivierung auf Intrusion im Oberkiefer-Frontzahnbereich. Im vorliegenden Fall gestattete die Korrektur der Supraokklusion eine vollständige Retraktion der oberen Frontzähne, ohne daß eine Überlappung mit der mandibulären Phase erforderlich war.

Mandibuläre Phase

Posteriore Nivellierung im Unterkiefer.
Der passive Lingualbogen, der sich seit Behandlungsbeginn im Mund des Patienten befindet, wird entfernt. Anschließend erfolgt die Extraktion der unteren beiden ersten Prämolaren (4-4), und die unteren Eckzähne und zweiten Prämolaren (5,3-3,5) werden bebändert oder mit Brackets beklebt. Danach wird mit einem runden Bogen von .016" mit der Nivellierung der unteren Seitenzähne begonnen. An den unteren Eckzähnen werden Häkchen für die Klasse-III-Gummizüge angebracht. Die Wirkung der intermaxillären Klasse-II-Gummizüge der maxillären Phase wird umgedreht, und zu Beginn der mandibulären Phase werden Klasse-III-Gummizüge eingesetzt (Abb. 12-11a und b).

Die Klasse-III-Gummizüge haben eine Zugkraft von 3 Unzen (etwa 90 g) und werden in die Häkchen am oberen Molarenattachment eingehängt. Sobald Klasse-III-Gummizüge eingesetzt werden, sollte ihre Nebenwirkung durch die extraorale Verankerung ausgeglichen werden. Falls der Headgear zwischenzeitlich abgesetzt wurde, wird er erneut verwendet. In diesem Behandlungsabschnitt dienen die intermaxillären Gummizüge zur Aufrichtung der unteren Eckzähne, ohne sie bereits zu distalisieren.

Sobald der mandibuläre Lingualbogen entfernt und die Extraktion der ersten Prämolaren durchgeführt wurde, verändern sich die Werte der Formel der umgekehrten Verankerung, weil der Engstand abnimmt und die sagittale Position des Punktes der unteren Inzisivi retrudiert wird. Nach Nivellierung der unteren Seitenzähne geht man zur nächsten Behandlungsphase über.

b) *Posteriore Retraktion im Unterkiefer.*
Es werden Teilbögen mit einem Querschnitt von .016" × .022" eingesetzt (Abb. 12-12a, b). In diese wurden Omega-Loops eingebogen, welche die Brackets der zweiten Prämolaren distal berühren und mit Ligaturen zum ersten Molaren zurückgebunden werden. Die Aktivierung der Retraktionsbögen im Unterkiefer erfolgt in erster Linie durch die Klasse-III-Gummizüge, die an den Eckzahnhäkchen eingehängt werden. Beim Aufrichten der Eckzähne nimmt der Engstand und damit der Wert „Dc" ab. Außer einer Verringerung des Engstands bewirkt die Distalbewegung der unteren Eckzähne eine Positionsveränderung des anterioren Punkts der unteren Inzisivi. Die untere Frontzahngruppe wird spontan aufgerichtet, was den vor der Behandlung in Millimetern festgelegten Wert *für die kephalometrische Einstellung*, "E1", verändert.

In diesem Behandlungsabschnitt kann ein aktuelles Fernröntgenseitenbild den neuen Wert des anterioren Punkts der unteren Inzisivi bzw. die kephalometrische Diskrepanz sichtbar machen. Mit einer Meßlehre wird der Abstand zwischen den Eckzähnen im Mund des Patienten gemessen. Bei Anwendung der Formel der umgekehrten Verankerung muß der Wert von „C" mit der Summe in der Formel übereinstimmen und sich proportional verringert haben. Die Retraktion kann als beendet betrachtet werden, wenn die Eckzähne die zweiten Prämolaren berühren (Abb. 12-13a und b).

c) *Anteriore Nivellierung im Unterkiefer.*
Die vier unteren Inzisivi (2,1-1,2) werden bebändert oder mit Brackets beklebt. Anschließend wird ein runder Bogen von .016" zur Nivellierung eingesetzt. Bei Engstand verwendet man einen

Behandlung von Fällen der Klasse II/2 mit Extraktion der vier ersten Prämolaren

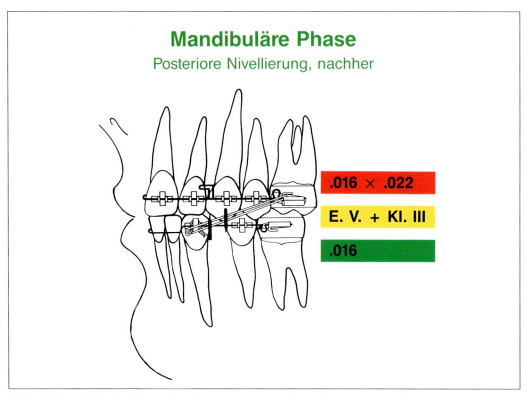

Abb. 12-11a Nach der Extraktion der unteren ersten Prämolaren werden die unteren Seitenzähne mit einem runden Bogen von .016" Durchmesser nivelliert.

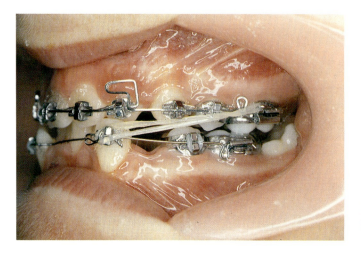

Abb. 12-11b Mandibuläre Phase, posteriore Nivellierung im Unterkiefer, nach Durchführung der Zahnbewegung.

Mandibuläre Phase

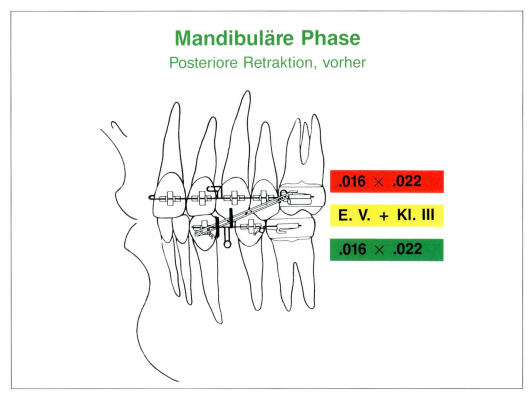

Abb. 12-12a Zur körperlichen Distalisation der unteren Eckzähne werden Teilbögen von .016" × .022" zusammen mit Klasse-III-Gummizügen verwendet. Die Klasse-III-Gummizüge werden tagsüber und nachts getragen. Zur Verstärkung der Verankerung wird der Headgear weiterhin getragen. Im oberen Zahnbogen verbleibt der Retraktionsbogen für die Frontzähne, der mit Hilfe der L-Loops die oberen Inzisivi intrudiert. Der in das Frontzahnsegment eingearbeitete Torque bleibt ebenfalls wirksam, um den Interinzisalwinkel zu verringern.

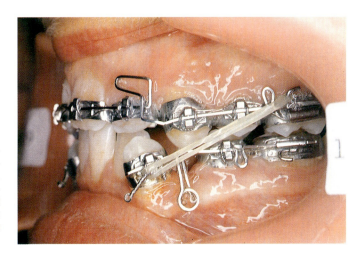

Abb. 12-12b Mandibuläre Phase, posteriore Retraktion im Unterkiefer, vor der Zahnbewegung. Bei Supraokklusion kann die Retraktion der oberen Inzisivi nicht vollständig ausgeführt werden und überschneidet sich mit den Extraktionen im Unterkiefer.

Behandlung von Fällen der Klasse II/2 mit Extraktion der vier ersten Prämolaren

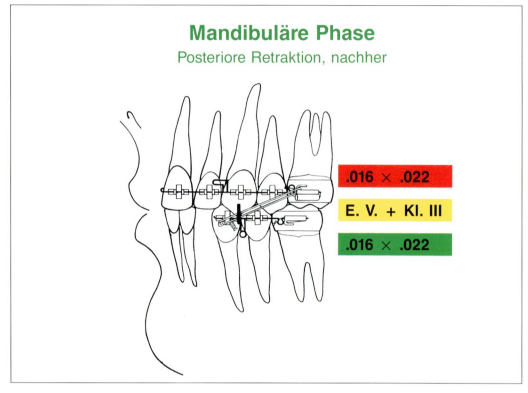

Abb. 12-13a Die unteren Eckzähne werden vollständig distalisiert, bis die Extraktionslücke geschlossen ist. Zu diesem Zeitpunkt beträgt der Wert von „C" 0 mm, und der Platz mesial von den Eckzähnen muß ausreichen, um den frontalen Engstand „Dc" aufzulösen und den anterioren Punkt des unteren Zahnbogens „E1" an die vorgesehene Stelle zu verschieben.

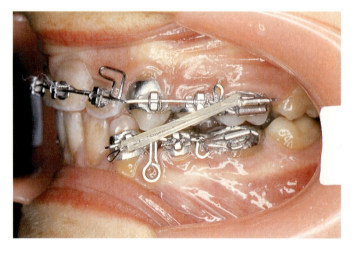

Abb. 12-13b Mandibuläre Phase, posteriore Retraktion im Unterkiefer (nachher). In dieser Phase berühren die Eckzähne die zweiten Prämolaren, und die unteren Inzisivi können bei Überkorrektur der Supraokklusion leicht vor den oberen Inzisivi vorstehen.

Mandibuläre Phase

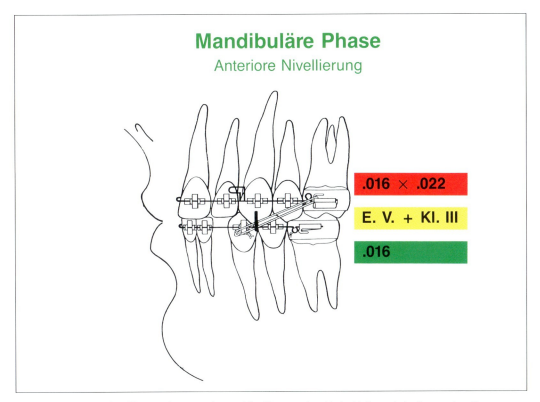

Abb. 12-14a In der Phase der anterioren Nivellierung im Unterkiefer wird ein runder Bogen von .016" eingesetzt, und die Zwischenräume werden aktiv mit einer kontinuierlichen Elastic-Ligatur oder einer viergliedrigen Elastic-Kette geschlossen.

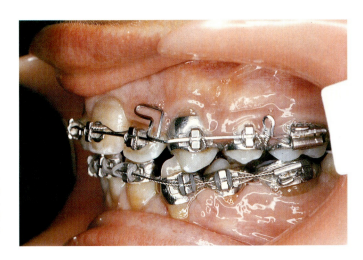

Abb. 12-14b Mandibuläre Phase, anteriore Nivellierung im Unterkiefer. Im allgemeinen entstehen in dieser Phase aufgrund der Supraokklusion nur selten Lücken.

Behandlung von Fällen der Klasse II/2 mit Extraktion der vier ersten Prämolaren

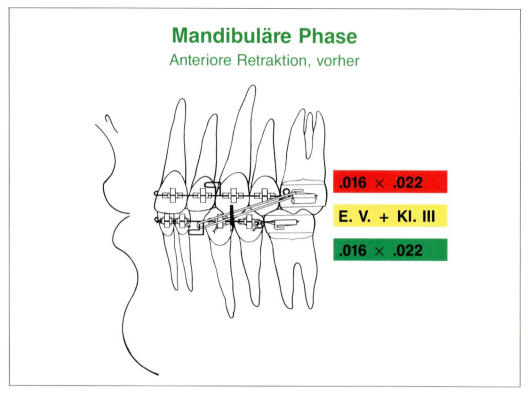

Abb. 12-15a Der Retraktionsbogen für die unteren Frontzähne wird vorsichtig durch die Ligaturen, die von den Omega-Loops zu den Molarenattachments verlaufen, aktiviert. Die Wirkung wird durch intermaxilläre Klasse-III-Gummizüge verstärkt.

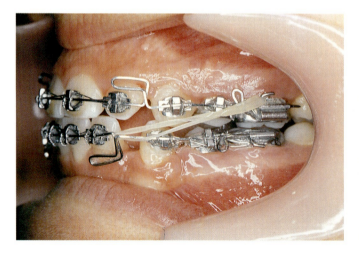

Abb. 12-15b Mandibuläre Phase, anteriore Retraktion im Unterkiefer (vorher). In dieser Phase wird im Oberkiefer weiterhin der Bogen mit den L-Loops verwendet. Dieser wurde während der gesamten Behandlung zur Torquekontrolle der oberen Inzisivi – das ist die strategisch wichtigste Bewegung bei Dysgnathien der Klasse II, Gruppe 2 – beibehalten.

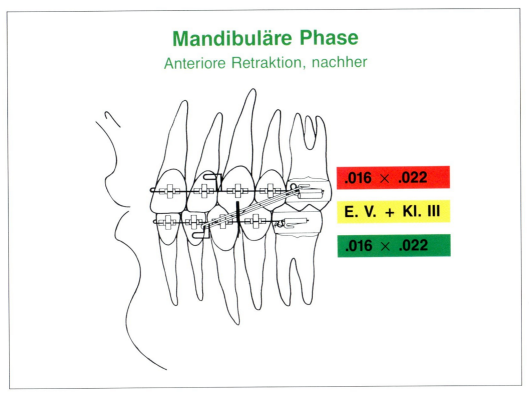

Abb. 12-15c Ansicht nach Beendigung der anterioren Retraktion im Unterkiefer. Mit Hilfe der Gleichung der umgekehrten Verankerung läßt sich überprüfen, ob der Fall planmäßig behandelt wurde. Wenn ja, beträgt der Abstand „C" 0 mm, die *Zahnbreitendiskrepanz* im Unterkiefer-Frontzahnsegment „Dc" beträgt 0 mm, und die *Einstellung der unteren Inzisivi* „E1" beträgt ebenfalls 0 mm. Beim Einsetzen dieser Werte in die Formel zeigen die übereinstimmenden Werte (Null) auf beiden Seiten der Gleichung, daß der Fall korrekt behandelt wurde.

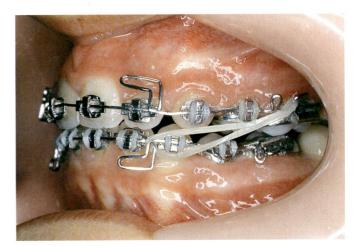

Abb. 12-15d Mandibuläre Phase, anteriore Retraktion im Unterkiefer (nachher). Die Retraktion der unteren Inzisivi überschneidet sich manchmal mit der letzten Phase der Retraktion der oberen Inzisivi, weil in Fällen der Klasse II/2 die Intrusion und Torquebewegung der oberen Inzisivi normalerweise die gesamte aktive Behandlungszeit beansprucht.

Twistflex. Das Seitenzahnsegment von den bereits distalisierten unteren Eckzähnen bis zu den ersten Molaren wird mit einer Achter-Ligatur verblockt, um so eine erneute Lückenbildung zu verhindern. Aufgrund des frontalen Tiefbisses der Klasse II/2 entstehen im allgemeinen keine übermäßigen Lücken zwischen den unteren Eckzähnen und den Inzisivi. Zum aktiven Lückenschluß wird eine elastische Ligatur verwendet. (Abb. 12-14a und b).

d) *Anteriore Retraktion im Unterkiefer*. Die letzte aktive Bewegung erfolgt bei der Technik der umgekehrten Verankerung im Bereich der unteren Inzisivi, auch wenn hier aus den bereits genannten Gründen keine starke Retraktion erforderlich ist. Die anteriore Retraktion im Unterkiefer wird mit einem Teilbogen von .016" × .022" erreicht, in den zwei „L"-förmige Loops eingebogen wurden (Abb. 12-15a bis d). Der horizontale und vertikale Schenkel der Loops im Retraktionsbogen ermöglicht gleichzeitig die erforderliche Intrusion und Retraktion. Aufgrund des frontalen Tiefbisses hat in dieser Phase die Intrusionsbewegung Vorrang vor der Retraktionsbewegung.

Vor dem Einsetzen des Bogens wird eine Achter-Ligatur angebracht, welche die vier unteren Inzisivi verblockt. Der Bogen wird mit den Ligaturen, welche die Molarenröhrchen mit den Omega-Loops verbinden, aktiviert. Die Retraktion wird durch die intermaxillären Klasse-III-Gummizüge verstärkt. Eine mögliche Verstärkung der Verankerung wird durch den Headgear ermöglicht. Nach dieser Phase werden zum Abschluß der Behandlung *Justierungsbögen* aus rundem Draht mit einem Durchmesser von .016" eingesetzt.

Kapitel 13

Behandlung von Fällen der Klasse II/2 ohne Extraktionen

Bevor die Behandlung von Malokklusionen der Klasse II/2, beschrieben wird, sollen kurz die Gründe wiederholt werden, die zu der Entscheidung führen, den Fall ohne Extraktionen zu behandeln (Abb. 13-1a).

Das wichtigste Entscheidungskriterium ist die Lage des Unterkiefers im Gesichtsschädel. Aus dem Unterkieferzahnbogen lassen sich die beiden Schlüsselvariablen ableiten: Der Engstand der Zähne „Dc" und die erforderliche kephalometrische Einstellung der unteren Inzisivi, „$E\overline{1}$". Um einen Fall ohne Extraktionen behandeln zu können, müssen folgende Faktoren gegeben sein:

1. Im unteren Zahnbogen ist kein Engstand vorhanden, d.h. Dc = 0 mm.

2. Es ist keine kephalometrische Einstellung des anterioren Punkts der unteren Inzisivi erforderlich bzw. „$E\overline{1}$" = 0 mm.

Bei Einsetzen der Parameterwerte in die Formel der umgekehrten Verankerung erhält man:

C = Dc/2 + $E\overline{1}$ = 0/2 + 0 = 0 mm

Auf die klinische Praxis übertragen, bedeutet dies, daß nach der Zahnbewegung der Abstand „C" zwischen oberen und unteren Eckzähnen 0 mm betragen muß. Mit anderen Worten: Ziel der Behandlung ist eine Klasse-I-Interkuspidation zwischen oberen und unteren Eckzähnen zu erreichen, so daß sich auch der restliche Zahnbogen in Neutralokklusion befindet.

Bei der Behandlung der Distalokklusion mit festsitzenden Apparaturen kann die Distalisation im Oberkiefer mit Hilfe von extraoralen Geräten oder intermaxillären Klasse-II-Gummizügen durchgeführt werden. Diese beiden Systeme können entweder einzeln oder parallel verwendet werden. Bei einer korrekten Zahnstellung im Unterkiefer stellt die Distalbewegung im Oberkieferzahnbogen die geeignetste Behandlung dar.

Bei der hier betrachteten Malokklusion der Klasse II/2 kann die distale Verzahnung der Molaren und Eckzähne am besten mit intermaxillären Klasse-II-Gummizügen korrigiert werden. Die starke periorale Muskulatur, die für derartige Fälle charakteristisch ist, unterstützt die Erhaltung des anterioren Punkts der unteren Inzisivi. So wird einer möglichen Labialkippung der unteren Inzisivi durch die Klasse-II-Gummizüge entgegengewirkt (Abb. 13-1b).

Die Zahnbewegung erfolgt schrittweise und in posterioanteriorer Reihenfolge,

Behandlung von Fällen der Klasse II/2 ohne Extraktionen

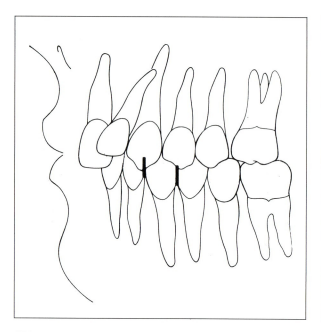

Abb. 13-1a Malokklusion der Klasse II/2, die ohne Extraktionen behandelt werden kann, weil im Unterkiefer kein Engstand vorliegt und der Unterkiefer eine korrekte Lage zum Gesichtsschädel besitzt.

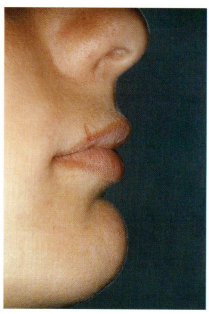

Abb. 13-1b Unteres Drittel des Gesichtsprofils, in welchem die für Malokklusionen der Klasse II/2 typische Hypertonie der supramentalen Muskulatur zu erkennen ist.

Klasse II/2 ohne Extraktion

Maxilläre Phase	Verankerungstyp	Mandibuläre Phase
Bebänderung 6|6	Extraorale Verankerung	
Bebänderung 3|3	Extraorale Verankerung	
Retraktionsbogen für die Seitenzähne (.016" × .022")	Extraorale Verankerung u./od. Kl.-II-Gummizüge	Bebänderung $\overline{6|6}$ – Lingualbogen (.036")
Retraktionsbogen für die Seitenzähne (.016" × .022")	Extraorale Verankerung u./od. Kl.-II-Gummizüge	Lingualbogen (.036")
Bebänderung 21|12 – Nivellierungsbogen für die Frontzähne (.016")	Extraorale Verankerung u./od. Kl.-II-Gummizüge	Lingualbogen (.036")
Retraktionsbogen für die Frontzähne (.016" × .022")	Extraorale Verankerung u./od. Kl.-II-Gummizüge	Lingualbogen (.036")
Justierungsbogen (.016")	Extraorale Verankerung u./od. Kl.-II-Gummizüge	Lingualbogen (.036")

Abb. 13-2 Schematische Darstellung und allgemeine Phasen der Behandlung einer Malokklusion der Klasse II/2, ohne Extraktionen.

d.h., es wird an den oberen Molaren begonnen.

Im folgenden werden die allgemeinen Phasen der Behandlung von Malokklusionen der Klasse II/2, ohne Extraktionen beschrieben. Die erste Zahnbewegung erfolgt im Oberkiefer (Abb. 13-2).

Maxilläre Phase

Zunächst werden die oberen ersten Molaren bebändert (6+6), so daß eine extraorale Apparatur angepaßt werden kann. Die Wirkung sollte eher in einer Derotation der oberen Molaren als in einer Distalisation bestehen, weil bei Klasse II,2-Fällen das Gesichtsprofil eher gerade ist.

a) *Posteriore Nivellierung im Oberkiefer*. Die oberen Eckzähne werden bebändert oder mit Brackets beklebt (3+3). Vor Einsetzen des Vierkantbogens werden die Eckzähne im Verhältnis zu den oberen Molaren nivelliert. Hierzu wird ein runder kontinuierlicher Bogen von .016" Durchmesser installiert, dessen Omega-Loops die oberen Molarenröhrchen berühren müssen. Im allgemeinen ist diese Nivellierungsphase aufgrund der charakteristischen Merkmale der Klasse II/2 nicht erforderlich, und man kann direkt zur nächsten Phase, der posterioren Retraktion im Oberkiefer, übergehen.

b) *Posteriore Retraktion im Oberkiefer*. Es wird ein gerader Teilbogen von .016" × .022" eingesetzt. Der Bogen hat einen Omega-Loop, der das Molarenröhrchen berührt. Der anteriore Abschnitt des Bogens beschreibt mesial des Eckzahnbrackets eine aufsteigende Kurve, deren gingivales Ende hakenförmig nach vorn gebogen ist, um die intermaxillären Klasse-II-Gummizüge aufzunehmen (Abb. 11-4). Dieser Bogen verblockt das Zahnbogensegment zwischen oberen Eckzähnen und Molaren.

Gleichzeitig werden die unteren ersten Molaren bebändert. In die lingualen Röhrchen der unteren Molarenbänder wird ein passiver *Lingualbogen* mit einem Durchmesser von .036" eingeführt, der an der lingualen Seite des unteren Zahnbogens entlangläuft. Er soll die Form dieses Zahnbogens erhalten und dient als Verankerung für die Klasse-II-Gummizüge (Abb. 11-7). Wenn der Unterkiefer-Zahnbogen einige Einzelzahnabweichungen aufweist oder die Speesche Kurve sehr stark erhöht ist, müssen zur Nivellierung des Unterkiefer-Zahnbogens alle Zähne mit Brackets beklebt werden.

Bei sehr leichtem Engstand der Frontzähne oder einer Lingualkippung der unteren Seitenzähne kann vor dem Einsetzen des idealen Lingualbogens ein semiaktiver Unterkiefer-Retainer (Abb. 17-2a bis c) verwendet werden. Dies wird in einem der folgenden Kapitel noch beschrieben. Mit den Gummizügen und der extraoralen Apparatur wird die Distalokklusion korrigiert und die posteriore Retraktion im Oberkiefer ausgeführt (Abb. 13-3a bis d). Hierbei muß die Protrusion der unteren Inzisivi ständig beobachtet werden. Falls erforderlich, kann die Entwicklung des anterioren Punkts des Unterkiefers im Laufe des Behandlungsprozesses durch eine Fernröntgenseitenaufnahme überprüft werden. Beim Vergleich dieser Aufnahme mit dem vor Behandlungsbeginn aufgenommenen Röntgenbild kann festgestellt werden, ob eine unerwünschte Labialkippung der unteren Inzisivi erfolgt ist.

Behandlung von Fällen der Klasse II/2 ohne Extraktionen

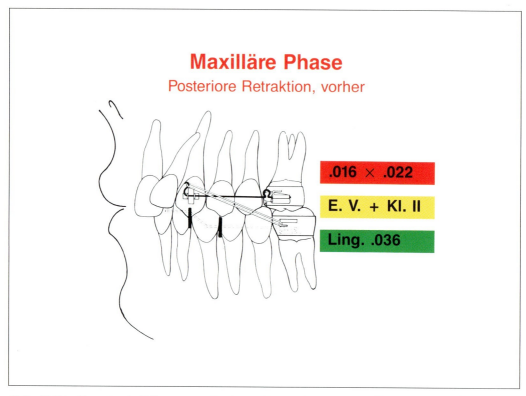

Abb. 13-3a Der gerade Teilbogen verblockt die Seitenzähne und distalisiert sie mit Hilfe der extraoralen Apparatur und der Klasse-II-Gummizüge. Der Lingualbogen verläuft passiv im Unterkieferzahnbogen. Die hypertone Muskulatur im Supramentalbereich, die für diese Dysgnathie charakteristisch ist, kann einer Labialkippung der Unterkiefer-Frontzähne durch Klasse-II-Gummizüge entgegenwirken.

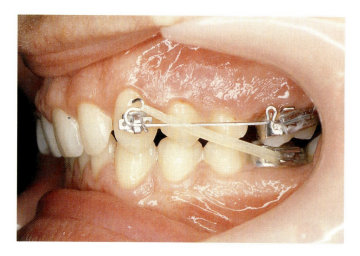

Abb. 13-3b Posteriore Retraktion im Oberkiefer vor Einleiten der Bewegung. Mit dem geraden Teilbogen werden die Eckzähne, Prämolaren und Molaren verbunden. Der Wert des Abstands „C" ist negativ, d.h. C<0 mm.

Maxilläre Phase

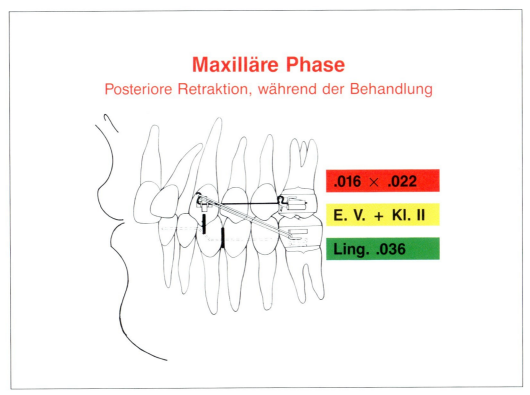

Abb. 13-3c Posteriore Retraktion im Oberkiefer während der Korrektur der Seitenzähne in der Sagittalebene. Es ist eine Veränderung der Verzahnung zu beobachten; die Eckzähne und Molaren stehen jetzt in einer Höcker-Höcker-Beziehung. Zu diesem Zeitpunkt ist der Abstand „C" negativ, das Behandlungsideal ist 0 mm.

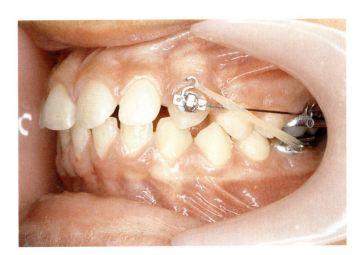

Abb. 13-3d Posteriore Retraktion im Oberkiefer während der Enbloc-Distalisation der oberen Seitenzähne.

Behandlung von Fällen der Klasse II/2 ohne Extraktionen

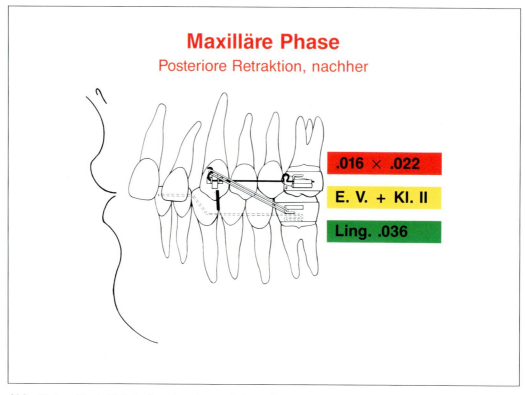

Abb. 13-4a Nach Distalisation der oberen Seitenzähne zeigt die Klasse-I-Verzahnung der Eckzähne, daß diese Behandlungsphase abgeschlossen ist. Zu diesem Zeitpunkt beträgt der Wert des Abstands „C" 0 mm, entspricht also dem zu Beginn der Behandlung festgelegten Idealwert.

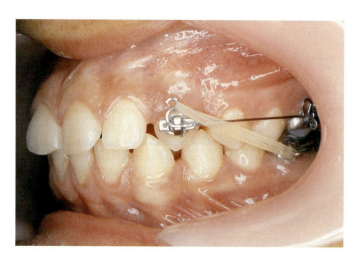

Abb. 13-4b Maxilläre Phase, posteriore Retraktion im Oberkiefer, nach Durchführung der Zahnbewegung. Eckzähne und Molaren wurden in eine Klasse-I-Relation gebracht. Distal von den oberen seitlichen Inzisivi ist eine Lücke entstanden, die eine problemlose Nivellierung dieser Zähne ermöglicht.

Die intermaxillären Gummizüge können wahlweise tagsüber oder nachts getragen werden. Letzteres ist günstiger, weil dann der Mund des Patienten geschlossen ist und die Gummizüge eine horizontale Zugrichtung haben.

Wenn die Retraktion der oberen Seitenzähne abgeschlossen ist und die Eckzähne sich in Klasse-I-Verzahnung befinden, der Abstand „C" also 0 mm beträgt, kann man zum nächsten Behandlungsschritt übergehen (Abb. 13-4a und b).

c) *Anteriore Nivellierung im Oberkiefer*. In der vorhergehenden Phase wurde eine Enbloc-Distalisation der oberen Seitenzähne erreicht. Die Eckzähne und Molaren befinden sich nun in Klasse-I-Verzahnung. Im Frontzahngebiet des Oberkiefers sind Lücken aufgetreten, was ein typisches und positives Merkmal der Behandlung ist.

Zu Beginn dieser Phase werden die oberen Inzisivi bebändert oder beklebt (2,1+1,2). Anschließend werden die Eckzähne, Prämolaren und Molaren mit einer Achter-Ligatur verblockt. Im Oberkiefer wird ein runder Nivellierungsbogen aus .016"-Draht eingesetzt. Bei stark ausgeprägten Einzelzahnabweichungen wird vor dem runden Bogen ein Twistflex verwendet. Die Omega-Loops des kontinuierlichen Rundbogens werden mit dem mesialen Teil der Molarenröhrchen in Berührung gebracht, um die Länge des oberen Zahnbogens zu erhalten und dem Bogen eine ausschließlich nivellierende Wirkung zu geben. Darüber hinaus sollen in dieser Phase die Lücken zwischen den oberen Inzisivi geschlosen werden. Dies erfolgt mit Hilfe einer kontinuierlichen Achter-Elastic-Ligatur oder mit einer viergliedrigen Elastic-Kette (Abb. 13-5a und b).

Nachdem die oberen Frontzähne nivelliert und die Lücken geschlossen sind, werden die Inzisivi mit einer Achter-Drahtligatur zusammengefaßt. Diese wird auf dieselbe Art und Weise angebracht wie die Alastic-Ligatur und verläuft unterhalb des Bogens. Sie verbleibt bis zum Ende der aktiven Behandlung in dieser Position (Abb. 13-6a und b).

d) *Anteriore Retraktion im Oberkiefer*. Die wichtigste Zahnbewegung in diesem Behandlungsschritt ist die Retraktion der vier oberen Inzisivi (Abb. 13-7a und b). Diese wird mit dem Frontzahn-Retraktionsbogen durchgeführt, der einen Querschnitt von .016" × .022" hat. Der Bogen besitzt zwei L-förmige Loops, die aus einem vertikalen und einem horizontalen Schenkel bestehen und sich in den Lücken zwischen oberen seitlichen Inzisivi und Eckzähnen befinden. Mit diesen aktiven Schlaufen wird eine kombinierte Zahnbewegung mit dreifacher Wirkung erreicht: Retraktion, Intrusion und lingualer Wurzeltorque der oberen Inzisivi.

Bei der Malokklusion der Klasse II/2 ist vor allem eine Intrusion der oberen Inzisivi erforderlich, weil das charakteristische Merkmal dieser Malokklusion ein frontal tiefer Biß ist (Abb. 13-7c bis e). Die zweitwichtigste Bewegung ist der linguale Wurzeltorque. Zur Stabilisierung der Korrektur dieser Dysgnathie ist eine Verringerung des Interinzisalwinkels von großer Bedeutung. An dritter Stelle steht die Retraktion der oberen Inzisivi. Diese Enbloc-Retraktion wird mit Hilfe der extraoralen Verankerung oder der intermaxillären Klasse-II-Gummizüge erreicht, die mit der vorsichtigen Aktivierung der Omega-Loops mittels distaler Ligaturen kombiniert werden. Bei der Entscheidung, welches System zur Anwendung kommt, werden der anteriore Punkt des

Behandlung von Fällen der Klasse II/2 ohne Extraktionen

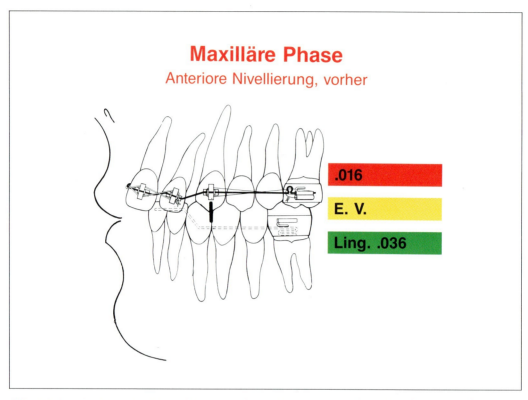

Abb. 13-5a Der Wert des Abstands „C" zeigt an, ob mit der anterioren Nivellierung im Oberkiefer begonnen werden kann. Dies ist der Fall, wenn der Wert dieser Variablen gleich 0 mm ist. Die Nivellierung wird mit einem runden Bogen von .016" und der Lückenschluß mit einer aktiven Achter-Elastic-Ligatur oder einer Elastic-Kette durchgeführt. Das Seitenzahnsegment wird mit einer Drahtligatur verblockt.

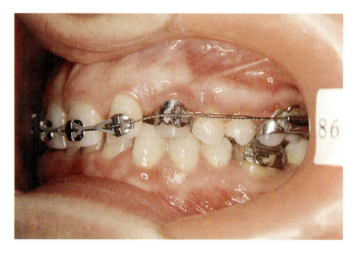

Abb. 13-5b Maxilläre Phase, anteriore Nivellierung im Oberkiefer, vor Nivellierung und Lückenschluß. Der Lückenschluß erfolgt mit einer Elastic-Kette, welche die Schneidezahngruppe als Block zusammenfaßt.

Maxilläre Phase

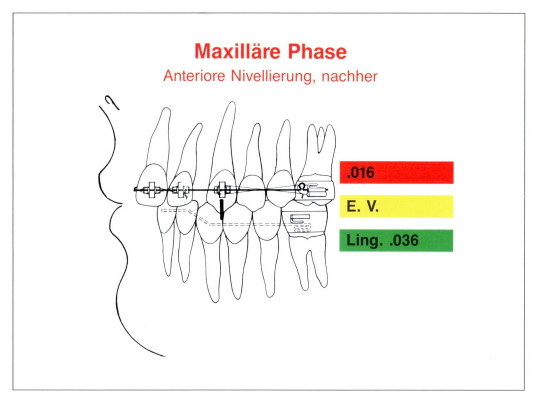

Abb. 13-6a In dieser Phase wird eine Drahtligatur angebracht, welche die bereits nivellierten oberen vier Inzisivi verblockt. Zwischen den seitlichen Inzisivi und den oberen Eckzähnen hat sich eine breite Lücke gebildet. Das Zahnbogensegment zwischen oberen Eckzähnen und ersten Molaren wird ebenfalls mit einer Drahtligatur verblockt.

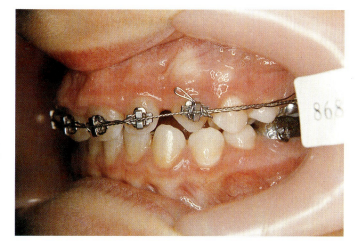

Abb. 13-6b Maxilläre Phase, anteriore Nivellierung im Oberkiefer, nach Konsolidierung von zwei Zahngruppen, dem anterioren und dem posterioren Block, die von einer breiten Lücke getrennt werden. Beide Gruppen werden bis zum Behandlungsende mit einer Achter-Drahtligatur zusammengehalten, die unter dem Bogen verläuft.

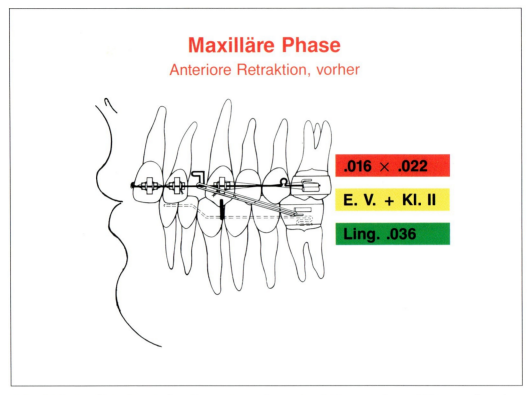

Abb. 13-7a Der Retraktionsbogen für die oberen Frontzähne hat eine dreifache Wirkung: 1. Intrusion, 2. lingualer Wurzeltorque und 3. Retraktion der Inzisivi. Die Aktivierung erfolgt an den Omega-Loops mesial der oberen Molaren.

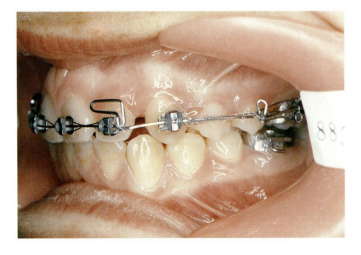

Abb. 13-7b Maxilläre Phase, anteriore Retraktion im Oberkiefer, vor Durchführung der Bewegung. Vor der Retraktion sollten die Intrusion und der linguale Wurzeltorque im Frontzahngebiet durchgeführt werden.

Maxilläre Phase

Abb. 13-7c Möglichkeit der Aktivierung zur Intrusion *in situ*, ohne daß der Bogen aus dem Mund des Patienten entfernt wird. Zunächst wird der Draht mit der Zange im runden Abschnitt der L-Schlaufe komprimiert.

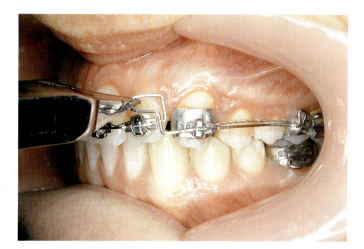

Abb. 13-7d Die zweite Aktivierung erfolgt durch Komprimieren des unteren Winkels der L-Schlaufe.

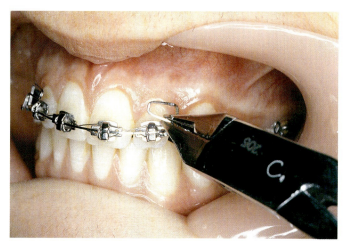

Abb. 13-7e Ansicht des Bogens nach Durchführung der Aktivierungsschritte. Hinweis: Es sollte überprüft werden, ob die Aktivierung korrekt durchgeführt wurde. Hierzu wird der Bogen aus dem Mund des Patienten entfernt. Diese Vorsichtsmaßnahme ist so lange erforderlich, bis eine ausreichende Routine mit dieser Technik entwickelt wurde.

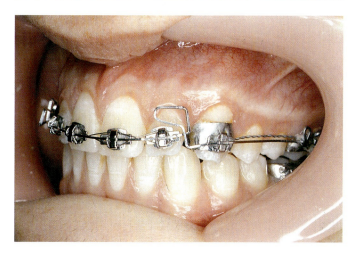

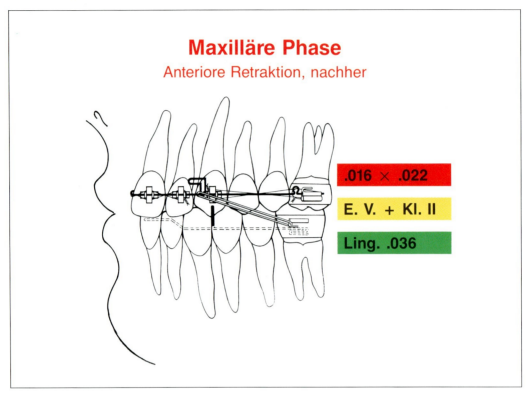

Abb. 13-8a Wenn am Ende der anterioren Retraktion im Oberkiefer die oberen Inzisivi die Eckzähne berühren, kann die aktive Behandlung als abgeschlossen betrachtet werden. Bei Einsetzen der erreichten Werte in die Formel der umgekehrten Verankerung erhält man: C = 0 mm, Dc = 0 mm und $\overline{E1}$ = 0 mm. Dies zeigt, daß der Fall entsprechend dem Behandlungsideal behandelt wurde.

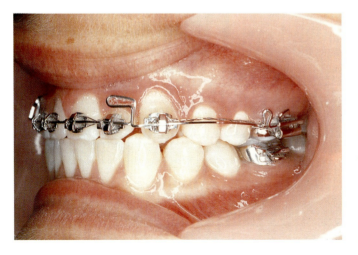

Abb. 13-8b Maxilläre Phase, anteriore Retraktion im Oberkiefer, nachher. Zu diesem Zeitpunkt müssen sich die Eckzähne in Klasse-I-Relation befinden, d.h. C = 0 mm. Im Unterkiefer-Frontzahnbereich darf kein Engstand vorliegen, d.h. Dc = 0 mm. Die kephalometrische Position des unteren Zahnbogens muß dem Behandlungsplan entsprechen, d.h. $\overline{E1}$ = 0 mm.

Maxilläre Phase

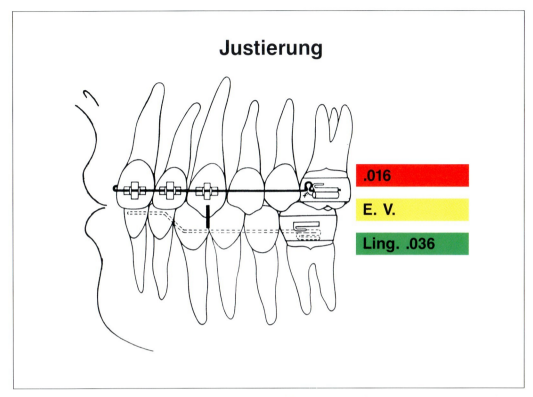

Abb. 13-9a In der Justierungsphase werden runde Bögen von .016" eingesetzt, in die Biegungen für minimale Justierungsbewegungen eingearbeitet wurden.

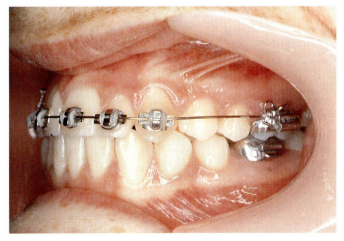

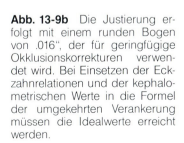

Abb. 13-9b Die Justierung erfolgt mit einem runden Bogen von .016", der für geringfügige Okklusionskorrekturen verwendet wird. Bei Einsetzen der Eckzahnrelationen und der kephalometrischen Werte in die Formel der umgekehrten Verankerung müssen die Idealwerte erreicht werden.

unteren Zahnbogens und die Stellung der unteren Inzisivi berücksichtigt. Durch eine übermäßige Zugwirkung der Klasse-II-Gummizüge könnte die Unterkieferfront stärker als nötig protrudiert werden.

Ein weiteres Kriterium für die Anwendung eines extraoralen Zuges stellt das Gesichtsprofil dar. Bei geradem Gesichtsprofil muß die extraorale Zugwirkung auf ein Minimum reduziert und ausschließlich zur kontrollierten Derotation der oberen Molaren eingesetzt werden.

Während der gesamten Behandlung muß der Abstand „C" von 0 Millimetern beibehalten werden. Es ist möglich, daß die oberen Eckzähne erneut nach mesial wandern und eine distale Verzahnung entsteht. Dies kann direkt im Zahnbogen kontrolliert werden, indem man den Abstand „C" mit einer Schieblehre mißt und prüft, ob dieser Wert negativ wird. In diesem Fall wird die Behandlung unterbrochen und die *Ergänzung der Verankerung* eingeleitet (Abb. 10-6 und 7). Um die korrekte Eckzahnrelation wiederherzustellen, wird der kontinuierliche Bogen aus dem Oberkiefer entfernt, und es werden gerade Teilbögen von .016" × .022" eingesetzt. Wenn die ideale Eckzahnrelation erreicht ist und der Abstand „C" 0 mm beträgt, wird der Retraktionsbogen für die Frontzähne wieder im Oberkiefer eingesetzt. Nach Retraktion der oberen Inzisivi und Restlückenschluß kann diese Behandlungsphase als beendet betrachtet werden (Abb. 13-8a und b). Zur Durchführung von abschließenden Feinkorrekturen werden Justierungsbögen eingesetzt (Abb. 13-9a und b).

Kapitel 14

Behandlung von Fällen der Klasse I mit bialveolärer Protrusion und Extraktion der vier ersten Prämolaren

Bei der Klasse I mit bialveolärer Protrusion und Extraktion der vier ersten Prämolaren sind ähnliche Behandlungsverfahren erforderlich wie bei der Klasse II/1 mit Extraktion. Um Wiederholungen zu vermeiden, sind in diesem Kapitel nur diejenigen Behandlungsabschnitte abgebildet und beschrieben, in welchen sich die beiden Malokklusionstypen unterscheiden.

Bei der Klasse I mit Malokklusion ist die sagittale Kieferlagebeziehung normal; sie kann aber in vertikaler Richtung Veränderungen aufweisen. Am häufigsten werden dentale oder dentoalveoläre Anomalien und Mißverhältnisse zwischen Zahn- und Kiefergröße bzw. eine Kombination dieser Befunde festgestellt (Abb. 14-1).

Wie bereits aus der Bezeichnung der Malokklusion der Klasse I mit bialveolärer Protrusion hervorgeht, handelt es sich hierbei um eine dentoalveoläre Protrusion in beiden Zahnbögen, wodurch

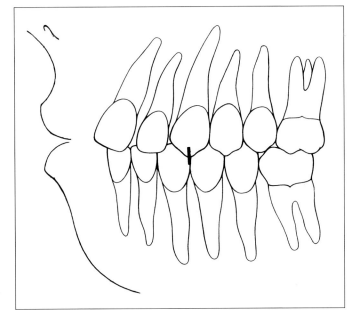

Abb. 14-1 Schematische Darstellung einer bialveolären Protrusion mit Extraktionsindikation für die vier ersten Prämolaren. Die Extraktionsentscheidung wird dadurch beeinflußt, daß die übermäßige dentoalveoläre Protrusion korrigiert werden muß, um den Lippenschluß und das Gesichtsprofil zu verbessern. Durch die Einstellung der Inzisivi, vor allem im Unterkiefer, wird die Submentalfalte verstärkt, die in derartigen Fällen normalerweise verstrichen ist.

Behandlung von Fällen der Klasse I mit bialveolärer Protrusion

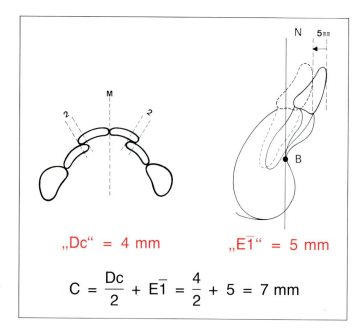

Abb. 14-2 Fall einer bialveolären Protrusion mit Extraktion der vier ersten Prämolaren. Die Berechnung des Abstands „C" für die Distalisation der oberen Eckzähne ergibt einen Wert von 7 mm. Dieser Wert wird vor Behandlungsbeginn im rechten oberen Feld des Behandlungsblatts eingetragen und während der klinischen Durchführung als Indikator für einen korrekten Behandlungsverlauf angesehen.

ein konvexes Gesichtsprofil mit vorgewölbten Lippen entsteht. Die periorale Muskulatur ist hypoton. Bei der bialveolären Protrusion ist normalerweise die Zunge des Patienten groß und sehr aktiv, wodurch die Retraktion der Inzisivi erschwert wird.

Es ist ratsam, vor Behandlungsbeginn mit dem Patienten Übungen zur Korrektur der Zungenlage durchzuführen. Eine kieferorthopädische Behandlung derartiger Fälle, in der die Retraktion der Inzisivi gegen eine aktive Zunge ausgeführt wird, verursacht eine unkontrollierte Zahnbewegung und führt zur Wurzelresorption.

Bei der bialveolären Protrusion stehen die Zahnbögen in Klasse-I-Relation, und die wichtigste Zahnbewegung besteht in der Retraktion der Frontzähne. Vor Behandlungsbeginn wird der ursprüngliche Wert der Variablen „C" berechnet. Als Beispiel wird eine bialveoläre Protrusion der Klasse I angenommen, bei welcher mit einer beliebigen Diagnosemethode eine Extraktionsindikation festgestellt wird. Die Zahnbreitendiskrepanz beträgt 4 mm, Dc = 4 mm, und die kephalometrische Einstellung der unteren Inzisivi beträgt 5 mm, d.h. $\overline{E1}$ = 5 mm. Nach Einsetzen der Werte in die Formel erhält man:

$$C = Dc/2 + \overline{E1} = 4/2 + 5 = 7 \text{ mm}$$

Aus der Berechnung geht hervor, daß zunächst die oberen Eckzähne im Verhältnis zu den unteren Eckzähnen um 7 mm distalisiert werden müssen (Abb. 14-2).

Der Behandlungsplan für die bialveoläre Protrusion mit Extraktionen ist generell ähnlich wie bei der Malokklusion der Klasse II/1 mit Extraktionen (Abb. 14-3). Die Unterschiede beziehen sich auf folgende Punkte:

1. Die Molarenrelation entspricht bei der bialveolären Protrusion einer

Klasse I, Bialveoläre Protrusion mit Extraktionen

Maxilläre Phase	Verankerungstyp	Mandibuläre Phase
Bebänderung 6̲|6̲	Extraorale Verankerung	
Extraktion 4̲|4̲	Extraorale Verankerung	
Bebänderung 5̲3̲|3̲5̲ – Nivellierungsbogen für die Seitenzähne (.016")	Extraorale Verankerung	
Retraktionsbogen für die Seitenzähne (.016" × .022")	Extraorale Verankerung	
Bebänderung 2̲1̲|1̲2̲ – Nivellierungsbogen für die Frontzähne (.016")	Extraorale Verankerung	Bebänderung 6̅|6̅
Retraktionsbogen für die Frontzähne (.016" × .022")	Extraorale Verankerung	Extraktion 4̅|4̅
Retraktionsbogen für die Frontzähne (.016" × .022")	Extraorale Verankerung Klasse-III-Gummizüge	Bebänderung 5̅3̅|3̅5̅ – Nivellierungsbogen für die Seitenzähne (.016")
Stabilisierungsbogen (.017" × .025")	Extraorale Verankerung Klasse-III-Gummizüge	Retraktionsbogen für die Seitenzähne (.016" × .022")
Stabilisierungsbogen (.017" × .025")	Extraorale Verankerung Klasse-III-Gummizüge	Bebänderung 2̅1̅|1̅2̅ – Nivellierungsbogen für die Frontzähne (.016")
Stabilisierungsbogen (.017" × .025")	Extraorale Verankerung Klasse-III-Gummizüge	Retraktionsbogen für die Frontzähne (.016" × .022")
Justierungsbogen (.016")	Extraorale Verankerung Klasse-III-Gummizüge	Justierungsbogen (.016")

Abb. 14-3 Behandlungsschema der Klasse I, bialveoläre Protrusion mit Extraktionen. Die allgemeinen Schritte werden chronologisch beschrieben. Die Überlappung der maxillären mit der mandibulären Phase hängt von den individuellen Verankerungserfordernissen ab und ergibt sich aus der Formel der umgekehrten Verankerung.

Angle-Klasse I, was die Distalisation der oberen Eckzähne erleichtert.

2. Bei der bialveolären Protrusion sind die Werte für den Abstand „C" größer als bei der Klasse II, weil die Protrusion stärker ist als der Engstand.

Die Behandlung beginnt im Oberkiefer.

Maxilläre Phase

Die oberen ersten Molaren werden bebändert (6+6), und an diesen Bändern wird ein Headgear mit zervikalem Zug angebracht. Nach einigen Wochen wird geprüft, ob der Patient sich an das Gerät gewöhnt hat und gut mitarbeitet. Dann werden die ersten Prämolaren (4+4)

Behandlung von Fällen der Klasse I mit bialveolärer Protrusion

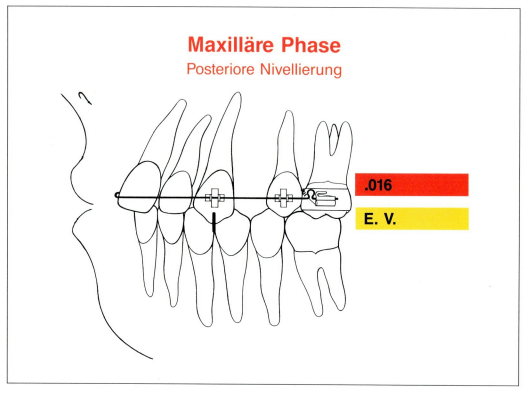

Abb. 14-4a Nach Extraktion der oberen ersten Prämolaren werden die zweiten Prämolaren und die Eckzähne bebändert. An den Seitenzähnen wird ein runder Nivellierungsbogen mit .016" Durchmesser eingesetzt. Bei unregelmäßiger Zahnstellung wird statt dessen ein verseilter Draht von .016" verwendet, der eine sanftere Wirkung hat.

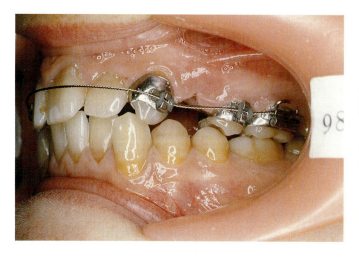

Abb. 14-4b Maxilläre Phase, posteriore Nivellierung. Zur Ausrichtung der Brackets vor allem bei rotierten Zähnen wird ein runder Bogen mit .016" Durchmesser eingesetzt. Die Omega-Loops des Bogens berühren die Molarenröhrchen, um die Zahnbogenlänge zu erhalten. Bei großen Stellungsunregelmäßigkeiten kann die Bewegung mit einem verseilten Draht mit .016" Durchmesser eingeleitet werden.

extrahiert. Durch die Verwendung des Headgears wird in diesem Fall sichergestellt, daß im Molarenbereich genügend Verankerung zum kontrollierten Lückenschluß von mesial vorhanden ist. Nach der Extraktion der oberen Prämolaren geht man zu den einzelnen Behandlungsschritten der maxillären Phase über.

a) *Posteriore Nivellierung* im *Oberkiefer*. Die zweiten Prämolaren (5+5) und die Eckzähne (3+3) werden bebändert oder mit Brackets beklebt. Zur Nivellierung im Seitenzahnbereich wird ein Nivellierungsbogen von .016" Durchmesser eingesetzt. Bei großen Einzelzahnabweichungen wird vor diesem Bogen ein Twistflex mit einem Durchmesser von .016" verwendet, um die Zahnbewegung mit möglichst geringen Kräften einzuleiten (Abb. 14-4a und b).

b) *Posteriore Retraktion im Oberkiefer*. Nach der Nivellierung der Seitenzähne werden Teilbögen aus Vierkant-Draht von .016" × .022" eingesetzt, um die oberen Eckzähne zu distalisieren. Damit wird die Anzahl der Zähne im Seitenzahnsegment erhöht und die Verankerungskapazität verstärkt (Abb. 14-5a und b). Die Distalisation der oberen Eckzähne wird in dieser Behandlungsphase durch die Verwendung des zervikalen Headgears unterstützt (Abb. 14-6a und b). Bei Malokklusionen mit bialveolärer Protrusion, in denen ein großer Interbasenwinkel vorliegt, sollte dieser zervikale Zugvektor nicht verwendet werden. Bei großem Interbasenwinkel ist die Kaumuskulatur hypoton und relativ inaktiv. In solchen Fällen wird die vertikale Dimension durch den kieferorthopädischen Eingriff vergrößert.
Bei geringem Überbiß kann die extraorale Verankerung mit zervikalem Zug zu einem offenen Biß führen. In diesem Fall wird der zervikale Headgear zusammen mit funktionellen Kauübungen für die Molaren verwendet. Der Patient führt die Kauübung mit zuckerfreiem Kaugummi durch. Nachdem der Patient sich an das Kauen auf den Molaren gewöhnt hat, soll er die erlernte Übung auf den habituellen Kauvorgang übertragen. Die Rehabilitation des „Molarenkauens" durch Übungen mit zuckerfreiem Kaugummi beinhalten für den Patienten und den Behandlungsverlauf einen dreifachen Nutzen:

1. Die Funktion der Molaren beim Kauen der Nahrung wird wieder erlernt, weil der Patient die Übung mit dem Kaugummi auf die tägliche Nahrungsaufnahme überträgt.

2. Die Schließmuskulatur des Mundes, vor allem die bisher verringerte Funktion der großen Kaumuskeln, wird gestärkt.

3. Durch die ausgleichende Wirkung des Kauens mit den Molaren wird die vertikale Dimension erhalten, weil der Druck der Zunge gegen die Zähne – die alternative Form des Kauens ohne Einsatz der Molaren – vermieden wird.

Die oberen Eckzähne müssen um einen Abstand distalisiert werden, der dem vorgesehenen Wert der Variablen „C" entspricht. Dieser wurde vor Behandlungsbeginn mit Hilfe der Formel der umgekehrten Verankerung berechnet (Abb. 14-6a und b). Für das oben angenommene Beispiel beträgt der Wert von „C" 7 mm. Nachdem dieser Wert erreicht ist, kann die Behandlung fortgesetzt werden, und die Voraussetzungen für ein ideales Behandlungsergeb-

Behandlung von Fällen der Klasse I mit bialveolärer Protrusion

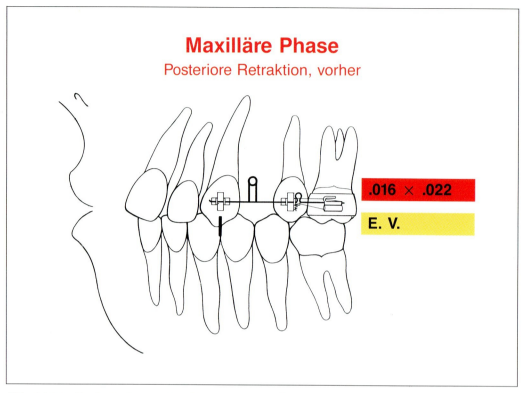

Abb. 14-5a Nach Nivellierung im Seitenzahngebiet kann ein rechtwinkeliger Teilbogen der Stärke .016" × .022" eingesetzt werden. Der Omega-Loop wird mit der distalen Seite des zweiten Prämolarenbrackets in Berührung gebracht, um die maximale Aktivierungsstrecke zu erhalten und die Anzahl der Bogenwechsel zu verringern.

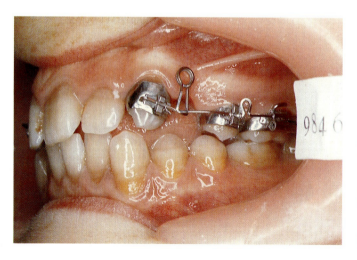

Abb. 14-5b Maxilläre Phase, posteriore Retraktion (vorher). Der Teilbogen beendet die Distalisation der oberen Eckzähne. Die Aktivierungskraft sollte zunächst gering sein und progressiv ansteigen, um einen Verankerungsverlust an den oberen Molaren zu vermeiden. Diese werden mit Hilfe der extraoralen Verankerung an ihrem Platz gehalten.

Maxilläre Phase

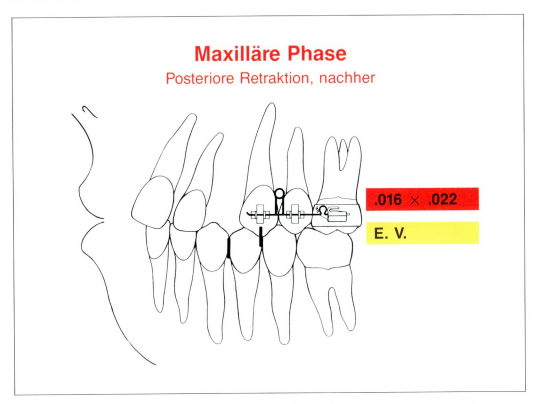

Abb. 14-6a Ansicht des Falls nach Beendigung der Retraktion der oberen Eckzähne, die nun die zweiten Prämolaren berühren. Der Abstand zwischen dem oberen und unteren Eckzahn muß mit dem vor Behandlungsbeginn festgelegten Abstand „C" übereinstimmen. Wenn dieser Abstand nicht erreicht wurde, wird die normale Behandlung unterbrochen und die als *Ergänzung der Verankerung* bezeichnete Zusatzbehandlung eingeleitet.

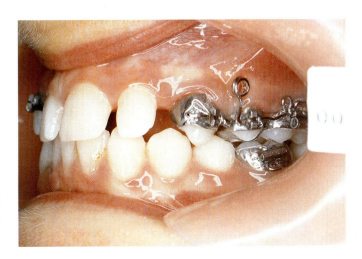

Abb. 14-6b Maxilläre Phase, posteriore Retraktion (nachher). Die oberen Eckzähne müssen um einen Abstand distalisiert worden sein, der dem im Behandlungsblatt als Variable „C" angegebenen Wert entspricht.

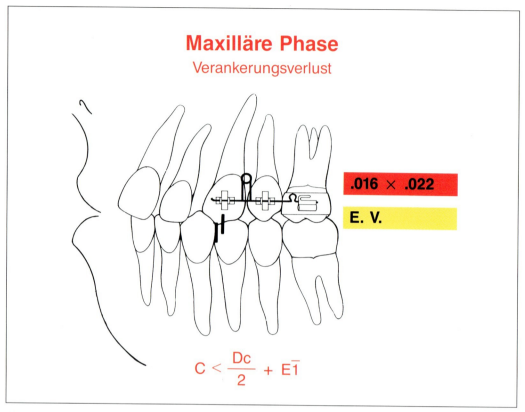

Abb. 14-7a Wenn nach der posterioren Retraktion im Oberkiefer ein Verankerungsverlust eintritt, zeigt dies, daß die oberen Eckzähne nicht weit genug distalisiert wurden. Der Abstand „C" reicht nicht aus, und der durch die Extraktion geschaffene Platz ist bereits verbraucht.

nis sind gegeben. Wird in dieser Phase der erforderliche Eckzahnabstand nicht erreicht, muß die Behandlung unterbrochen und der Wert „C" mit Hilfe der Ergänzung der Verankerung wiederhergestellt werden (Abb. 14-7 a und b). Die entsprechenden Schritte sind dieselben wie bei der Behandlung von Fällen der Klasse II/1.

Nach dieser Phase werden bei der Behandlung der Malokklusion der Klasse I mit bialveolärer Protrusion und Extraktion von vier Prämolaren dieselben Phasen durchlaufen wie bei Malokklusionen der Klasse II/1 mit Extraktionen. Es ist von grundlegender Bedeutung, daß die beiden Seiten der Formel der umgekehrten Verankerung weiterhin übereinstimmen. Als Zeichen für einen positiven Behandlungsverlauf geht der Wert dieser Gleichung immer weiter gegen Null.

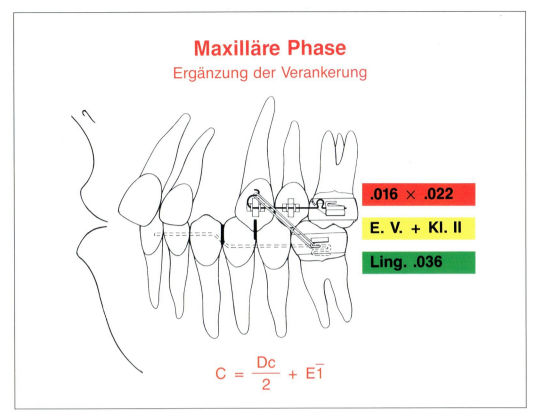

Abb. 14-7b Wiederherstellung des Abstands „C", damit die Gleichung der umgekehrten Verankerung erfüllt ist. Es wird ein gerader Teilbogen der Stärke .016" × .022" verwendet, dessen Omega-Loops die Molarenröhrchen berühren und der die drei Zähne verblockt.

Kapitel 15

Behandlung von Fällen der Klasse III mit Extraktion der vier ersten Prämolaren

Bei der Behandlung der Dysgnathie der Klasse III mit Extraktionen werden dieselben grundlegenden Phasen durchlaufen, die bereits in der allgemeinen Beschreibung der Technik der umgekehrten Verankerung vorgestellt wurden. Die charakteristischen Merkmale einer Malokklusion der Klasse III gestatten keine Verwendung von extraoralen Zugapparaturen als Verankerungsquelle, da das Gesichtsprofil bereits konkav ist.

Charakteristisch für das neuro-muskuläre Muster bei der Malokklusion der Klasse III ist die Hypertonie im oberen Anteil des Musculus orbicularis oris. Die Oberlippe ist normalerweise kurz und schmal und paßt sich der Form der oberen Inzisivi an. Beim Lächeln werden die stark nach vestibulär gekippten Schneidezähne sichtbar. Manchmal ist die Oberlippe auch im Mundvorhof über einem unterentwickelten Alveolarfortsatz nach innen gefaltet. Die neuro-muskulären Eigenschaften ermöglichen eine Nutzung der Muskulatur als Verankerungsquelle.

Maxillärer Labialbogen

Bei der Behandlung der Klasse-III-Dysgnathie mit der Technik der umgekehrten Verankerung wird als Verankerungshilfsmittel der *maxilläre Labialbogen* verwendet. Dieser Bogen besteht aus rundem Draht mit einem Durchmesser von .045". Er verläuft im Mundvorhof mit einem Abstand von 1 oder 2 mm vom Zahnfleisch. Die Bogenenden werden in die bukkalen Röhrchen der oberen ersten Molaren eingesetzt.

In vestibulolingualer Richtung kommt der Bogen nicht mit der Schleimhaut in Berührung, sondern hält immer einen Abstand von 1 bis 2 mm. Wenn das Lippenbändchen hoch inseriert, wird an der Mittellinie eine V-förmige Biegung eingearbeitet, um Friktionen und Entzündungen zu vermeiden (Abb. 15-1a). Mesial von den Molarenröhrchen befindet sich eine Einbiegung um 45 Grad nach koronal, bevor der Bogen in das Röhrchen hineingleitet. Dieses dient zur Verankerung im Seitenzahngebiet (Abb. 15-1b). Die funktionelle Wirkung des maxillären Labialbogens resultiert aus der Tonuserhöhung der Lippenmuskulatur als Folge der Dehnung. Dabei werden Muskelkräfte erzeugt, die über den Labialbogen auf die Molaren über-

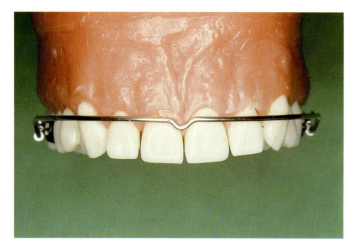

Abb. 15-1a Der maxilläre Labialbogen besteht aus einem runden Draht mit einem Durchmesser von .045". Dieser Bogen verläuft im Mundvorhof des Oberkiefers und ist in den Molarenröhrchen verankert. Bei hoch ansetzendem Lippenbändchen kann eine V-förmige Biegung eingearbeitet werden, um Entzündungen zu vermeiden.

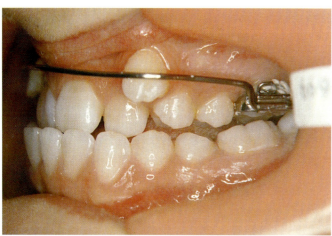

Abb. 15-1b Seitenansicht des maxillären Labialbogens. Mesial der Molarenröhrchen befindet sich eine Einbiegung um 45 Grad nach koronal, um die Verbindung zum Attachment herzustellen und so die Zahnbogenlänge zu erhalten. Gleichzeitig wird im Oberkieferzahnbogen der Druck der perioralen Muskulatur auf die Frontzähne ausgeschaltet.

tragen werden. Er hat eine dreifache Wirkung:

a) Er distalisiert die ersten Molaren bzw. hält sie an ihrem Platz.

b) Durch die Biegung der distalen Bogenabschnitte nach palatinal unterstützt er die Derotation der Molaren und schafft in diesem Bereich Platz. Hierdurch wird die Längendiskrepanz des oberen Zahnbogens verringert. Darüber hinaus ist aufgrund der Rotation um die palatinale Wurzel eine sekundäre Distalisationswirkung gegeben. Auch die transversale Expansion dieser Zähne kann kontrolliert werden.

c) Bei kontinuierlicher Anwendung der Apparatur wird die periorale Muskulatur von Zahnbogen und Alveolar-

Maxillärer Labialbogen

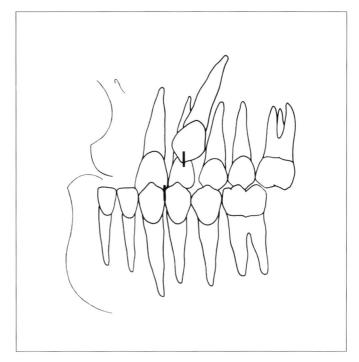

Abb. 15-2 Schematische Darstellung der Klasse-III-Malokklusion, die mit Extraktion der vier ersten Prämolaren im Rahmen der Technik der umgekehrten Verankerung behandelt wird.

fortsatz getrennt. Hierdurch wird der vestibuläre Druck verringert und damit eine ähnliche Wirkung erzeugt wie bei der Verwendung von funktionskieferorthopädischen Geräten (wie z.B. Fränkel).

Klasse III mit Extraktionen

Maxilläre Phase	Verankerungstyp	Mandibuläre Phase
Bebänderung 6|6	Maxillärer Labialbogen	
Extraktion 4|4	Maxillärer Labialbogen	
Bebänderung 53|35 – Nivellierungsbogen für die Seitenzähne (.016")	Maxillärer Labialbogen	
Retraktionsbogen für die Seitenzähne (.016" × .022")	Maxillärer Labialbogen	
Bebänderung 21|12 – Nivellierungsbogen für die Frontzähne (.016")	Maxillärer Labialbogen	Bebänderung $\overline{6|6}$
Retraktionsbogen für die Frontzähne (.016" × .022")	Maxillärer Labialbogen	Extraktion $\overline{4|4}$
Retraktionsbogen für die Frontzähne (.016" × .022")	Maxillärer Labialbogen Klasse-III-Gummizüge	Bebänderung $\overline{53|35}$ – Nivellierungsbogen für die Seitenzähne (.016")
Stabilisierungsbogen (.017" × .025")	Maxillärer Labialbogen Klasse-III-Gummizüge	Retraktionsbogen für die Seitenzähne (.016" × .022")
Stabilisierungsbogen (.017" × .025")	Maxillärer Labialbogen Klasse-III-Gummizüge	Bebänderung $\overline{21|12}$ – Nivellierungsbogen für die Frontzähne (.016")
Stabilisierungsbogen (.017" × .025")	Maxillärer Labialbogen Klasse-III-Gummizüge	Retraktionsbogen für die Frontzähne (.016" × .022")
Justierungsbogen (.016")	Maxillärer Labialbogen Klasse-III-Gummizüge	Justierungsbogen (.016")

Abb. 15-3 Allgemeiner Behandlungsplan für die Malokklusion der Klasse III mit Extraktion der vier Prämolaren.

Behandlung

Die allgemeine Methode der Technik der umgekehrten Verankerung läßt sich auch auf die Klasse-III-Malokklusion anwenden (Abb. 15-2). Die verschiedenen Behandlungsschritte in der maxillären und mandibulären Phase werden ausführlich beschrieben (Abb. 15-3). Die Behandlung beginnt im Oberkiefer. Vor Behandlungsbeginn wird die Formel der umgekehrten Verankerung angewandt, und die Variablen werden mit ihren realen Werten substituiert, um den Wert der Variablen „C" zu ermitteln.
Bei der Klasse-III-Malokklusion spielt die maxilläre Hypoplasie für die Entschei-

dung zur Extraktion eine wichtige Rolle. Wenn im Unterkiefer kein Platzmangel besteht, wird die Extraktionsnotwendigkeit von der Situation im Oberkiefer bestimmt. Unabhängig davon, welche Dysgnathiemerkmale bei der Diagnose herangezogen werden, sind die Werte für die kephalometrische Einstellung der unteren Inzisivi, „$E\overline{1}$", und die im unteren Zahnbogen vorliegende Zahnbreitendiskrepanz, „Dc", zu bestimmen. Nach Einsetzen dieser beiden Werte in die Formel der umgekehrten Verankerung, $C = Dc/2 + E\overline{1}$, erhält man den Wert für die Variable „C". Dieser Wert wird in der rechten oberen Ecke des Behandlungsblatts eingetragen.

Als Beispiel wird eine Malokklusion der Klasse III angenommen, bei der die gewählten Diagnosemethode eine Indikation zur Extraktion der vier ersten Prämolaren ergeben hat. Der Engstand „Dc" beträgt 8 mm, und die kephalometrische Einstellung „$E\overline{1}$" 3 mm. Bei Einsetzen der Werte in die Formel der umgekehrten Verankerung erhält man:

$$C = Dc/2 + E\overline{1} = 8/2 + 3 = 7 \text{ mm}$$

Der vor Behandlungsbeginn vorgesehene Wert der Variablen „C" beträgt also 7 mm. Nach Extraktion der oberen ersten Prämolaren müssen die oberen Eckzähne bezüglich der unteren Eckzähnen um diesen Abstand distalisiert werden.

Maxilläre Phase

Zu Beginn der Behandlung werden die oberen ersten Molaren bebändert (6+6). In derselben Sitzung wird ein maxillärer Labialbogen angepaßt (Abb. 15-1a und b). Er ist für die Verankerungskontrolle im Oberkiefer von entscheidender Bedeutung. Der Labialbogen verläuft im Vestibulum in 1 mm Abstand von der Gingiva, so daß keine Schleimhautirritationen möglich sind.

Dem Patienten wird erklärt, daß er die Apparatur ständig, d.h. 24 Stunden täglich, tragen muß und weder beim Essen noch bei der Mundhygiene entfernen sollte. Da das Gerät mit der Zahnbürste leicht gereinigt werden kann, ist eine Entfernung aus dem Mund nicht erforderlich. Nach einer Gewöhnungszeit von drei Wochen wird die Mitarbeit des Patienten überprüft. Treten Beschwerden auf, werden diese in der zweiten Sitzung beseitigt. Bei guter Mitarbeit des Patienten werden die oberen ersten Prämolaren (4+4) extrahiert und die entsprechenden Behandlungsschritte der maxillären Phase eingeleitet.

a) *Posteriore Nivellierung im Oberkiefer*. Die zweiten Prämolaren (5+5) und die oberen Eckzähne (3+3) werden bebändert oder mit Brackets beklebt. Anschließend wird ein posteriorer Nivellierungsbogen aus rundem Draht von .016" Durchmesser eingesetzt (Abb. 15-4a und b). Zur Erhaltung der Zahnbogenlänge müssen die Omega-Loops die Attachments der oberen Molaren berühren. Gleichzeitig bleibt der maxilläre Labialbogen im Einsatz, um eine Mesialwanderung der Molaren zu verhindern. Der Patient wird immer wieder daran erinnert, daß er diese Hilfsapparatur 24 Stunden pro Tag tragen muß. Am Ende dieser Phase sollte eine korrekte Ausrichtung der oberen Seitenzähne erreicht sein (Abb. 15-5a und b), damit diese die rechtwinkligen Bögen für die aktive Behandlung aufnehmen können.

b) *Posteriore Retraktion im Oberkiefer*. Diese wird mit Teilbögen mit einem Querschnitt von .016" × .022" durch-

Behandlung von Fällen der Klasse III mit Extraktion der vier ersten Prämolaren

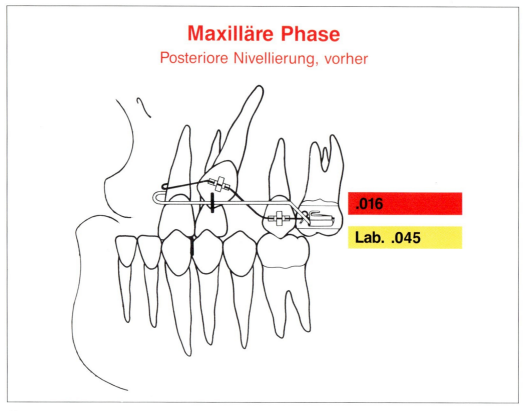

Abb. 15-4a In dieser Phase wird ein Nivellierungsbogen für die Seitenzähne mit einem Durchmesser von .016" eingesetzt, der die Bracketslots der oberen Seitenzähne in der vertikalen und horizontalen Ebene ausrichtet. Von Behandlungsbeginn an wird der maxilläre Labialbogen ununterbrochen verwendet, um den vestibulären Muskeldruck auf den oberen Zahnbogen zu verringern. Außerdem dient er als wichtigstes Verankerungselement, das die oberen Molaren in ihrer Position hält.

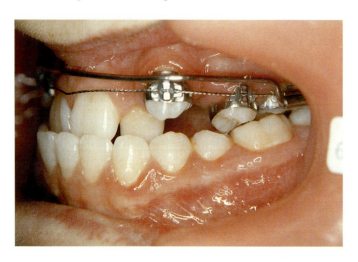

Abb. 15-4b Maxilläre Phase, posteriore Nivellierung im Oberkiefer vor Durchführung der Zahnbewegung. Die häufigste Bewegung ist die Extrusion der Eckzähne auf das Niveau der Seitenzähne.

Behandlung

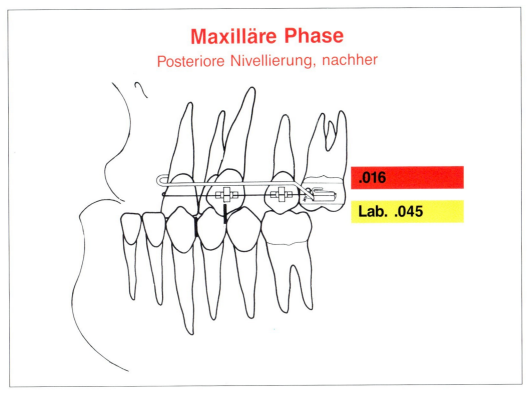

Abb. 15-5a Diese Phase ist beendet, wenn die Bracketslots der Seitenzähne in vertikaler und horizontaler Hinsicht auf gleichem Niveau sind, d.h. daß auch alle Rotationen beseitigt sind. Die Omega-Loops befinden sich in Kontakt mit den Molarenröhrchen.

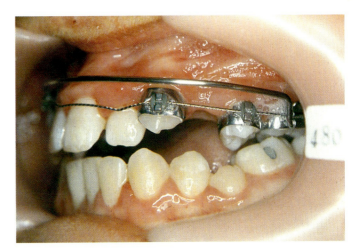

Abb. 15-5b Posteriore Nivellierung im Oberkiefer (nachher). Dem Patienten wird erklärt, daß er den maxillären Labialbogen ununterbrochen tragen muß.

Behandlung von Fällen der Klasse III mit Extraktion der vier ersten Prämolaren

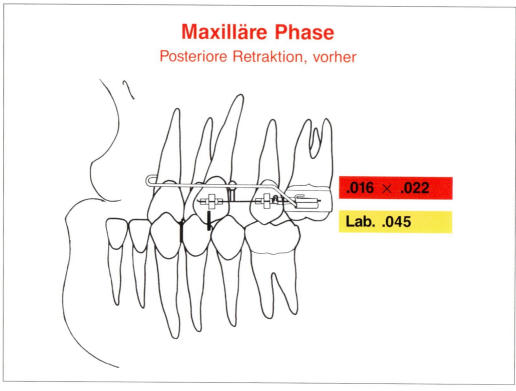

Abb. 15-6a Teilbogen zur Retraktion der Seitenzähne vor Durchführung der Zahnbewegung. Um die oberen Eckzähne ohne Verankerungsverlust zu distalisieren, darf die jeweilige Aktivierung durch den Retraktionsbogen maximal 1 mm betragen.

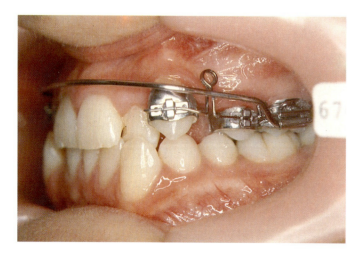

Abb. 15-6b Posteriore Retraktion im Oberkiefer vor Durchführung der Bewegung. Der Omega-Loop berührt die distale Seite des zweiten Prämolarenbrackets. Zu diesem Zeitpunkt ist der Wert des Abstands „C" positiv, d.h. C>0 mm.

Behandlung

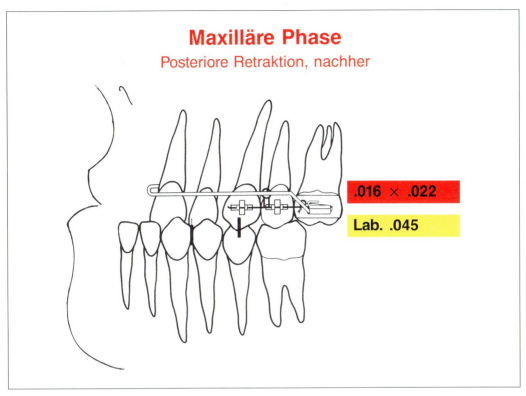

Abb. 15-7a Nach der posterioren Retraktion im Oberkiefer ist der Eckzahn in Kontakt mit dem oberen zweiten Prämolaren, und der im Behandlungsplan vorgesehene Abstand „C" ist erreicht. Bei einer Malokklusion der Klasse III ist es möglich, daß C>Dc/2 + E1 ist. Dieser Faktor kann jedoch später durch die Klasse-III-Gummizüge ausgeglichen werden, die in den folgenden Behandlungsschritten eingesetzt werden.

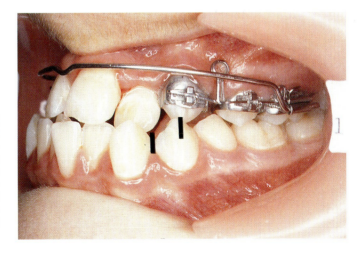

Abb. 15-7b Maxilläre Phase, posteriore Retraktion (nachher). Die Extraktionslücke wurde geschlossen. Die oberen Eckzähne wurden distalisiert und berühren nun die zweiten Prämolaren. Bevor die Behandlung fortgesetzt wird, muß unbedingt der vorgesehene Abstand „C" erreicht werden.

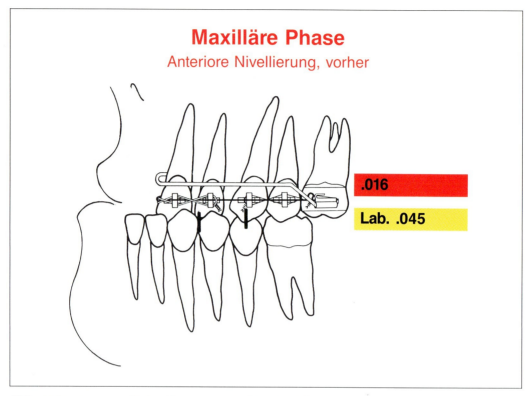

Abb. 15-8a In dieser Behandlungsphase sollen die Lücken zwischen den Inzisivi geschlossen werden, was mit Hilfe einer Achter-Elastic-Ligatur erreicht wird. Darüber hinaus werden die oberen Frontzähne mit einem Bogen der Stärke .016" nivelliert, dessen Omega-Loops die Molarenröhrchen berühren. Der maxilläre Labialbogen wird weiterhin verwendet. In dieser Phase ist der Abstand „C" gleich bzw. größer als der im Behandlungsplan vorgesehene Wert.

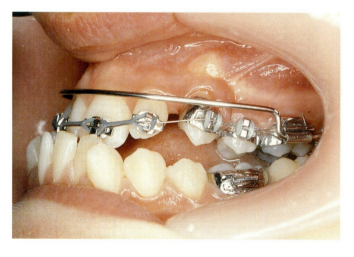

Abb. 15-8b Maxilläre Phase, anteriore Nivellierung (vorher). Da es bei Malokklusionen der Klasse III häufig zu einem Platzproblem im Oberkiefer-Frontzahnbereich kommt, treten in dieser Phase normalerweise keine Lücken zwischen den oberen Inzisivi auf. Der durch die Retraktion des Eckzahns gewonnene Platz wurde durch die Auflösung des frontalen Engstands aufgebraucht.

geführt. Die vertikale Schlaufe kommt in der Mitte der Extraktionslücke des ersten Prämolaren zu liegen. Der Omega-Loop befindet sich in Kontakt mit der distalen Bracketseite des zweiten Prämolaren, um eine möglichst große Strecke für die Aktivierung dieses Bogens zu haben (Abb. 15-6a und b). Die Aktivierung des Retraktionsbogens für die oberen Seitenzähne muß vorsichtig erfolgen, um einen Verankerungsverlust zu vermeiden, da die Oberkiefer-Molaren in erster Linie mit dem maxillären Labialbogen gehalten werden (Abb. 15-7a und b). Die oberen Eckzähne werden entsprechend dem im Behandlungsplan festgelegten Wert distalisiert. Es sollte versucht werden, eine Überkorrektur des Abstands „C" um ein oder zwei Millimeter vorzunehmen, weil diese bei der späteren Verwendung der Klasse-III-Gummizüge eventuell wieder verlorengehen kann. Bei der Klasse-III-Malokklusion liegt eine mesiale Verzahnung der Eckzähne vor. Der Abstand „C" ist also bereits von Anfang an positiv, und der vorgesehene Wert wird schneller erreicht als bei den übrigen Malokklusionen.

c) *Anteriore Nivellierung im Oberkiefer*. Sobald die oberen Eckzähne die zweiten Prämolaren berühren, beginnt man mit der anterioren Nivellierung im Oberkiefer. Um die erreichte Eckzahnposition zu halten, wird eine Achter-Ligatur eingesetzt, welche die Eckzähne, zweiten Prämolaren und ersten Molaren verblockt. Diese Ligatur verläuft unterhalb des Bogens und verhindert eine erneute Öffnung der bereits vollständig geschlossenen Extraktionslücken. Anschließend werden die vier oberen Schneidezähne mit Brackets beklebt (2,1 + 1,2).

Bei der Distalisation der Eckzähne in der vorhergehenden Behandlungsphase wurden die oberen Inzisivi spontan distalisiert, wodurch sich Lücken gebildet haben. Zur Nivellierung der Inzisivi wird ein Nivellierungsbogen eingesetzt. Er besteht aus rundem Draht von .016" Durchmesser, und seine Omega-Loops berühren die Molarenröhrchen, um die Zahnbogenlänge zu erhalten. Bei großen Stellungsunregelmäßigkeiten im Frontzahnbereich kann vor dem runden Bogen ein Twistflex eingesetzt werden. Zum frontalen Lückenschluß wird eine Achter-Elastic-Ligatur (Abb. 15-8a und b) oder eine viergliedrige Elastic-Kette eingesetzt. Nachdem die oberen Inzisivi nivelliert und die Lücken geschlossen sind, werden die Inzisivi mit einer Achter-Drahtligatur, die unterhalb des Bogens verläuft, als Block zusammengefaßt. Diese Ligatur verbleibt bis zum Ende der maxillären Phase in dieser Position. Dies gilt auch für die Drahtligatur, welche die Seitenzähne verblockt (Abb. 15-9a und b).

d) *Anteriore Retraktion im Oberkiefer*. Diese Retraktion wird mit einem Vierkantbogen mit dem Querschnitt .016" × .022" durchgeführt (Abb. 15-10a und b). Dieser Bogen besitzt distal der seitlichen Schneidezähne L-förmige Loops. Die oberen vier Inzisivi werden mit einer Achter-Ligatur verblockt. Wenn bei Malokklusionen der Klasse III ein deutlicher Engstand der oberen Inzisivi vorliegt, ist keine extensive Retraktion der oberen Frontzähne erforderlich. Durch die Engstandsauflösung wird der größte Teil des durch die Extraktion gewonnenen Platzes aufgebraucht. Hierdurch wird die Retraktionsbewegung der Inzisivi verringert. Die Aktivierungen des Retraktionsbogens für die oberen Frontzähne müssen in kleinen Schritten und vorsichtig

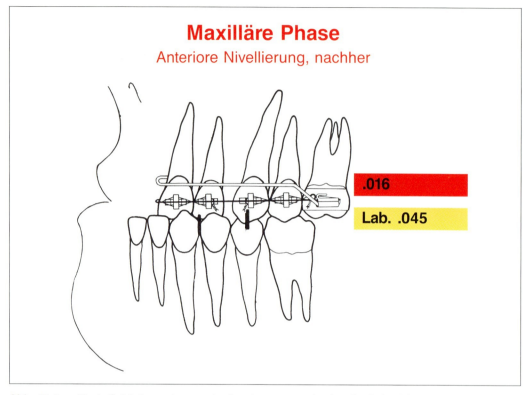

Abb. 15-9a Nach Schließung der eventuell aufgetretenen Lücken im Schneidezahnbereich werden die Inzisivi mit einer Achter-Drahtligatur verblockt, die bis zum Abschluß der maxillären Phase unterhalb des Bogens verbleibt.

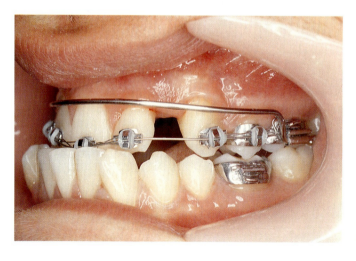

Abb. 15-9b Maxilläre Phase, anteriore Nivellierung (nachher). In dieser Phase ist die obere Schneidezahngruppe bereits für die Eingliederung des Vierkantbogens vorbereitet. Mit diesem erfolgt die Enbloc-Bewegung dieser Zahngruppe.

Behandlung

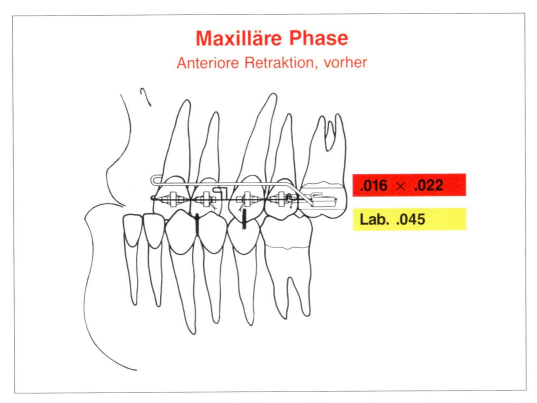

Abb. 15-10a In dieser Phase werden die oberen Inzisivi retrudiert. Da die Aktivierung nur vom maxillären Labialbogen unterstützt wird, muß sie entsprechend leicht sein. Auf die gute Mitarbeit des Patienten ist zu achten.

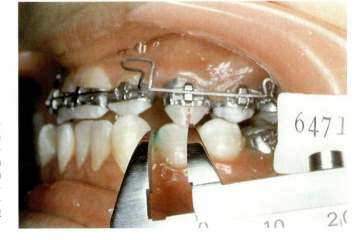

Abb. 15-10b Anteriore Retraktion im Oberkiefer (vorher). Nach Distalisation der oberen Eckzähne nimmt der Abstand „C" einen positiven Wert an und muß den Wert erreichen, der vor der Behandlung mit der Formel der umgekehrten Verankerung ermittelt wurde.

Behandlung von Fällen der Klasse III mit Extraktion der vier ersten Prämolaren

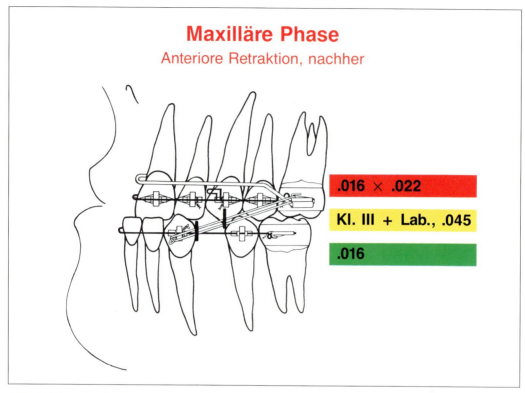

Abb. 15-11a Das Ende der anterioren Retraktion im Oberkiefer überschneidet sich mit dem Beginn der Zahnbewegung im unteren Zahnbogen. Wenn die oberen seitlichen Inzisivi die Eckzähne berühren, werden die unteren Molaren 6-6 bebändert, und die unteren ersten Prämolaren werden extrahiert. Mit Klasse-III-Gummizügen wird die Nivellierung der Eckzähne unterstützt.

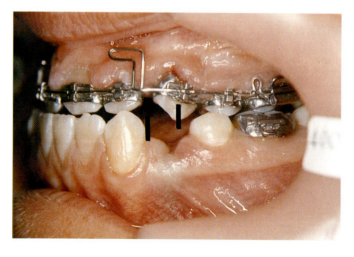

Abb. 15-11b Anteriore Retraktion im Oberkiefer (nachher). Der vor Behandlungsbeginn festgelegte Wert für den Abstand „C" muß beibehalten werden. Sobald diese Phase erreicht ist, werden die unteren Prämolaren extrahiert.

erfolgen, weil die Verankerung im Seitenzahnabschnitt nur vom maxillären Labialbogen gehalten wird.

Mandibuläre Phase

Der Übergang von der maxillären zur mandibulären Phase erfolgt, wenn die Variable „C" den bei Behandlungsbeginn ermittelten Wert erreicht hat.

a) *Posteriore Nivellierung im Unterkiefer.* Die unteren ersten Molaren (6-6) werden bebändert. Anschließend erfolgt die Extraktion der beiden unteren ersten Prämolaren (4-4). Die unteren zweiten Prämolaren und Eckzähne werden mit Brackets beklebt oder bebändert (5,3-3,5). Die Achter-Ligaturen, welche die oberen Front- und Seitenzähne verblockt hatten, werden jetzt aus dem oberen Zahnbogen entfernt. Als Stabilisator wird ein rechtwinkeliger Idealbogen mit passivem Torque eingesetzt. Die Omega-Loops werden mit den Röhrchen der oberen ersten Molaren in Kontakt gebracht. Der Querschnitt des maxillären Stabilisierungsbogens beträgt .017" × .025". Im unteren Zahnbogen wird ein runder Nivellierungsbogen für die Seitenzähne mit .016" Durchmesser eingesetzt. Auf den Brackets der unteren Eckzähne werden Häkchenligaturen angebracht und intermaxilläre Klasse-III-Gummizüge mit einer Zugkraft von drei Unzen (etwa 90 g) eingehängt, die eine leichte Aufrichtung der unteren Eckzähne bewirken (Abb. 15-12a und b).

b) *Posteriore Retraktion im Unterkiefer.* Zur Distalisation der unteren Eckzähne werden Teilbögen mit einem Querschnitt von .016" × .022" eingesetzt. Die Eckzähne werden mit Kobayashis einlegiert, in die Klasse-III-Gummizüge eingehängt werden. Die Distalisation erfolgt durch das Zurückbinden der Omega-Loops, die jetzt die Prämolarenbrackets berühren und mittels Klasse-III-Gummizügen mit einer Zugkraft von drei Unzen (etwa 90 g) (Abb. 15-13a und b). Bei der Klasse-III-Dysgnathie entsteht nach der Distalisation der unteren Eckzähne häufig ein großer Platzüberschuß im Unterkiefer-Frontzahnbereich (Abb. 15-14a und b). Außer einer Lücke mesial der Eckzähne treten am Ende dieser Phase spontan Lücken zwischen den vier unteren Inzisivi auf.

c) *Anteriore Nivellierung im Unterkiefer.* Zu Beginn dieser Phase befinden sich die unteren Eckzähne in Kontakt mit den zweiten Prämolaren. Die Behandlung beginnt damit, daß die vier unteren Inzisivi bebändert oder mit Brackets beklebt werden. Das Seitenzahnsegment wird mit einer Achter-Ligatur verblockt, um eine erneute Öffnung der Extraktionslücken zu vermeiden. Zur Nivellierung wird ein runder Bogen von .016" Durchmesser verwendet. Gegebenenfalls kann bei starkem Engstand zunächst ein Twistflex eingesetzt werden. Nachdem die unteren Inzisivi nivelliert sind, werden sie mit einer Achter-Drahtligatur bis zum Behandlungsende in dieser Position gehalten (Abb. 15-15a und b). Während dieser Phase werden Klasse-III-Gummizüge verwendet, um die neutrale Verzahnung von Eckzähnen und Molaren zu konsolidieren.

d) *Anteriore Retraktion im Unterkiefer.* In dieser Phase ist der Schneidezahnblock durch Lücken von den Seitenzahnsegmenten getrennt. Diese Lücken werden mit einem kontinuierlichen Kontraktionsbogen mit L-förmigen Loops

Behandlung von Fällen der Klasse III mit Extraktion der vier ersten Prämolaren

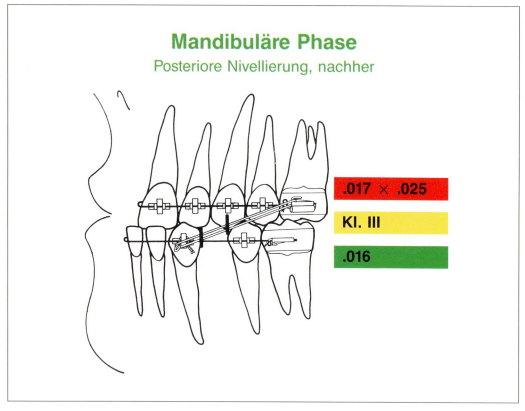

Abb. 15-12a In dieser Phase wird mit dem Einsatz der intermaxillären Klasse-III-Gummizüge begonnen. Der Eckzahn wird dadurch aufgerichtet. Das zentrale Element dieser Behandlungsphase ist die Nivellierung im Seitenzahngebiet. Im oberen Zahnbogen wird zur Stabilisierung ein rechtwinkeliger Idealbogen mit einem Querschnitt von .017" × .025" eingesetzt.

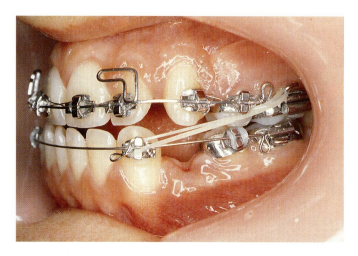

Abb. 15-12b Mandibuläre Phase, posteriore Nivellierung. An den unteren Eckzähnen wird ein Häkchen für die Klasse-III-Gummizüge angebracht. Diese Gummizüge unterstützen die Aufrichtung der häufig nach mesial gekippten Eckzähne. Im Oberkiefer kann entweder ein Stabilisierungsbogen von .017" × .025" eingesetzt oder weiterhin der Retraktionsbogen für die oberen Frontzähne aus der vorhergehenden Phase verwendet werden (siehe Abbildung).

Behandlung

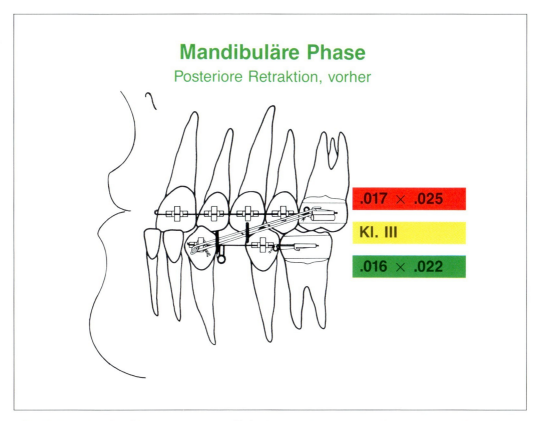

Abb. 15-13a Die Distalisation der unteren Eckzähne erfolgt durch die Aktivierung des Kontraktionsloops und wird durch die Klasse-III-Gummizüge unterstützt. In dieser Phase geht die Kraft von den Klasse-III-Gummizügen aus, und der Retraktionsbogen dient zur axialen Kontrolle der Zähne. Der Wert des Abstands „C" wird kleiner und nähert sich dem vorgesehenen Idealwert von 0 mm.

Abb. 15-13b Mandibuläre Phase, posteriore Retraktion, vor Durchführung der Zahnbewegung. Mit den Retraktionsbögen für die unteren Seitenzähne werden intermaxilläre Klasse-III-Gummizüge eingesetzt. Von diesem Zeitpunkt an verringert sich der Wert des Abstands „C". In dem abgebildeten Fall wurde der maxilläre Labialbogen beibehalten, weil eine maximale Verankerung erforderlich ist.

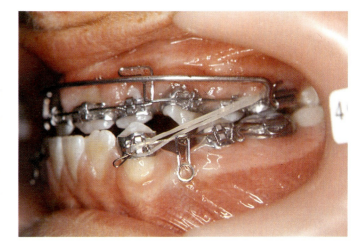

Behandlung von Fällen der Klasse III mit Extraktion der vier ersten Prämolaren

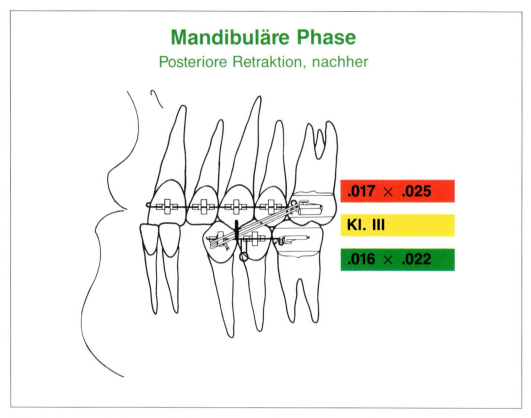

Abb. 15-14a Die Nivellierung der Inzisivi muß gleichzeitig mit der Schließung der in dieser Phase zwischen diesen Zähnen entstandenen Lücken erfolgen. Der Seitenzahnblock wird mit Achter-Drahtligaturen zusammengehalten. Zu diesem Zeitpunkt muß der Wert des Abstands „C" 0 mm betragen.

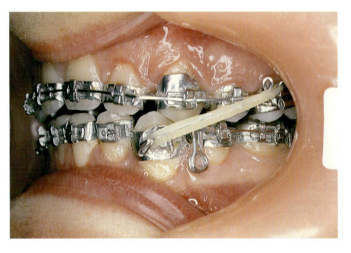

Abb. 15-14b Mandibuläre Phase, posteriore Retraktion im Unterkiefer (nachher). Wenn der Eckzahnkontakt hergestellt ist, nimmt der Abstand „C" den Wert von 0 mm an. Die Variablen „Dc" und „E1" müssen einander rechnerisch ausgleichen; E1 kann einen positiven Wert haben, der durch den negativen Wert der vorhandenen Lücken kompensiert wird.

Behandlung

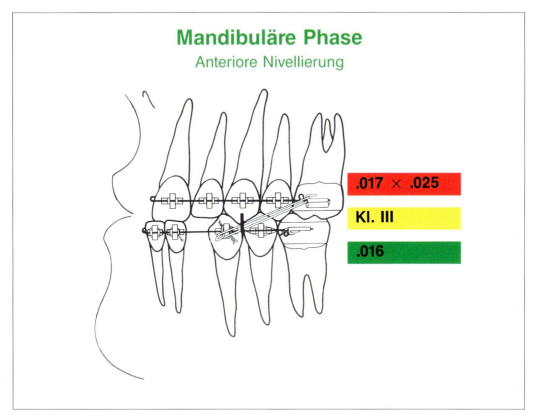

Abb. 15-15a Wenn die unteren Eckzähne nach ihrer Distalisation die zweiten Prämolaren berühren, ist diese Phase beendet. Zu diesem Zeitpunkt sind zwischen den unteren Inzisivi Lücken zu beobachten. Die Eckzähne befinden sich in Neutralokklusion.

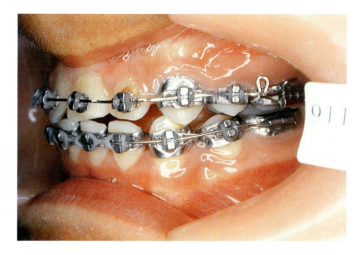

Abb. 15-15b Mandibuläre Phase, anteriore Nivellierung. Es wird ein runder Nivellierungsbogen mit einem Durchmesser von .016" bzw. bei großen Stellungsunregelmäßigkeiten ein gleich starker verseilter Draht eingesetzt.

Behandlung von Fällen der Klasse III mit Extraktion der vier ersten Prämolaren

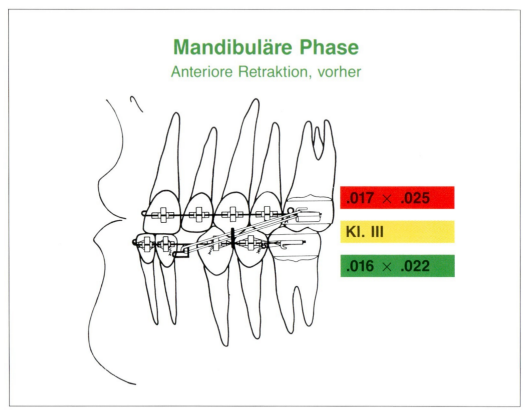

Abb. 15-16a Bei Malokklusionen der Klasse III sind nach Extraktion im Bereich der unteren Inzisivi große Lücken vorhanden, die geschlossen werden müssen. Dies erfolgt durch sorgfältiges Aktivieren der distalen Ligaturen mit Hilfe der intermaxillären Klasse-III-Gummizüge.

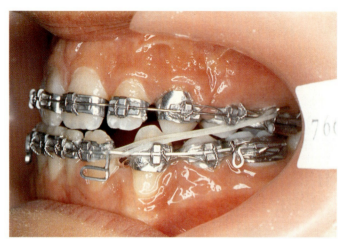

Abb. 15-16b Mandibuläre Phase, anteriore Retraktion im Unterkiefer vor Durchführung der Zahnbewegung. Die als Block zusammengefaßten Inzisivi werden retrudiert, bis sie sich in Kontakt mit den unteren Eckzähne befinden und die Behandlung abgeschlossen ist.

Behandlung

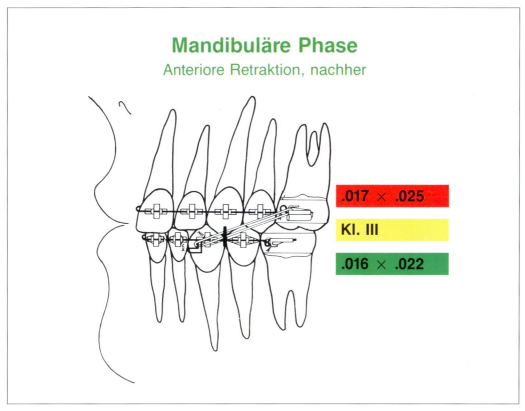

Abb. 15-17a Nachdem die Lücken zwischen den Schneidezähnen geschlossen sind, befinden sich die Eckzähne in neutraler Verzahnung, und der Wert von „C" beträgt 0 mm. Im Frontzahnbereich darf kein Engstand vorliegen, d.h. Dc = 0 mm, und die kephalometrische Einstellung der unteren Inzisivi muß korrigiert sein, d.h. E1 = 0 mm.

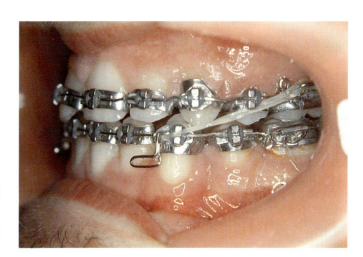

Abb. 15-17b Mandibuläre Phase, anteriore Retraktion (nachher). Am Ende dieser Phase muß eine gute Interkuspidation gegeben sein. Der Wert von „C" beträgt 0 mm, und alle Lücken sind geschlossen.

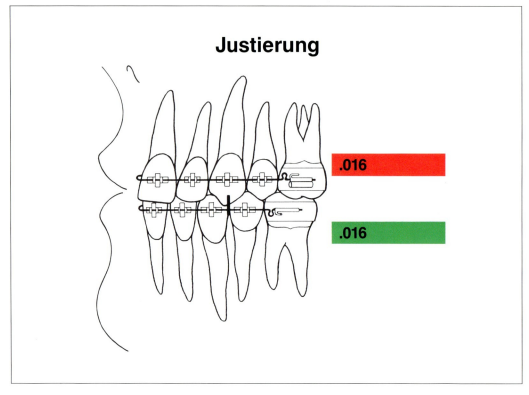

Abb. 15-18 Abschließende Justierung des behandelten Falles mit runden Teilbögen, die einen Durchmesser von .016" haben.

geschlossen. Die Aktivierung erfolgt mit distalen Ligaturen, die von den Omega-Loops zu den Molarenröhrchen verlaufen. Die Distalbewegung wird durch intermaxilläre Klasse-III-Gummizüge mit einer Zugkraft von etwa 90 g unterstützt (Abb. 15-16a und b). Der mandibuläre Retraktionsbogen ist das letzte aktive Element zum Lückenschluß. Am Ende dieser Phase sind die Lücken geschlossen, und es ist eine gute Interkuspidation der Eckzähne und Molaren erreicht (Abb. 15-17a und b). Die Eckzähne befinden sich in neutraler Verzahnung, und der Wert der Variablen „C" ist gleich Null. Wenn der Fall entsprechend dem vorgesehenen Behandlungsideal behandelt wurde, können die übrigen Werte in der Formel der umgekehrten Verankerung überprüft werden.

$C = Dc/2 + \overline{E1} = 0/2 + 0 = 0$ mm

Ist die Zahnbreitendiskrepanz bzw. der Engstand „Dc" korrigiert, dann beträgt der Wert dieser Variablen 0 mm. Damit das vorgesehene Behandlungsideal erreicht wird, muß die kephalometrische Einstellung „$\overline{E1}$" ebenfalls 0 mm betragen. Die Tatsache, daß auf beiden Seiten der Gleichung ein Wert von 0 mm vorliegt, zeigt, daß der Fall planmäßig behandelt wurde. In der letzten Behandlungsphase werden im Ober- und Unterkiefer runde Justierungsbögen von .016" Durchmesser eingesetzt (Abb. 15-18).

Kapitel 16

Behandlung von Fällen der Klasse I mit geradem Gesichtsprofil und Extraktion der vier ersten Prämolaren

Aufgrund des ähnlichen Behandlungsverfahrens wird diese Malokklusionsform unmittelbar nach der Klasse-III-Malokklusion mit Extraktionen beschrieben. Die Gemeinsamkeit der beiden Behandlungsverfahren bezieht sich vor allem auf die Verankerungsquelle. In beiden Fällen wird die Verankerung durch den maxillären Labialbogen hergestellt. Bei Verwendung einer extraoralen zervikalen Verankerung könnte das Gesichtsprofil konkav werden. Deshalb sollten diese Apparaturen nur mit geringer Zugkraft angewandt werden und eine Derotation der oberen Molaren bewirken. Der normalerweise von dieser Apparatur ausgeübte Distalisationseffekt wird also durch eine Haltewirkung ersetzt.

Die wichtigste Eigenschaft dieser Dysgnathie mit geradem Gesichtsprofil ist das Mißverhältnis zwischen Zahn- und Kiefergröße bei einer neutralen Bißlage, d.h., Molaren und Eckzähne sind neutral verzahnt. Die Lippen dieser Patienten sind schmal und nach innen gezogen (Abb. 16-1).

Die Extraktionsentscheidung wird bei der Malokklusion der Klasse I durch das Mißverhältnis zwischen Zahn- und Kiefergröße bestimmt. Behandlungsziel ist

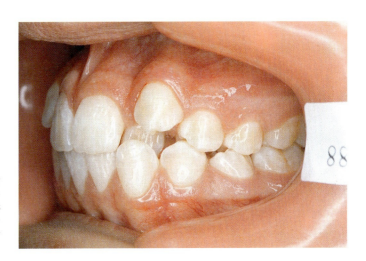

Abb. 16-1 Malokklusion der Klasse I mit geradem Gesichtsprofil. Das Hauptproblem ist das Mißverhältnis zwischen Zahn- und Kiefergröße bei einer Kieferbasenrelation der Klasse I.

Klasse I mit geradem Gesichtsprofil und Extraktionen

Maxilläre Phase	Verankerungstyp	Mandibuläre Phase
Bebänderung 6|6	Maxillärer Labialbogen	
Extraktion 4|4	Maxillärer Labialbogen	
Bebänderung 53|35 – Nivellierungsbogen für die Seitenzähne (.016")	Maxillärer Labialbogen	
Retraktionsbogen für die Seitenzähne (.016" × .022")	Maxillärer Labialbogen	
Bebänderung 21|12 – Nivellierungsbogen für die Frontzähne (.016")	Maxillärer Labialbogen	Bebänderung 6|6
Retraktionsbogen für die Frontzähne (.016" × .022")	Maxillärer Labialbogen	Extraktion 4|4
Retraktionsbogen für die Frontzähne (.016" × .022")	Maxillärer Labialbogen – Klasse-III-Gummizüge	Bebänderung 53|35 – Nivellierungsbogen für die Seitenzähne (.016")
Stabilisierungsbogen (.017" × .025")	Maxillärer Labialbogen – Klasse-III-Gummizüge	Retraktionsbogen für die Seitenzähne (.016" × .022")
Stabilisierungsbogen (.017" × .025")	Maxillärer Labialbogen – Klasse-III-Gummizüge	Bebänderung 21|12 – Nivellierungsbogen für die Frontzähne (.016")
Stabilisierungsbogen (.017" × .025")	Maxillärer Labialbogen – Klasse-III-Gummizüge	Retraktionsbogen für die Frontzähne (.016" × .022")
Justierungsbogen (.016")	Maxillärer Labialbogen – Klasse-III-Gummizüge	Justierungsbogen (.016")

Abb. 16-2 Schematische Darstellung der Behandlung der Malokklusion der Klasse I mit geradem Gesichtsprofil und Extraktion der vier ersten Prämolaren. Die Behandlungsreihenfolge richtet sich nach der Entwicklung des vor Behandlungsbeginn festgelegten Abstands „C". Beim Einsetzen der realen Werte für die sich verändernden Parameter „Dc" und „E1" zeigt sich, ob und wie sich maxilläre und mandibuläre Phase überschneiden. Dies hängt auch mit der Verteilung des restlichen durch die Extraktion gewonnenen Platzes zusammen.

eine korrekte Lage der beiden Zahnbögen und die Erhaltung eines ästhetisch befriedigenden Weichteilprofils und einer ausgeglichenen perioralen Muskulatur.

Die allgemeine Behandlungsmethode der Technik der umgekehrten Verankerung läßt sich auch auf Malokklusionen der Klasse I mit Extraktionen anwenden (Abb. 16-2). Als Beispiel wird eine Malokklusion der Klasse I mit geradem Gesichtsprofil angenommen, bei der eine Extraktion der vier ersten Prämolaren erforderlich ist. Die Zahnbreitendiskre-

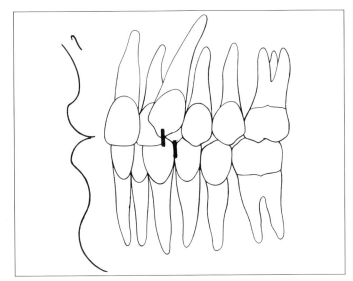

Abb. 16-3 Schematische Darstellung einer Malokklusion der Klasse I mit geradem Gesichtsprofil, in der die Extraktion der vier ersten Prämolaren erforderlich ist. Häufig besteht bei dieser Malokklusion ein Hochstand und Labialstand der Eckzähne.

panz „Dc" des Patienten beträgt z.B. 10 mm, und die zur Korrektur des Falles erforderliche kephalometrische Einstellung des unteren Zahnbogens „$\overline{E1}$" beträgt 1 mm. Bei Substitution der Formelvariablen mit den realen Werten erhält man:

$$C = Dc/2 + \overline{E1} = 10/2 + 1 = 6 \text{ mm}$$

Zum Erreichen des bei der Diagnose festgelegten Behandlungsziels ist also ein Abstand „C" von 6 mm erforderlich. Der Wert der Variablen „C" wird in das Feld oben rechts auf dem Behandlungsblatt eingetragen. Die Behandlung beginnt im Oberkiefer. Die bei dieser Malokklusion am häufigsten auftretenden Merkmale sind ein bialveolärer frontaler Engstand und ein Hochstand der Eckzähne (Abb. 16-3).

Maxilläre Phase

Diese Phase beginnt mit dem Bebändern der oberen ersten Molaren (6+6). Die Verankerung stützt sich in erster Linie auf den maxillären Labialbogen. Auch die extraorale zervikale Verankerung kann als Hilfselement in Betracht gezogen werden, obgleich das gerade Gesichtsprofil eine Kontraindikation dafür sein kann. Hier muß der Behandler entscheiden, ob die beiden Apparaturen kombiniert oder einzeln eingesetzt werden.

Nachdem die entsprechende Entscheidung getroffen wurde, wird dem Patienten in derselben Sitzung ein maxillärer Labialbogen angepaßt und die Anwendung dieses Gerätes erklärt. Der Bogen verläuft im Vestibulum, ohne dem Patienten Beschwerden zu verursachen. Wichtig ist, daß der Patient den Bogen 24 Stunden täglich trägt. Die gute Paßgenauigkeit des Bogens ist eine entscheidende Voraussetzung dafür. Nach

Behandlung von Fällen der Klasse I mit geradem Gesichtsprofil und Extraktionen

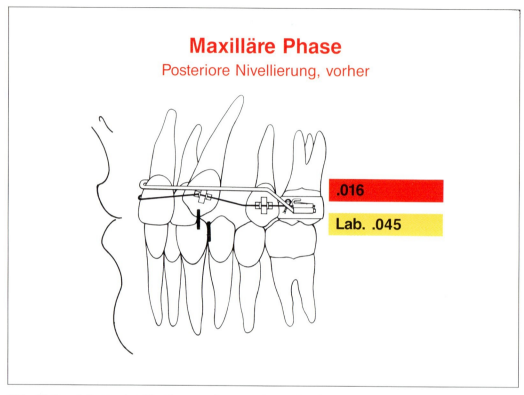

Abb. 16-4a Schema der Situation vor der posterioren Nivellierung im Oberkiefer. Diese erfolgt mit einem runden Bogen von .016" Stärke. Die Omega-Loops berühren die Molarenröhrchen, damit die Zahnbogenlänge nicht verringert wird.

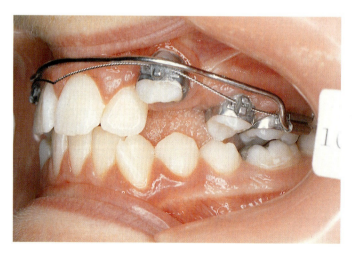

Abb. 16-4b Maxilläre Phase, posteriore Nivellierung (vorher). In dieser Phase werden Stellungsunregelmäßigkeiten der Seitenzähne, vor allem der oberen Eckzähne, korrigiert.

Maxilläre Phase

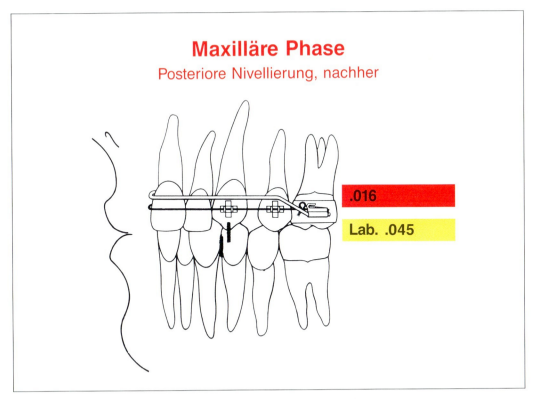

Abb. 16-5a Dieser Behandlungsschritt gilt als beendet, wenn die Prämolaren- und Eckzahnbrackets und die Molarenröhrchen in vertikaler und horizontaler Richtung nivelliert sind, d.h. auch keine Rotationen mehr vorliegen.

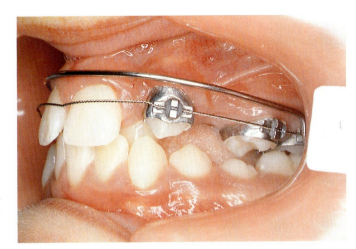

Abb. 16-5b Maxilläre Phase, posteriore Nivellierung (nachher). Am Ende der Nivellierung der oberen Seitenzähne ist der Eckzahnhochstand korrigiert und ein großer Teil der Extraktionslücke aufgebraucht.

Behandlung von Fällen der Klasse I mit geradem Gesichtsprofil und Extraktionen

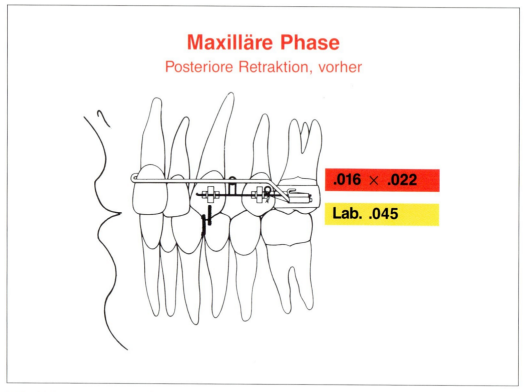

Abb. 16-6a Schematische Darstellung des Teilbogens für die Retraktion der Seitenzähne. Die Verankerung im Oberkiefer wird durch den maxillären Labialbogen erreicht, den der Patient 24 Stunden täglich trägt.

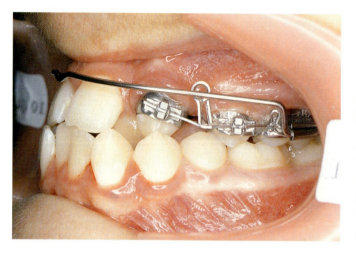

Abb. 16-6b Maxilläre Phase, posteriore Retraktion (vorher). Der Omega-Loop berührt das Bracket des zweiten Prämolaren. Zu diesem Zeitpunkt, also vor der eigentlichen Distalisation der Eckzähne, sind die Eckzähne bereits durch die Auflösung des Engstandes zu einem gewissen Grad distalisiert. In der Nivellierungsphase wurden die Eckzähne in die Extraktionslücken bewegt.

einer Gewöhnungszeit von drei Wochen wird überprüft, ob der Patient mitarbeitet. Wenn die Patienten-Compliance gewährleistet ist, werden die oberen ersten Prämolaren (4+4) extrahiert und die Behandlungsschritte der maxillären Phase eingeleitet.

a) *Posteriore Nivellierung im Oberkiefer.* Auf den zweiten Prämolaren (5+5) und den oberen Eckzähnen (3+3) werden Bänder oder Brackets angebracht. Die Nivellierungsphase wird mit einem Nivellierungsbogen für die oberen Seitenzähne begonnen, der normalerweise aus rundem Draht mit einem Durchmesser von 0.16" gefertigt ist. Bei großen Niveauunterschieden zwischen den Brackets wird ein verseilter Draht von .016" verwendet (Abb. 16-4a und b). Der Nivellierungsbogen besitzt Omega-Loops, die mit den Molarenröhrchen in Berührung gebracht werden. Zur Verankerungskontrolle bleibt der maxilläre Labialbogen in situ.

Wenn das Profil des Patienten es erlaubt, kann die Verankerung mit Hilfe eines Zervikalzug-Headgears mit nur geringer Distalisationswirkung gewonnen werden. Es ist auch möglich, abwechselnd tagsüber den maxillären Labialbogen und nachts die extraorale Verankerung zu verwenden. Das Ziel dieser Phase ist die Nivellierung der Seitenzähne für das Eingliedern des rechtwinkeligen Bogens im nächsten Behandlungsschritt (Abb. 16-5a und b).

b) *Posteriore Retraktion im Oberkiefer.* Diese Retraktion wird mit Teilbögen mit dem Querschnitt .016" × .022" durchgeführt, die in der Mitte der Extraktionslücke eine vertikale Schlaufe aufweisen. In den Teilbogen wird ein Omega-Loop eingebogen, der die distale Seite des zweiten Prämolarenbrackets berührt.

Beim Zurückbinden vom Omega-Loop zum Molarenröhrchen bleibt also eine maximale Aktivierungsstrecke erhalten (Abb. 16-6a und b). Die Aktivierungen der Kontraktionsbögen für die oberen Seitenzähne müssen vorsichtig durchgeführt werden, damit kein Verankerungsverlust an den Molaren eintritt, da die Verankerung in erster Linie vom maxillären Labialbogen getragen wird (Abb. 16-7a und b). Anschließend werden die oberen Eckzähne um den vor der Behandlung festgelegten Abstand „C" distalisiert. Der Wert des Abstands „C" sollte um einen Millimeter überschritten werden, damit für die spätere Verwendung der Klasse-III-Gummizüge ein zusätzlicher Verankerungsspielraum vorhanden ist.

Für das zu Beginn des Kapitels angeführte Beispiel errechnet sich der vorgesehene Abstand „C" folgendermaßen:

$$C = Dc/2 + \overline{E1} = 10/2 + 1 = 6 \text{ mm}$$

Angenommen, der erreichte Abstand ist geringer, z.B. 4 mm, dann ist die Formel der umgekehrten Verankerung nicht erfüllt, und die Verankerung reicht nicht aus. Der Abstand, um den die Eckzähne distalisiert wurden, ermöglicht keine vollständige Korrektur des Falles. In dieser Situation ist es notwendig, den vorgesehenen Abstand „C" wiederherzustellen. Deshalb wird die Behandlung unterbrochen und eine Ergänzung der Verankerung durchgeführt.

Behandlung von Fällen der Klasse I mit geradem Gesichtsprofil und Extraktionen

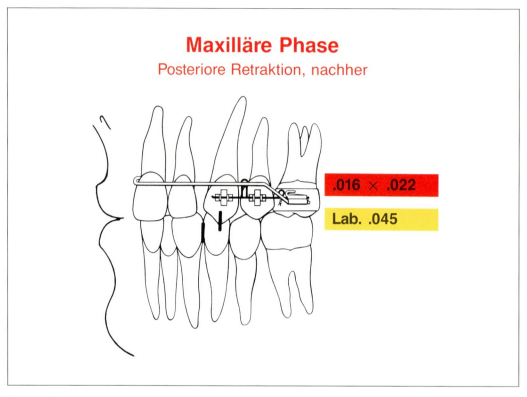

Abb. 16-7a Am Ende der posterioren Retraktion im Oberkiefer berührt der Eckzahn den zweiten oberen Prämolaren, und der im Behandlungsplan vorgesehene Abstand „C" wird erreicht.

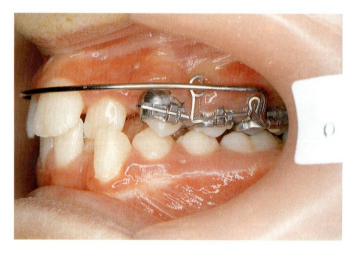

Abb. 16-7b Maxilläre Phase, posteriore Retraktion (nachher). Die Extraktionslücke ist geschlossen. Der Eckzahn berührt den zweiten Prämolaren, und distal der seitlichen Inzisivi sowie im Frontzahngebiet bilden sich Lücken. Der Abstand „C" muß mit dem vor Behandlungsbeginn festgelegten Wert übereinstimmen.

Ergänzung der Verankerung

Dieser Schritt besteht darin, daß die unteren ersten Molaren bebändert werden. Außer der rechtwinkligen Tube wurde ein zusätzliches Attachment lingual auf die Molarenbänder gelötet. In dieses wird ein passiver Lingualbogen mit .036" Durchmesser eingesetzt (Abb. 10-6 und 7). Im Oberkiefer werden gerade Teilbögen von .016" × .022" verwendet, die das Seitenzahnsegment von den Eckzähnen bis zu den oberen Molaren als Block zusammenfassen (Abb. 10-8a bis c).

Der vorgesehene Abstand „C" wird mit Hilfe von Klasse-II-Gummizügen wiederhergestellt, die von den unteren Molaren bis zum Häkchen der Teilbögen reichen. Wenn der vorgesehene Abstand „C" von 6 mm erreicht ist, kann die Behandlung gemäß der allgemeinen Beschreibung fortgesetzt werden.

Die übrigen Behandlungsschritte stimmen mit denen der Behandlung von Klasse-III-Fällen mit Extraktion überein und werden daher nicht nochmals beschrieben. Es wird darauf hingewiesen, daß der Behandlungsablauf ständig kontrolliert werden sollte, indem der Eckzahnabstand mit einer Schieblehre gemessen und die fortschreitende Retrusion der unteren Inzisivi beobachtet wird.

Kapitel 17

Aktivierbare Retention

Am Ende der kieferorthopädischen Behandlung zeigt sich, ob Planung und Durchführung erfolgreich verlaufen sind. Das Konzept der Justierung und Retention geht über die bloße Beschreibung einer Retentionsapparatur hinaus; denn am Ende der Behandlung wird der Kieferorthopäde, der einen Fall nicht richtig untersucht und von Anfang an durchgeplant hat, mit den meisten unangenehmen Überraschungen konfrontiert.

Bei der Beurteilung einer Dysgnathie geht man davon aus, daß falschstehende Zähne sich in Funktion in einem Gleichgewicht mit der umgebenden Muskulatur stehen. Die kieferorthopädische Behandlung ändert die Position der Zähne und des darunterliegenden Knochens und wirkt gleichzeitig auf die Muskulatur ein. Dies ist jedoch noch keine Garantie dafür, daß ein neuer Gleichgewichtszustand erreicht wird. Der Kliniker muß versuchen, mit dem natürlichen Gleichgewicht zu leben, ohne es zu verändern, denn dies würde unweigerlich zum Scheitern der Behandlung, d.h. einem Rezidiv, führen.

Die Faktoren, die in einer kieferorthopädischen Behandlung zum Rezidiv führen, sind genauso zahlreich wie die eigentlichen Ursachen der Dysgnathie. Einige sind bekannt, andere beruhen lediglich auf Vermutungen. Jedoch ist sicher, daß es verschiedene Faktoren gibt, die nicht alle eindeutig bestimmt werden können. Diese Überlegungen zeigen, daß es notwendig ist, die Malokklusion wissenschaftlich zu untersuchen und die Behandlung nach biologischen Kriterien auszurichten. Auch eine grundlegende Kenntnis des angestrebten Normalzustands, dem man sich nähern muß, um ein gutes Behandlungsergebnis zu erreichen, ist erforderlich. Der wissenschaftlich arbeitende Kieferorthopäde benötigt eine umfangreiche Grundausbildung und umfassende Kenntnisse der Physiologie des Mundes.

Der Punkt, an dem ein kieferorthopädisch behandelter Fall dem Idealzustand am nächsten kommt, kann nicht eindeutig definiert werden. Hierbei spielen viele Faktoren eine Rolle. Für jeden Patienten läßt sich dieser Punkt jedoch individuell ermitteln. Ein Kieferorthopäde, der nur am Symptom kuriert und sich darauf beschränkt, die Zähne zu begradigen, wird bei seinen Patienten einen hohen Rezidivindex zu verzeichnen haben.

Die Retention muß von der ersten Untersuchung des Falles an geplant werden. Dabei müssen auch die individuellen Erfordernisse in bezug auf Kieferdynamik, Kontrolle des Kiefergelenks und damit die zu erreichende Höcker- und Inzisalkantenrelation bei der Vor- und Seitwärtsbewegung berücksichtigt werden. Darüber hinaus sind das neuro-muskuläre Gleichgewicht, die Weichteile sowie das zukünftige Knochenwachstum des Patienten zu beachten. Nur auf dieser Grundlage lassen sich klare Vorstellungen entwickeln, wann die Behandlung enden und die Retentionsphase beginnen soll.

Ursachen des Rezidivs

Es gibt verschiedene Ursachen für ein Rezidiv der Malokklusion. In der Reihenfolge ihrer Bedeutung lassen sie sich folgendermaßen klassifizieren:

a) Weiterbestehen von Habits. Die Habits, die zur Entwicklung einer Malokklusion geführt haben, waren im allgemeinen während eines bestimmten Lebensabschnitts des Patienten vorhanden und können auch nach der Behandlung wieder auftreten. Das Fortbestehen eines Habits gibt den entscheidenden Ausschlag zu einer schlechten Prognose des Behandlungsergebnisses. Wenn ein Habit nicht abgestellt werden kann, kommt es in der Regel zu einem Rezidiv.

Ein grundlegendes Merkmal der Technik der umgekehrten Verankerung ist die Anwendung von leichten Kräften, die progressiv von posterior nach anterior wirken. Hierdurch sind Habits und Parafunktionen deutlicher erkennbar als bei einem technischen Verfahren, in dem alle Zähne gleichzeitig bebändert werden und die mögliche Wirkung der Habits auf die Zahnbögen verborgen bleibt. Mit der Technik der umgekehrten Verankerung kann das Ergebnis eines durch Habits verursachten Falls sehr gut kontrolliert werden. Es ist jedoch unbedingt erforderlich, dem Patienten vor Behandlungsbeginn zu vermitteln, daß er diese Angewohnheiten aufgeben muß.

b) Kein Gleichgewicht zwischen Zahnbogen und umgebender Muskulatur. Wenn bei den abgeschlossenen Fällen die neue Zahnposition erreicht ist, muß eine Harmonie mit dem vor der Behandlung vorhandenen Muskelgleichgewicht gefunden werden. Wurde dieses Gleichgewicht durch die Behandlung verändert, ist mit Sicherheit anzunehmen, daß die Muskulatur wieder dieselbe oder eine ähnliche Lage zu den Zahnbögen einnimmt wie vor der Behandlung.

c) Unvollkommene Behandlungsergebnisse. Die Behandlung muß mit dem vorgesehenen Ergebnis abgeschlossen werden. Wenn die neutrale Verzahnung nach Beendigung der Behandlung nicht konsolidiert werden konnte, endet in vielen Fällen die Molaren- und Eckzahnrelation auf einer oder beiden Seiten in einer Höcker-Höcker-Relation. Mögliche Ursachen sind eine Fehldiagnose, eine ungeeignete Behandlungsmethode oder eine unzureichende Mitarbeit des Patienten. In solchen Fällen besteht eine große Wahrscheinlichkeit, daß beim Durchbruch der zweiten bleibenden Molaren die ursprüngliche Malokklusion wieder auftritt.

d) Rezidivbegünstigendes Wachstum nach der Behandlung. Dies ist häufig bei Fällen der Klasse III zu beobachten, in denen nach der kieferorthopädischen Behandlung noch Wachstumsansätze vorliegen, wodurch das Behandlungsergebnis des Falles gefährdet wird. Die

Prognose ist noch ungünstiger in Fällen, in denen die Wachstumsrichtung des Unterkiefers eine vertikale Komponente besitzt.

Der Grad des umgekehrten frontalen Überbisses vor der Behandlung, die Achsenneigung der unteren und oberen Inzisivi, die vergleichende Analyse verschiedener aufeinanderfolgender kephalometrischer Aufnahmen, die den Vektor des Unterkieferwachstums aufzeigen können, sowie eine gute Familienanamnese sind die besten Hilfsmittel des Kieferorthopäden, um diese Problematik zu erkennen.

Auch in Fällen der Klasse II, in denen durch das noch nicht abgeschlossene Wachstum ein Engstand im Unterkiefer-Frontzahnbereich entstand, kann ein Rezidiv auftreten. Dies ist vor allem dann möglich, wenn diese Fälle mit leichtem Überbiß und einer Klasse-I-Verzahnung abgeschlossen wurden. Dann werden die unteren Inzisivi mit zunehmendem Wachstum – vor allem bei horizontaler Wachstumsrichtung – als Folge der Krafteinwirkung vom Unterkiefer gegen die oberen Inzisivi gepreßt. Wird bei gleichbleibendem Überbiß die inzisale Stufe reduziert, kommt es durch Rotationen und Kippungen zu einem Engstand. Dies ist ein beunruhigendes Anzeichen, weil der Kieferorthopäde in einer derartigen Situation mit Retentionsapparaturen bereits nichts mehr ausrichten kann. Die Lösung besteht darin, die Fälle mit einer sorgfältigen Korrektur des Überbisses abzuschließen, wobei dieser vor der Korrektur der inzisalen Stufe behandelt wird.

Die oben beschriebenen Probleme sind auf mangelnde Sorgfalt des Kieferorthopäden zurückzuführen. Das nach der Behandlung eintretende Wachstum muß nämlich keine nachteiligen Folgen haben. Zu diesem Zeitpunkt wird die Klasse-I-Okklusion bereits konsolidiert, und das Profil verbessert sich in der Regel im Lauf der Zeit. Dies gilt auch für Fälle, in denen der untere Zahnbogen gut ausgeformt ist und nur im Oberkiefer eine Distalbewegung mit einem extraoralen Gerät erforderlich wird. In diesen Fällen muß sich der Arzt ganz darauf konzentrieren, den tiefen Biß zu verringern und gleichzeitig den unteren Zahnbogen mit einer passiven Apparatur zu stabilisieren, damit dort kein Engstand auftritt. Das Gerät der Wahl ist hier ein passiver Lingualbogen, der von den Molarenbändern getragen wird.

e) Mangelhafte Parallelisierung der Wurzeln. Viele Kieferorthopäden und angesehene Autoren von kieferorthopädischen Lehrbüchern sind der Ansicht, daß bei guter Behandlung keine Retention erforderlich ist. Dies trifft sicherlich zu, vor allem in Fällen, in denen eine perfekte Parallelisierung (der Wurzeln) erreicht wurde. Diese perfekte Zahnachsenposition muß vor allem an den Prämolaren und Eckzähnen vorhanden sein, weil diese Zähne der Extraktionslücke benachbart sind. Falls die Lücke kippend geschlossen wurde, kann durch eine Aufrichtung eine neue Lücke entstehen. Bei einem derartigen, unvollkommen behandelten Fall ist es durchaus möglich, daß auch die vertikale Stufe nicht richtig korrigiert wurde. Dann kommt es außer dem erneuten Öffnen der Extraktionslücken noch zur Bildung von funktionellen Lücken im Oberkiefer. Um in diesen Fällen die Stabilität zu gewährleisten, sollte die Achsenneigung der Eckzähne und Prämolaren überkorrigiert werden, so daß ein eventuelles Rezidiv zu einer korrekten Zahnstellung mit parallelen Wurzeln führt.

Bei den unteren Eckzähnen muß sich die Wurzelspitze deutlich distal zur Zahnkrone befinden, um Mesialdrift und Engstand der Inzisivi zu verhindern. Hierzu werden die Brackets der unteren Eckzähne mit einer Angulation von 6 Grad aufgeklebt, was die Mesialneigung der Krone unterstützt. In labiolingualer Richtung muß die Wurzelspitze der unteren Eckzähne weiter vestibulär zu liegen kommen als die Zahnkrone. Andernfalls kippt die Zahnkrone aus ihrer vestibulären Lage nach lingual, und es kommt zu einem Platzmangel im Bereich der unteren Eckzähne. Aus diesem Grund wird in den rechtwinkeligen Bogen ein bukkaler Wurzeltorque von 6 Grad für die unteren Eckzähne eingebogen. Die Wurzeln der unteren Inzisivi dürfen sich nicht berühren und sollen in bezug auf die Zahnkronen eine fächerförmige Stellung aufweisen. Zur Prüfung der korrekten Wurzelposition gibt es keine bessere Methode als die intraorale Röntgenaufnahme, die in diesem Punkt einen weiteren Nutzen für die Behandlung bietet.

f) Eigenschaften des parodontalen Gewebes. Die Druck- oder Zugkräfte der Zahnbewegung wirken direkt auf die parodontalen Fasern, die entsprechend der jeweiligen Bewegung komprimiert oder gedehnt werden. Das parodontale Gewebe zeigt eine elastische Reaktion, auch wenn es eigentlich nicht aus elastischen Fasern besteht, sondern ein kollagenes Gewebe ist. Diese Fasern können zahlreiche biologische Informationen speichern und insgesamt als elastische Strukturen wirken, um ihre ursprüngliche Form im Hinblick auf Orientierung, Kompression oder Ausdehnung wiederherzustellen.

Hier sollen weder die histologischen Grundlagen noch die entsprechenden Theorien dargelegt werden. Es wird jedoch auf die große Bedeutung hingewiesen, welche die transseptalen Fasern für die Entstehung von Rezidiven nach Intrusionsbewegung haben. Diese Fasern verlaufen innerhalb der Alveolarkämme. Wenn bei der Zahnintrusion keine Resorption dieser Alveolarkämme eintritt, dann wird aus ihrer horizontalen Ausrichtung eine schräge Ausrichtung, und ihre Länge vergrößert sich. Die Fasern streben in ihre ursprüngliche Position zurück und bewirken eine erneute Extrusion der Zähne

Die intraalveolären Fasern werden je nach ihrer Ausrichtung in vier Gruppen eingeteilt und spielen bei Rotationsbewegungen von einwurzeligen Zähnen eine wichtige Rolle. Bei dieser kieferorthopädischen Bewegung werden die Fasern nämlich über einen längeren Zeitraum gedehnt, weil sich die mit den Fasern verbundenen Gewebeelemente neu organisieren müssen. Wenn die Retentionszeit zu kurz ist und die Retraktionskapazität dieser Fasern nicht ausreichend berücksichtigt wird – z.B. durch eine Überkorrektur – kommt es wahrscheinlich zu einem Rezidiv. Diese Gewebeveränderungen erfordern Zeit. Plant der Kieferorthopäde sie bereits vorher ein, kann er Probleme am Ende der Behandlung vermeiden, wenn die Mitarbeit des Patienten allmählich nachläßt. Aus diesen Überlegungen läßt sich ableiten, daß tiefer Biß, Rotationen und Lückenschluß bereits zu Beginn der Behandlung korrigiert werden und eine gewisse Überkorrektur erfahren sollten. Dann kann die übrige Zeit für das Halten dieser Positionen gegenüber den parodontalen Rezidivkräften genutzt werden.

g) Zahnanatomie und fehlerhafte sagittale und transversale Kompensationskurven. Geht man davon aus, daß eine funktionell ausgeglichene Okklusion nach einer kieferorthopädischen Behandlung vorhanden sein sollte, muß man die Rolle der Zahnanatomie und ihrer Okklusionskurve in Betracht ziehen. Jeder Zahn hat einen bestimmten Platz im Zahnbogen. Darüber hinaus müssen seine Wurzeln eine korrekte Neigung aufweisen und genügend im Alveolarknochen verankert sein. Gleichzeitig müssen die Okklusionsebenen mit den Höckerneigungen im Seitenzahnbereich harmonieren.

Bei der Behandlung einer Distalbißlage (mit Extraktion) ist das bestehende Verhältnis zwischen Überbiß und inzisaler Stufe von großer Bedeutung. Wenn dieses Verhältnis bei Behandlungsende vergrößert ist, werden die Vorschubbewegungen des Unterkiefers durch die oberen Inzisivi behindert. Dies ist vor allem dann der Fall, wenn die Zwölfjahrmolaren, die mit ihrer Höckerneigung eine mögliche Überlastung der Frontzähne auffangen, noch nicht durchgebrochen sind. Auch das Kiefergelenk darf nicht außer acht gelassen werden. Bei korrekter Interkuspidation kann eine Dysharmonie zwischen den anatomischen Abhängen der Zahnhöcker und der Kondylarbahnneigung des Gelenks Beschwerden verursachen. In diesen Fällen reagiert das Kiefergelenk häufig mit Knacken, Knirschen und Gelenkschmerzen, die zu einem ständigen Trauma und damit langfristig zu Arthritis und Degeneration führen können. Der Kieferorthopäde darf diese Symptome einer Dysharmonie zwischen Zahnstellung und Position der Kiefergelenke nicht unbeachtet lassen und auf Kosten der Physiologie des stomatognathen Systems lediglich eine Ausrichtung der Zähne anstreben.

h) Durchbruch der dritten Molaren. Der Durchbruch der dritten Molaren ist für die Rezidivierung nach kieferorthopädischen Behandlungen von Bedeutung, vor allem in Fällen mit Extraktionen. Es wird darauf hingewiesen, daß Weisheitszähne, welche die Behandlung beeinträchtigen könnten, während der Retentionszeit röntgenologisch beobachtet werden sollten, um zum geeigneten Zeitpunkt eine Extraktion durchzuführen. Häufig bestehen unerfahrene Ärzte darauf, daß das Rezidiv in einem schlecht oder unvollkommen behandelten Fall vom Durchbruch der Weisheitszähne verursacht worden sei. Die dritten Molaren sollten als Rezidivfaktoren nicht überschätzt werden. Sie wurden in vielen Fällen für Rezidive verantwortlich gemacht, in denen sie keinerlei Rolle spielten.

Rezidivsymptome bei bestimmten Zahnbewegungen

Bewegungen in sagittaler Richtung

Diese Bewegung ist bei der Behandlung von Malokklusionen der Klasse II und III, von anterioren Kreuzbissen und von Fällen mit bialveolärer Protrusion von Bedeutung.

In Fällen der Klasse II/1, müssen die Höcker der Molaren und Eckzähne in eine vollkommene Klasse-I-Verzahnung gebracht werden, in der die retrale Kontaktposition mit der Interkuspidationsposition übereinstimmt. Wenn anstelle der erforderlichen Retrusion des Oberkiefers eine Protrusion des Unterkiefers erfolgte, findet man eine Diskrepanz zwischen retraler Kontaktposition und Interkuspidationsposition. Die Folge ist, daß nach Behandlungsabschluß ein Rezidiv eintritt.

Um dieses Problem zu vermeiden, ist eine gute Diagnostik erforderlich. Die bedenkenlose Verwendung von Klasse-II-Gummizügen oder sonstigen kieferorthopädischen Apparaturen zur Vorverlagerung des Unterkiefers kann ein neues Rezidiv verursachen.

Bei Malokklusionen der Klasse III gibt es Fälle, die skelettal fixiert sind. Diese Fälle müssen chirurgisch behandelt werden und stehen hier nicht zur Debatte. Die Fälle, in denen eine alleinige kieferorthopädische Behandlung möglich ist, haben eine günstigere Prognose, wenn ein sicherer frontaler Überbiß vorliegt. Dieser Überbiß, der eine Art Selbstretention darstellt, bedeutet jedoch nicht, daß der Fall bis zum Ende des Skelettwachstums ohne Beobachtung bleiben kann. Es ist nämlich möglich, daß das Wachstum im Unterkiefer proportional stärker ist als im Oberkiefer. In der Regel haben Malokklusionen der Klasse III ohne gesicherten Überbiß eine schlechte Prognose, weil die Rezidivneigung sehr hoch ist.

Bei anterioren Kreuzbissen kommt es normalerweise nach Behandlungsabschluß nicht zu einem Rezidiv, weil der regelrechte frontale Überbiß sich selbst vor einem Rezidiv schützt. Hier seien noch die anterioren Kreuzbisse bei Gaumenspalten mit einer Hypoplasie der Prämaxilla erwähnt. Die hierbei auftretenden Spannungen durch die Narbenzüge können ein Rezidiv verursachen, wenn sie nicht chirurgisch beseitigt werden.

Bewegungen in vertikaler Richtung

Diese Bewegungen sind zur Behandlung von Dysgnathien mit tiefem oder offenem Biß notwendig. Im ersten Fall hängt die Stabilität des korrigierten Überbisses von der Bißhöhe in den Stützzonen ab, die sich normalerweise mit dem Durchbruch der zweiten Molaren erhöht. Dabei darf die Ruheschwebelage nicht außer acht gelassen werden. Die Muskellage sollte nicht beeinträchtigt werden, weil der Überbiß sonst nur unzureichend korrigiert wird und die Muskeln selbst ein Rezidiv verursachen.

Bei frontal tiefen Bissen, die nicht durch Extrusion der Seitenzähne behandelt werden können, muß eine Intrusion der Frontzähne erfolgen. Es ist ratsam, die Labialflächen der Inzisivi und ihre Beziehung zur Oberlippe zu beachten. Für eine funktionelle Stabilität ist es erforderlich, daß die Kontaktpunkte mit den Antagonisten möglichst nahe an den Inzisalkanten liegen und daß der Interinzisalwinkel möglichst klein ist. Diese beiden Faktoren müssen einerseits mit der perioralen Muskulatur im Gleichgewicht stehen, welche die durch den Zungendruck verursachte Labialkippung der oberen Frontzähne neutralisiert. Andererseits müssen sie mit der Zungenlage harmonisieren, die eine mögliche Lingualkippung durch den Druck der perioralen Muskulatur ausgleicht. Für die Prognose, ob ein Rezidiv nach Tiefbißkorrektur auftritt, muß die erbliche Komponente berücksichtigt werden. Denn die Tiefbißkorrektur ist stark rezidivgefährdet.

Eine Prognose für die Stabilität von behandelten offenen Bissen ist problematisch. Fälle, die auf Habits zurückzuführen sind, z.B. Daumenlutschen etc., sind nach Abgewöhnung unproblematisch. Beim viszeralen Schlucken oder Lippenbeißen ist die Prognose recht gut, wenn die Normalfunktion wiederhergestellt wird. Schlechtere Prognosen gelten für offene Bisse infolge einer Makroglossie. Das ständige Einwirken von schädlichen Habits auf die Apparaturen kann durch das Hin- und Herbewegen der Zähne eine Wurzelresorption verursachen.

Bewegungen in transversaler Richtung

Die Bewegungen auf dieser Ebene gehören zum Kapitel der Expansionsbewegung, die in der kieferorthopädischen Behandlung sehr häufig falsch angewandt wurde. Im allgemeinen wird die Expansion bevorzugt im Oberkiefer durchgeführt, weil der Unterkiefer für diese kieferorthopädische Bewegung weniger geeignet ist.
Bei bilateralem Kreuzbiß ist die forcierte – langsame oder schnelle – Expansion mit langer Retentionszeit akzeptabel. Es ist jedoch unbedingt erforderlich, Habits wie Wangenbeißen oder -pressen oder Mundatmung abzustellen, die im allgemeinen mit diesem Syndrom einhergehen.
Bei einseitigen Kreuzbissen, die auf einen Frühkontakt oder eine transversale Diskrepanz zwischen Ober- und Unterkiefer zurückzuführen sind, gibt es bei Korrektur durch Dehnung normalerweise keine Rezidivprobleme. Die korrigierte Okklusion hat gleichzeitig einen Retentionseffekt.
Bei Kreuzbissen, die darauf zurückzuführen sind, daß der Patient die Gesichtsseite, auf der die maxilläre Kompression vorliegt, mit der Hand abstützt, muß zunächst das Habit abgewöhnt und anschließend die Expansionsapparatur eingesetzt werden. Es ist zu beachten, daß nach Expansion im Oberkiefer durch eine gute Interkuspidation die Retention erfolgt, die apikale Basis jedoch immer ihre ursprüngliche transversale Dimension zurückgewinnen muß.

Technik der aktivierbaren Retention

Der Ausdruck Retention enthält häufig das statische Konzept der Erhaltung von erreichten Ergebnisse. In Wirklichkeit verändern sich die dentomaxillären Strukturen jedoch ständig. Stellungsabweichungen treten nicht ausschließlich nach einer Behandlung auf. Auch unbehandelte Fälle sind im Laufe der Zeit Veränderungen unterworfen. Bei der Planung der Retentionszeit sollte ein dynamisches Konzept zugrunde gelegt werden, und das angewandte mechanische Verfahren sollte ausreichend flexibel sein, um aktiviert werden zu können.
Die Retention umfaßt ein umfangreiches Arbeitsgebiet in der abschließenden kieferorthopädischen Behandlung. Die Arbeit des Arztes endet nicht mit dem Absetzen der Behandlungsapparaturen. In vielen Fällen mit ungünstigen Wachstumstendenzen oder einer starken Rezidivneigung treten Schwierigkeiten auf, wenn das einmal erreichte Ergebnis erhalten werden soll. Hierzu ist eine Retention erforderlich, die dieselbe Wirkungsrichtung hat wie die aktiven Behandlungspparaturen.
Die hier verwendeten Apparaturen heißen *aktivierbare Retentionsapparaturen*, und ihre Funktion besteht in einer Ergänzung der kieferorthopädischen Behandlung. Es muß jedoch klargestellt werden, daß diese Retentionsgeräte niemals eine unvollkommene Behandlung verbessern können. Sie können als inaktive Geräte entsprechend den Erfordernissen der korrigierten Malokklusion angefertigt werden und gestatten eine Aktivierung, falls an einem der Zähne eine Stellungsänderung auftritt.

Oberkiefer-Retainer

Der aktivierbare Oberkiefer-Retainer besitzt Protrusionsfedern, die für kleine Korrekturen im Oberkiefer-Frontzahnbereich aktiviert werden können. Er besteht aus einer Kunststoffplatte, die durch zwei bzw. vier Adams-Klammern und einen Labialbogen verankert wird; vier offene Protrusionsfedern können nach Bedarf aktiviert werden.

Der Labialbogen hat eine Stärke von 0,7 mm. Er verläßt die Kunststoffbasis im Interdentalraum zwischen Eckzähnen und ersten Prämolaren. Er ist ähnlich einer U-Schlaufe geformt, die im mittleren Kronendrittel des Eckzahnes in eine Rückholschlaufe übergeht. Der Labialbogen liegt den Frontzähnen positiv an (Abb. 17-2d).

Vier Protrusionsfedern aus 0,7 mm dickem Draht werden passiv eingesetzt und berühren die palatinale Seite der Inzisivi, was eine passive Retentionswirkung hat, die gleichzeitig aktiviert werden kann. Dies hat den Vorteil, daß kleinere Stellungskorrekturen an den oberen Inzisivi noch vorgenommen werden können. Falls der Patient die Apparatur für eine bestimmte Zeit nicht trägt und kleinere Rotationen entstehen, können die lingualen Federn aktiviert werden und die korrigierte Position problemlos wiederherstellen. Der aktivierbare Oberkiefer-Retainer wird mit Adams-Klammern verankert, die aus 0,7 mm starkem Draht hergestellt sind (Abb. 17-1a bis c).

In Fällen, in denen keine Extraktion der ersten Prämolaren erfolgt ist, verfügt der Retainer über zwei weitere Adams-Klammern für die oberen ersten Prämolaren. Zum Tragekomfort sollte der Kunststoffkörper möglichst dünn sein. In der Mitte des Gaumens befindet sich in Höhe der Eckzähne ein Loch, das als Bezugspunkt für die korrekte Zungenlage beim Schlucken dient.

Unterkiefer-Retainer

Der für den Unterkiefer entwickelte Retainer geht auf die Crozat-Apparatur zurück. Seine bequeme Handhabung beruht darauf, daß er in erster Linie aus Draht besteht, der auf der lingualen Seite des unteren Zahnbogens entlangläuft.

Der aktivierbare Unterkiefer-Retainer besteht aus zwei kleinen Kunststoffbasen, die sich lingual der ersten Molaren befinden und die Drahtenden der Apparatur aufnehmen. Der zentrale Bügel besteht aus einem 1,1 mm starkem Draht und verbindet die beiden Seiten der Apparatur. Er geht von der Querfissur des unteren Molaren aus, wo er als Auflage fungiert, beschreibt eine Biegung nach gingival und 2 mm unterhalb des Zahnfleischrandes eine Biegung nach mesial. Dann läuft er an der Innenseite 1 mm von der Alveolarmukosa entfernt auf die Gegenseite des Zahnbogens, wobei das Zungenbändchen durch eine U-förmige Biegung umgangen wird.

Die Verankerung erfolgt mit Hilfe von zwei Adams-Klammern aus 0,7 mm starkem Draht. Das aktivierbare Drahtelement besteht aus zwei Armen, deren Enden im Kunststoffkörper verankert sind. Diese laufen nach mesial und liegen lingual den Prämolaren im mittleren Kronendrittel an. Zwischen Eckzahn und erstem Prämolaren beschreiben sie eine Biegung um 180 Grad, wobei sich die beiden Drähte berühren.

Im Interdentalraum zwischen den beiden Prämolaren verläuft der Bogen nach gingival, umgibt den Zahn in einer weiten, runden Schlaufe, steigt wieder

Technik der aktivierbaren Retention

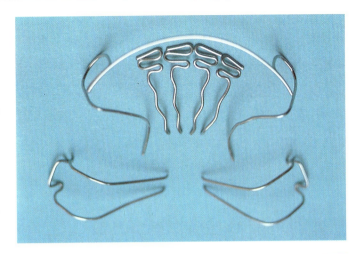

Abb. 17-1a Metallelemente des semiaktiven Oberkiefer-Retainers. Der Labialbogen beschreibt im mittleren Drittel der Eckzahnkrone eine Biegung um 180 Grad und ermöglicht so eine Kontrolle der Zahnstellung. Die Protrusionsfedern müssen aus 0,7 mm starkem Draht gefertigt sein; sie sollen nicht die ganze Zahnbreite erfassen. Die Adams-Klammern werden wie alle anderen Drahtelemente der Apparatur ebenfalls aus 0,7 mm starkem Draht gefertigt.

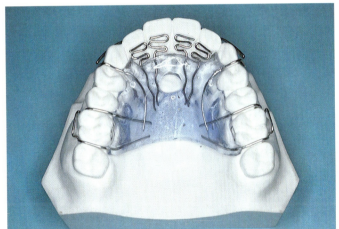

Abb. 17-1b Okklusalansicht des fertigen semiaktiven Oberkiefer-Retainers, der im Modell eingesetzt wurde.

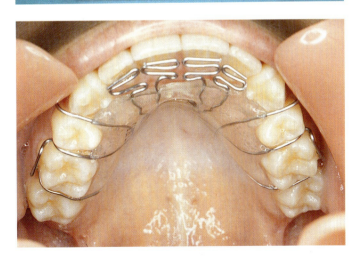

Abb. 17-1c Okklusalansicht des semiaktiven Oberkiefer-Retainers im Mund des Patienten.

219

in Richtung Eckzahn an und macht in seinem mittleren Drittel eine scharfe Biegung nach mesial. Dann setzt er sich in einer harmonischen Kurve auf der lingualen Seite der Eckzähne über deren Tuberculum fort (Abb. 17-2a bis d).

In der Regel hat der aktivierbare Unterkiefer-Retainer keinen Labialbogen, weil ein Rezidiv – erneuter Engstand – durch die linguale Haltefunktion allein verhindert werden kann. Die aktivierbaren Arme des Unterkiefer-Retainers bestehen aus 0,9 mm starkem Draht. Wenn ein Labialbogen benötigt wird, wird er aus 0,7 mm starkem Draht angelötet. Er hat dann dieselbe Konfiguration wie der Oberkiefer-Retainer.

Dieses Retentionsgerät besitzt verschiedene Vorteile: Es läßt sich leicht anfertigen und reparieren, problemlos reinigen, und aufgrund seiner bequemen Anwendung ist die Akzeptanz des Patienten hoch.

In biomechanischer Hinsicht wird die Apparatur ursprünglich passiv auf dem Modell des behandelten Falls konstruiert und bevorzugt als Retainer eingesetzt. Durch die Aktivierungsmöglichkeit hat sie eine doppelte Funktion:

a) Sie ermöglicht die erneute Korrektur von Fällen, in denen sich während der Retentionszeit die Stellung der unteren Inzisivi verändert hat.

b) In Fällen ohne Extraktion, die ursprünglich einen leichten Engstand im Unterkiefer aufwiesen, kann dieser Engstand in wenigen Monaten mit diesem Retentionsgerät korrigiert werden. Anschließend wird die Harmonie des Unterkieferzahnbogens mit Hilfe eines idealen Lingualbogen erhalten, der mit zwei Bändern an den unteren ersten Molaren verankert wird.

Abschließend läßt sich sagen, daß die Retention in den meisten Fällen erforderlich ist. Die Art der Retention wird individuell bestimmt und muß von Beginn der Behandlung an geplant werden. Daher wurde ein Gerät entwickelt, das die Möglichkeit bietet, das statische Retentionsverfahren mit Hilfe der *aktivierbaren Retention* in ein dynamisches Konzept zu verwandeln.

Technik der aktivierbaren Retention

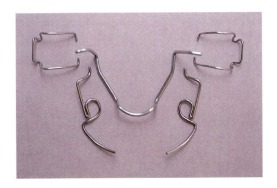

Abb. 17-2a Drahtelemente des semiaktiven Unterkiefer-Retainers. Der hierfür verwendete runde Draht hat folgende Stärken: zentraler Bügel 1,1 mm, Lingualfedern 0,9 mm, Adams-Klammern 0,7 mm.

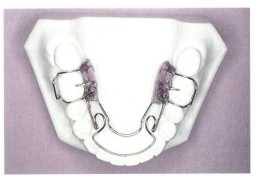

Abb. 17-2b Okklusalansicht des fertigen semiaktiven Unterkiefer-Retainers nach Einsetzen in das Modell.

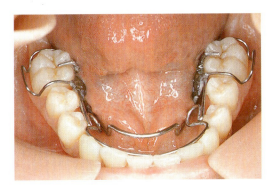

Abb. 17-2c Okklusalansicht des semiaktiven Unterkiefer-Retainers im Mund des Patienten.

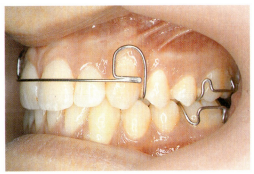

Abb. 17-2d Im Mund eingesetzte semiaktive Unter- und Oberkiefer-Retainer. Man erkennt den oberen Labialbogen und seine Eckzahnschlaufe, womit die Position dieses Zahns kontrolliert werden soll. Im Unterkiefer-Retainer sind auf der vestibulären Seite nur die Adams-Klammern zu erkennen.

Kapitel 18

Schlußfolgerungen

In diesem Buch wurde ein Behandlungsverfahren dargestellt, das Diagnose und Behandlungsziel in eine geordnete Methode integriert, die sich auf alle Malokklusions-Typen übertragen läßt.

Schwerpunkt ist hierbei ein System, das die Anwendung der quantitativen Darstellungsweise der Mathematik auf kieferorthopädische Probleme ermöglicht. Erst durch diese Darstellungsweise können Verbindungen zwischen dem Problem selbst, dem Behandlungsziel und der verwendeten Methode hergestellt werden. Mit Hilfe der Mathematik kann man diese Zusammenhänge aufzeigen, die realen Gegebenheiten des Falles bewerten, eine problemorientierte Darstellung entwickeln und die jeweilige Lösung formulieren.

Auf der Grundlage der Morphologie und der Quantifizierbarkeit der an einer Malokklusion beteiligten Variablen wurde eine einfache Methode beschrieben. Die hierbei verwendete Gleichung setzt die Variablen miteinander in Beziehung und läßt sich verallgemeinern. Darüber hinaus wurde eine Behandlungsmethode entwickelt, die aus zwei klar abgegrenzten Phasen besteht: der maxillären und der mandibulären Phase.

Die Verankerung nach dem Konzept von *Tweed* hat die meisten bisher beschriebenen Vierkantbogentechniken beeinflußt. Im Gegensatz zum herkömmlichen Verfahren wird in diesem Buch vorgeschlagen, mit der kieferorthopädischen Behandlung und der Verankerung im Oberkiefer zu beginnen. Dieses Behandlungskonzept ist eine fundamentale Voraussetzung für die Technik der umgekehrten Verankerung.

In diesem Buch werden drei Vorschläge für eine neue, rationale Behandlungsmethode formuliert:

1. Die Verankerung erfolgt zunächst im Oberkiefer, daher die Bezeichnung *umgekehrte Verankerung*.

2. Die geeignetste Reihenfolge für die individuellen Zahnbewegungen ist von posterior nach anterior, so daß man von einer *posterioanterioren Reihenfolge* sprechen kann.

3. Es wird ein mathematischer Zusammenhang definiert, der die Interaktion zwischen Verankerung und Bewegung bestimmt und als *Formel der umgekehrten Verankerung* bezeichnet wird.

Der erste Schritt der Technik der umgekehrten Verankerung besteht in der Vorbereitung der Verankerung im Oberkiefer. Die Zahnbewegung wird in posterioanteriorer Reihenfolge durchgeführt: Man beginnt posterior und setzt die Behandlung abschnittweise entsprechend dem Platzangebot nach anterior fort.

Im praktischen Teil des Buches werden die wichtigsten Apparaturen beschrieben, vor allem der konventionelle Vierkantbogen und seine Besonderheiten beim Einsetzen in den Mund des Patienten. Außer diesen grundlegenden Komponenten werden die Hilfsmechanismen beschrieben, welche die Malokklusionsbehandlung unterstützen und ergänzen, z.B. der Lingualbogen, der aktive Lingualbogen, der aktive Palatinalbogen, der maxilläre und der mandibuläre Labialbogen. Alle diese Geräte sind für die Vorbereitung und ergänzende Unterstützung der Technik der umgekehrten Verankerung von besonderer Bedeutung.

Die Behandlungsphasen für die verschiedenen Malokklusions-Typen mit und ohne Extraktion werden mit schematischen Darstellungen beschrieben und jeweils mit einer klinischen Abbildung ergänzt.

Im Kapitel über die Retention wird ein dynamisch-funktionelles Konzept für die Retentionsphase vorgestellt. Es werden die beiden verschiedenen Apparaturen beschrieben: der Oberkiefer-Retainer und der Unterkiefer-Retainer. Diese sind aktivierbar und enthalten einige Modifikationen, die sie von Apparaturen unterscheiden, welche im Zusammenhang mit dem statischen Retentionskonzept verwendet werden.

In der Kieferorthopädie als angewandter Wissenschaft wurde nach theoretischen Richtlinien gesucht, die sich bei der Behandlung von Dysgnathien in die Praxis umsetzen lassen. Es wurde versucht, einen Zusammenhang zwischen allgemeinen und individuellen Phänomenen zu finden. Bisher konnte ein und dieselbe kieferorthopädische Behandlungstechnik je nach Behandler zu sehr unterschiedlichen Ergebnissen führen. Hierdurch wurde sie zu einem unsicheren Verfahren.

Auf der Grundlage von morphologischen Kriterien und der Quantifizierbarkeit der bei der Malokklusion zusammenwirkenden Variablen wurde eine einfache Methode entwickelt, welche die Variablen mit einer Gleichung in Verbindung setzt. Darüber hinaus hat sie den Vorteil, daß sie sich – in Kombination mit der im Rahmen der Technik der umgekehrten Verankerung empfohlenen Reihenfolge der Zahnbewegung – verallgemeinern läßt. Die Gleichung wurde empirisch anhand einer zwanzigjährigen Erfahrung mit der umgekehrten Verankerung entwickelt.

Die abgeschlossenen Fälle wurden untersucht, und die Ergebnisse beweisen die Wirksamkeit dieser Methode. Es wurden 225 Patienten untersucht, die mit der Technik der umgekehrten Verankerung behandelt worden waren. In dieser Patientengruppe waren alle in der Praxis verbreiteten kieferorthopädischen Probleme vertreten. Als Ergebnis dieser Studie konnte aufgezeigt werden, daß zwischen den Variablen „C", „Dc" und „$E\overline{1}$" ein Zusammenhang entsprechend der Gleichung der umgekehrten Verankerung besteht:

$$C - Dc/2 - E\overline{1} = 0$$

Bei Bestimmung der Unbekannten „C" erhält man:

$$C = Dc/2 + E\overline{1}$$

Dieses mathematische Modell wird als *Formel der umgekehrten Verankerung* bezeichnet. Es setzt die Variablen miteinander in Verbindung und ist der Schritt von der Wiederholung eines Experiments zu einer mathematischen Formel, die sich verallgemeinern läßt.

Bei der Untersuchung der Fälle werden zwei Parameter bestimmt: die Zahnbreitendiskrepanz „Dc" und die kephalometrische Einstellung der unteren Inzisivi „$\overline{E1}$". Die Messung in Millimeter erfolgt mit Hilfe einer Schieb- oder Meßlehre. Wenn beide Variablen bekannt sind, läßt sich mit Hilfe der Formel der umgekehrten Verankerung der Abstand „C" bestimmen, um den die oberen Eckzähne distalisiert werden müssen.

Angesichts der Ergebnisse, die in der untersuchten Patientengruppe mit der Technik der umgekehrten Verankerung erzielt wurden, lassen sich folgende Schlußfolgerungen ableiten:

1. Die Technik ist einfach und grundlegend. Das Verfahren läßt sich in zwei getrennte Phasen unterteilen, die maxilläre und die mandibuläre Phase, wobei die erste vor der zweiten Priorität hat.

2. Die Technik ist systematisch. In jeder Phase werden vier Behandlungsschritte beschrieben, die in geordneter Form klassifiziert und für alle Phasen gleich sind:
   a) Posteriore Nivellierung
   b) Posteriore Retraktion
   c) Anteriore Nivellierung
   d) Anteriore Retraktion

3. Die Technik läßt sich verallgemeinern. Sie kann auf die Behandlung der verschiedenen Dysgnathieformen mit oder ohne Indikation zur Extraktion angewandt werden.

Die Gleichung der umgekehrten Verankerung wird als Formel zur quantitativen Bewertung der individuellen Behandlungsmerkmale vorgestellt. Die Variable „C" wird definiert. Sie geht aus der Gleichung hervor und wird mit einer Schieb- oder Meßlehre im Mund des Patienten gemessen. Für die Behandlung enthält diese Variable „C" folgende Möglichkeiten:

a) Bestimmung des Verankerungsbedarfs im Oberkiefer.

b) Kontrolle dieser Verankerung während der verschiedenen Behandlungsphasen.

c) Überprüfung der Behandlung in bezug auf das geplante Behandlungsziel.

Es wird die Differential-Einstellung der unteren Inzisivi beschrieben. Dieser Wert gibt die am Ende der Behandlung erreichte Positionsveränderung in Millimeter an.

Der maxilläre Labialbogen, der als Hilfsgerät für die Behandlung von Malokklusionen der Klasse III beschrieben wird, ist ein zuverlässiges Element für die Verankerung. Die extraorale zervikale Verankerung, die zusammen mit Kauübungen verwendet wird, ist ebenfalls ein wirksames Verankerungselement.

Da die Zahnbewegungen im Unterkiefer in der zweiten Behandlungsphase eingeleitet werden, bleibt der Punkt der unteren Inzisivi bis zur mandibulären Phase in seiner ursprünglichen Position. Damit ist er ein konstanter Bezugspunkt für den Kliniker und macht einen ständigen Vergleich mit den Ausgangsmodellen überflüssig.

Die Möglichkeit einer quantitativen Bewertung des Falls in jeder Behandlungsphase kann für die Ausbildung im Krankenhaus oder in der Universität von Vorteil sein, weil dort eine ständige Überprüfung erforderlich ist. Die Assistenten müssen nur in Ausnahmefällen beraten werden, weil sie die realen Variablen im Mund des Patienten gemessen und in die Gleichung der umgekehrten Verankerung eingesetzt haben und damit mögliche Fehler im Behandlungsverlauf erkennen können.

Die Ergänzung der Verankerung ist eine Möglichkeit, angesichts eines versehentlichen Verankerungsverlusts den normalen Behandlungsverlauf wiederherzustellen und damit ein gutes Behandlungsergebnis sicherzustellen.

Einer der Vorteile der Technik der umgekehrten Verankerung ist die mögliche Kontrolle der Behandlung mit Hilfe einer quantifizierbaren Methode. Die einzelnen Behandlungsschritte sind klar abgegrenzt. Abgesehen von der wissenschaftlichen Vorgehensweise kann auch der gesunde Menschenverstand eingesetzt werden, weil keine vorgefertigte Mechanik verwendet werden muß, und es dem Arzt überlassen bleibt, welche Diagnosemethode er anwendet und wie er die Apparaturen einsetzt. Die Dauer der Behandlung wird durch das hier vorgeschlagene neue Behandlungsverfahren nicht verlängert.

Das Ordnungsprinzip der einzelnen Schritte ist so einfach, daß es für die Eltern und den Patienten selbst leicht verständlich ist. Das Vertrauen wird erhöht, weil die versprochenen Behandlungsergebnisse logisch dargestellt werden und auch für Laien verständlich sind. Die einzelnen Phasen lassen sich leicht verfolgen, und der Patient wird aktiv an der Behandlung beteiligt und durch den nachweislichen Behandlungsfortschritt sowie durch den vorhersehbaren Behandlungserfolg motiviert.

Das Ergebnis ist eine einfache und einheitliche Theorie auf der Grundlage einer quantitativen Darstellungsweise. Sie ermöglicht fundierte Entscheidungen und wirkt der Versuchung einer empirischen Improvisation in der täglichen kieferorthopädischen Praxis entgegen.

Bibliographie

Adams, C. P. *Diseño y construcción de aparatos ortodóncicos removibles*. Buenos Aires, Mundi, 1961.

Adams, C. P., Ahlgren, J. & Bendeus, M. *Opus Honorarium, Anders Lundstrom*. Jonkoping, Swedish Dental Journal, 1982.

Ahlin, J. H., White, G. E., Tsamtsouris, A. & Saadia, M. *Maxillofacial Orthopedics: A Clinical Approach for the Growing Child*. Chicago, Illinois, Quintessence Publishing Co., 1984.

Allain, P. Avrane, C. & Benoist, M. *Orthopédie dento-maxillo-faciale fonctionelle et de croissance*. Paris, Julien Prélat, 1980.

Andreasen, G. F. Selection of the square and rectangular wires in clinical practice, *The Angle Orthodontist*. 1972, 42: 81-82.

Angle, E. H. The latest and best in orthodontic mechanism, *Dental Cosmos*. 1929, 71: 260-270.

Artun, J. & Krogstad, O. Periodontal status of mandibular incisors following excesive proclination, *American Journal of Orthodontics*. 1987, 91: 225-232.

Arvistas, M. G. Nonextraction treatment of Class II, Division 1 malocclusions, *American Journal of Orthodontics*. 1985, 88: 380-395.

Baldini, G., Haack, D. C. & Weinstein, S. Bilateral bucolingual forces produced by extraoral traction, *The Angle Orthodontist*. 1981, 51: 301-318.

Barrett, R. H. & Hanson, M. L. *Oral Myofunctional Disorders*. Saint Louis, Missouri, The C. V. Mosby Company, 1974.

Barton, J. J. A cephalometric comparison of cases treated with edgewise and Begg techniques, *The Angle Orthodontist*. 1973, 43: 119-126.

Beazley, W. W. Assessment of mandibular arch length discrepancy utilizing an individualized arch form, *The Angle Orthodontist*. 1971, 41: 45-54.

Begg, P. R. *Begg Orthodontic Theory and Technique*. Philadelphia, W. B. Saunders Company, 1965.

Ben-Bassat, Y., Baumrind, S. & Korn, E. L. Mandibular molar displacement secondary to the use forces to retract the maxilla, *American Journal of Orthodontics*. 1986, 89: 1-12.

Bishara, S. E., Peterson, L. C. & Bishara, E. C. Changes in facial dimensions and relatioships between the ages of 5 and 25 years, *American Journal of Orthodontics*. 1984, 85: 238-252.

Boester, C. H. & Johnston, L. E. A clinical investigation of the concepts of differential and optimal force in canine retraction, *The Angle Orthodontist*. 1974, 44: 113-119.

Boone, G. N. Archwires designed for individual patients, *The Angle Orthodontist*. 1963, 33: 178-185.

Broadbent, B. J. Sr., Broadbent, B. J. Jr. & Golden, W. H. *Bolton Standards of Dentofacial Developmental Growth*. Saint Louis, Missouri, The C. V. Mosby Company, 1975.

Broussard, G. J., Broussard, C. J., Buck, R. H. & Shia, G. J. Clinical applications of the Broussard auxilliary edgewise bracket, *American Journal of Orthodontics*. 1964, 50: 881-889.

Buchner, H. J. Effect of facial growth upon orthodontic treatment, *The Angle Ortodontist*. 1967, 37: 59-80.

Burkland, G. A biomechanical view of maxillary denture position, *The Angle Orthodontist*. 1978, 48: 202-205

Carlson, D. S. *Craniofacial Biology*. Ann Arbor, Michigan, The University of Michigan, 1981

Carlson, D. S. & McNamara, J. A. *Muscle Adaptation in the Craniofacial Region*. Ann Arbor, Michigan, The University of Michigan, 1978.

Carrière, J. *Bases morfológicas del tratamiento con la técnica de anclaje inverso*. Tesis Doctoral. Universidad Central de Barcelona. 1987.

Chateau, M. *Orthopédie dento-faciale, bases fondamentales*. Paris, Julien Prélat, 1975.

Chateau, M. *Orthopédie dento-faciale, clinique, diagnostique et traitement*. Paris, Julien Prélat, 1975.

Cleall, J. F. & Begole, E. A. Diagnosis and treatment of Class II, Division 2 malocclusion, *The Angle Orthodontist*, 1982, 52: 38-60.

Closson, D. A. A method to obtain maximum profile improvement for gross facial disharmonies, *The Angle Orthodontist*. 1977, 47: 206-209.

Cole, H. J. Bodily retraction of maxillary incisors in extraction cases, *The Angle Orthodontist*. 1965, 35: 121-125.

Combes, M. J. *Les forces extra-orales en orthodontie*. Paris, Julien Prélat, 1979.

Dahlberg, A. A., Graber, T. M. *Orofacial Growth and Development*. La Haya, Mouton Publishers, 1977.

Deshayes, M. J. *Croissance cranio-faciale et orthodontie*. Paris, Masson, 1986.

Devicenzo, J. P. & Winn, M. W. Maxillary incisor intrusion and facial growth, *The Angle Orthodontist*. 1987, 57: 279-289.

Dewel, B. F. The ribbon arch, its influence in the development of orthodontic appliances, *The Angle Orthodontist*. 1981, 51: 263-268.

Bibliographie

Dickson, G. C. & Wheatly, A. E. *An Atlas of Removable Orthodontic Appliances*. Londres, Pitman Publishing Ltd., 1978.

Dougherty, H. L. The effect of mechanical forces upon the mandibular buccal segments during orthodontic treatment, Part II, *American Journal of Orthodontics*. 1968, 54: 83-103.

Duyzings, J. A. C. *Orthodontische apparatuur*. Amsterdam, Dental Depot A,M Disselkoen, 1954.

Ellis, E. III & McNamara, J. A. Jr. Cephalometric evaluation of incisor position, *The Angle Orthodontist*. 1986, 4: 324-343.

Enlow, D. H. *The Human Face*. New York, Hoeber, Harper & Row, 1968.

Finnoy, J. P., Wisth, P. J. & Boe, O. E. Changes in soft tissue profile during and after orthodontic treatment, *European Journal of Orthodontics*. 1987, 9: 68-78.

Fischer, B. *Clinical Orthodontics. A Guide to the Sectional Method*. Philadelphia, W. B. Saunders Company, 1957.

Fogel, M. S. & Magill, J. M. The combination technique, a system of controlled light-wire therapy, *American Journal of Orthodontics*. 1963, 49: 801-825.

Forsberg, C. M. & Odenrick, L. Changes in the relationship between the lips and aesthetic line from eight years to age of adulthood, *European Journal of Orthodontics*. 1979, 1: 265-270.

Forsberg, C. M. & Hellsing, E. The effect of a lingual arch appliance with anterior bite plane in deep overbite correction, *European Journal of Orthodontics*, 1984, 6: 107-115.

Fränkel, R. *Ortopedia funcional de los maxilares y el vestíbulo bucal como base aparatológica*. Buenos Aires, Beta s. r. l., 1969.

Fränkel, R. *Técnica y manejo del regulador de función* Barcelona, Ed. Científico Médica, 1975.

Fuhrimann, S., Schupbach, A., Thuer, U. & Ingervall, B. Natural lip function in wind instrument players, *European Journal of Orthodontics*. 1987, 216-223.

Gabriel, H. F. Motivation of the headgear patient, *The Angle Orthodontist*. 1968, 38: 129-135.

Garner, L. D. Segmented arch technique, *The Journal of Clinical Orthodontics*. 1971, 5: 20-26.

Garner, L. D., Allai, W. W. & Moore, B. K. A comparison of frictional forces during simulated canine retraction of a continuous edgewise arch wire, *American Journal of Orthodontics*. 1986, 90: 199-203.

Gianelli, A. A., Goldman, H. M. *Biological Bases of Orthodontics*. Philadelphia, Lea & Febiger, 1971.

Gianelli, A. A., Arena, S. A. & Bernstein, L. A comparison of Class II treatment changes noted with the light wire, edgewise, and Frankel appliances, *American Journal of Orthodontics*. 1984, 86: 269-276.

Gjessing, P. Biomechanical design and clinical evaluation of a new canine-retraction spring, *American Journal of Orthodontics*. 1985, 87: 353-362.

Glenn, G., Sinclair, P. M. & Alexander, R. G. Nonextraction orthodontic therapy: Posttreatment dental and skeletal stability, *American Journal of Orthodontics*. 1987, 92: 321-328.

Graber, T. M. & Neumann, B. *Aparatología ortodóncica removible*. Buenos Aires, Panamericana, 1982.

Graber, T. M. *Current Orthodontic Concepts and Techniques*. Volumes I, II, Philadelphia, W. B. Saunders Company, 1969.

Graber, T. M., Rakosi, T. & Petrovic, A. G. *Dentofacial Orthopedics with Functional Appliances*. St. Louis, Missouri, The C. V. Mosby Company, 1985.

Graber, T. M. *Ortodoncia, principios y práctica*. Buenos Aires, Mundi S. A., 1965.

Graber, T. M. *Ortodoncia, teoría y práctica*. México D. F., Interamericana, 1974.

Graber, T. M. *Orthodontics, Principles and Practice*. Philadelphia, W. B. Saunders Company, 1972.

Grave, K. C., McKinnon, J. D. & Smart, L. N. Reality in orthodontics and a treatment approach for certain mallocclusions, *European Journal of Orthodontics*. 1981, 3: 41-47.

Greenspan, R. A. Reference charts for controlled extraoral force application to maxillary molars, *American Journal of Orthodontics*. 1970, 58: 486-491.

Gugino, C. A. *Orthodontic Philosophy*. Denver, Rocky Mountain, 1971.

Hambleton, R. S. The soft-tissue covering of the skeletal face as related to orthodontic problems, *American Journal of Orthodontics*. 1964, 50:405-420.

Harris, E. F., Vaden, J. L. & Williams, R. A. Lower incisor space analysis: A contrast of methods, *American Journal of Orthodontics*. 1987, 92: 375-380.

Harvold, E. P. *The Activator in the Interceptive Orthodontics*. St. Louis, Missouri, The C. V. Mosby Company, 1974.

Hellsing, E. & L'Estrange, P. Changes in lip pressure following extention and flexion of the head and at changed mode of breathing, *American Journal of Orthodontics*. 1987, 91: 286-294.

Hickham, J. H. Directional edgewise orthodontic approach, Part I, *The Journal of Clinical Orthodontics*. 1974, 8: 617-637.

Hickham, J. H. Directional edgewise orthodontic approach, Part II, *The Journal of Clinical Orthodontics*. 1974, 8: 679-708.

Higley, L. B. Some thoughts on cephalometrics and anchorage, *American Journal of Orthodontics*. 1950, 36: 135-147.

Hitchcock, P. *Orthodontics for Undergraduates*. Philadelphia, Lea and Febiger, 1974.

Hockell, J. L. *Orthopedic Gnathology*. Chicago, Illinois, Quintessence Publishing Company, 1983.

Holdaway, R. A. A soft-tissue cephalometric analysis and its use in orthodontic treatment planning, Part I, *American Journal of Orthodontics*. 1983, 84: 1-28.

Holdaway, R. A. A soft-tissue cephalometric analysis and its use in orthodontic treatment planning, Part II, *American Journal of Orthodontics*. 1984, 85: 279-293.

Horowitz, S. L. & Hixon, E. H. *The Nature of Orthodontic Diagnosis*. St. Louis, Missouri, The C.V. Mosby Company, 1966.

Hösl, E., Zachrisson, B. U. & Baldauf, A. *Orthodontics and Periodontics*. Chicago, Quintessence Books, 1985.

Hotz, R. *Ortodoncia clínica*. Barcelona, Ed. Científico Médica, 1961.

Bibliographie

Hotz, R. *Ortodoncia en la práctica clínica*. Barcelona, Ed. Científico Médica, 1974.

Houston, W. J. B. & Isaacson, K. G. *Orthodontic Treatment with Removable Appliances*. Bristol, John Wright & Sons Ltd., 1980.

Howars, R. D. Skeletal changes with extraoral traction, *European Journal of Orthodontics*. 1982, 4: 197-202.

Ingervall, P. & Eliasson, G. B. The effect of lip training in children with short upper lip, *The Angle Orthodontist*. 1982, 52: 222-233.

Isaacson, K. G. & Williams, J. K. *Introducción a los aparatos fijos*. México D. F., El Manual Moderno, 1981.

Jarabak, J. R. & Fizzell, J. A. *Technique and Treatment with the Light-wire Appliances*. St. Louis, Missouri, The C. V, Mosby Company, 1963.

Johnston, L. E. *New Vistas in Orthodontics*. Philadelphia, Lea & Febiger, 1985.

Kantomaa, T. & Ronnig, O. Effect of growth of the maxilla on that of the mandible, *European Journal of Orthodontics*. 1985, 7: 267-272.

Kennedy, D. B., Joondeph, D. R., Osterberg, S. K. & Little, R. M. The effect of extraction and orthodontic treatment on dentoalveolar support, *American Journal of Orthodontics*. 1983, 84: 183-190.

Kesling, C. K. Differential anchorage and edgewise appliance, *Journal of Clinical Orthodontics*. 1989, 23: 402-409.

Kiliaridis, S., Engstrom, C. & Thilander, B. The relationship between masticatory function and craniofacial morphology, *European Journal of Orthodontics*. 1985, 7: 273-283.

Kraus, B. S. & Riedel, R. A. *Vistas in Orthodontics*. Philadelphia, Lea & Febiger, 1962.

Langlade, M. *Diagnostic orthodontique*. Paris, Malaine S. A., 1981.

Langlade, M. *Thérapeutique orthodontique*. Paris, Malaine S. A., 1973.

Legan, H. L. & Burstone, C. J. Soft tissue cephalometric analysis for orthognathic surgery, *Journal of Oral Surgery*. 1980, 38: 744-751.

Levander, E. & Malmgren, O. Evaluation of the risk of root resorption during orthodontic treatment: a study of upper incisors, *European Journal of Orthodontics*. 1988, 10: 30-38.

Litt, R. A. & Nielsen, I. L. Class II, Division 2 malocclusion, to extract or not to extract, *The Angle Orthodontist*. 1984, 54: 123-139.

Little, R. M., Riedel, R. A. & Artun, J. An evaluation of changes in mandibular anterior alignement from 10 to 20 years postretention, *American Journal of Orthodontics*. 1988, 93: 423-428.

Lo, F. D. & Hunter, W. S. Changes in naso-labial angle related to maxillary incisor retraction, *American Journal of Orthodontics*. 1982, 82: 384-391.

Lowe, A. A. & Takada, K. Associations between anterior temporal, masseter, and orbicularis oris muscle activity and craniofacial morphology in children, *American Journal of Orthodontics*. 1984, 86: 319-330.

Lowe, A. A., Takada, K., Yamagata, Y., Econ, B. & Sakuda, M. Dentoskeletal and tongue soft-tissue correlates: A cephalometric analysis of rest position, *American Journal of Orthodontics*. 1985, 88: 333-341.

Lundstrom, A. *Introduction to orthodontics*. Stockholm , Graw-Hill Book Company, 1960.

Lundstrom, A. & Woodside, D. G. Longitudinal changes in facial type in cases with vertical and horizontal mandibular growth directions, *European Journal of Orthodontics*. 1983, 5: 259-268.

Lundstrom, A., Woodside, D. G. & Popovich, F. Panel assessment of facial profile related to mandibular growth direction, *European Journal of Orthodontics*. 1987, 9: 271-278.

Mamandras, A. H. Linear changes of the maxillary and mandibular lips, *American Journal of Orthodontics*. 1988, 94: 405-410.

Mamandras, A. H. Growth of lips in two dimentions: A serial cephalometric study, *American Journal of Orthodontics*. 1984, 86: 61-66.

McCollum, B. B. & Stuart, C. E. *A Research Report*. South Pasadena, California, Scientific Press, 1955.

McNamara, J. A., Riolo, M. L., Moyers, R. E. & Hunter, W. S. *An Atlas of Craniofacial Growth*. Ann Arbor, Michigan, The University of Michigan, 1979.

McNamara, J. A. *Control Mechanisms in Craniofacial Growth*. Ann Arbor, Michigan, The University of Michigan, 1975.

McNamara, J. A. *Determinants of Mandibular Form and Growth*. Ann Arbor, Michigan, The University of Michigan, 1979.

McNamara, J. A., Lucker, G. W., Ribbens & K. A. *Psychological Aspects of Facial Form*. Ann Arbor, Michigan, The University of Michigan, 1981.

Merrifield, L. L. Profile line as an aid in critically evaluating facial esthetics, *American Journal of Orthodontics*. 1966, 52: 804-822.

Miethke, R. R. & Behm-Menthel, A. Correlations between lower incisor crowding and lower incisor position and lateral craniofacial morphology, *American Journal of Orthodontics*. 1988, 94: 231-239.

Miotti, F. The passive lingual arch in first bicuspid extraction, *The Angle Orthodontist*. 1984, 54: 163-174.

Modlin, S. S. A light force edgewise technique to control anterior overbite by prior cuspid positioning, *Journal of Clinical Orthodontics*. 1979, 13: 457-470.

Moorrees, C. F. A. *The Dentition of the Growing Child*. Massachusetts, Hardvard University Press, 1959.

Moyers, R. E. *Handbook of Orthodontics*. Chicago, YearBook Medical Books Incorporated, 1974.

Muir, J. D. & Reed, R. T. *Tooth Movement with Removable Appliances*. Kent, Pitman Medical, 1979.

Muller, L. *Cephalométrie et orthodontie*. Paris, Société del Publications Médicales et Dentaires, 1962.

Nanda, S. K. Patterns of vertical growth in the face, *American Journal of Orthodontics*. 1988, 93: 103-116.

Nikolai, R. N. *Bioengineering Analysis of Orthodontic Mechanics*. Philadelphia, Lea & Febiger, 1985.

Odom, W. M. Mixed dentition treatment with cervical traction and lower lingual arch, *The Angle Orthodontist*. 1983, 53: 329-341.

Bibliographie

Platzer, K. M. A method of using a light round-wire arch in edgewise Class II treatment, *American Journal of Orthodontics*. 1964, 50: 99-112

Poulton, D. R. A three years survey of Class II malocclusions with and without headgear therapy, *The Angle Orthodontist*. 1964, 34: 181-193.

Proffit, W. R. *Contemporary Orthodontics*. North Carolina, The C.V. Mosby Company, 1986

Puneky, P. J., Sadowsky, C. & Begole, E. A. Tooth morphology and lower incisor alignement many years after orthodontic therapy, *American Journal of Orthodontics*. 1984, 86: 299-305.

Ramfjord, S. P. & Major, M. A. *Oclusión*. México D.F., Interamericana S. A., 1966.

Ranley, D. M. *A Synopsis of Cranio-facial Growth*. New York, Apleton Century Crafts, 1980.

Renfroe, E. W. *Edgewise*. Philadelphia, Lea & Febiger, 1975.

Renfroe, E. W. *Technique Training in Orthodontics*. Illinois, E. W. Renfroe, 1960.

Ricketts, R. M., Bench, R. W., Gugino, C. F., Hilgers, J. J. & Schulhof, R. J. *Bioprogressive Therapy*, Book I, U. S. A., Rocky Mountain Orthodontics, 1979.

Ricketts, R. M. Planning treatment on the basis of the facial pattern and estimate of growth, *The Angle Orthodontist*. 1970, 40: 284-317.

Ricketts, R. M. Esthetics: environment and the law of lip relation, *American Journal of Orthodontics*. 1968, 54: 272-289.

Rubin, R. M. Treatment plannig in Class II malocclusions, *The Angle Ortontist*. 1969, 39: 152-161.

Rudee, D. A. Proportional profile changes concurrent with orthodontic therapy, *American Journal of Orthodontics*. 1964, 50: 421-434.

Salzmann, J. A. *Orthodontics in Daily Practice*. Philadelphia, J. B. Lippincott Company, 1974.

Salzmann, J. A. *Practice of Orthodontics*. Volumes I, II, Philadelphia, J. B. Lippincott Company, 1966.

Salzmann, J. A. *Roentgenographic Cephalometrics*. Philadelphia, J. B. Lippincott Company, 1959.

Sandusky, W. C. Cephalometric evaluation of the effects of the Kloehn type of cervical traction used as an auxiliary with the edgewise mechanism following Tweed's principles for correction of Class II, Division 1 malocclusion, *American Journal of Orthodontics*. 1965, 51: 262-187.

Sassouni, V. & Forrest, E. J. *Orthodontics in Dental Practice*. St. Louis, Missouri, The C. V. Mosby Company, 1971.

Saxby, P. J. & Freer, T. J. Dentoskeletal determinants of soft tissue morphology, *The Angle Orthodontist*. 1985, 55: 147-154.

Scheideman, G. B. et al. Cephalometric analysis of dento-facial normals, *American Journal of Orthodontics*. 1980, 78: 404-420.

Schrody, D. W. A mechanical evaluation of buccal segment reaction to edgewise torque, *The Angle Orthodontist*. 1974, 44: 120-126.

Schudy, F. F. The control of vertical overbite in clinical orthodontics, *The Angle Orthodontist*. 1968, 38: 19-39.

Schwarzkopf F. & Vogl, E. *The Crozat Technique*. Chicago, Illinois, Quintessence Publishig Company, 1984.

Shapiro, P. A. & Kokich, V. G. Treatment alternatives for children with severe maxillary hypoplasia, *European Journal of Orthodontics*. 1984, 6: 141-147.

Spradley, F. L., Jacobs, J. D. & Crowe, D. P. Assessment of the anteroposterior soft tissue contour of the lower facial third in ideal young adult, *American Journal of Orthodontics*. 1981, 79: 316-325.

Spurrier, H. S. Edgewise treatment of the Class II, Division 1 malocclusion, *The Journal of Practical Orthodontics*. 1969, 3: 362-369.

Stallard. H. *Occlusion*. Volume IV, San Francisco, California, University of California, 1976.

Steiner, C. C. Cephalometrics for you and me, *American Journal of Orthodontics*. 1953, 39: 729-744.

Stockfisch, H. *Ortopedia de los maxilares*. Buenos Aires, Mundi, 1959.

Strang, R. H. W. *Tratado de ortodoncia*. Buenos Aires, Bibliográfica Argentina, 1957.

Strang, R. H. W. The value of a precision technique, *American Journal of Orthodontics*. 1964, 50: 113-124.

Tarpley, B. W. *Technique and Treatment with the Labio-lingual Appliance*. St. Louis, Missouri, The C. V. Mosby Company, 1961.

Ten Hoewe, A. A palatal bar and lip bumper in non-extraction treatment, *Journal of Clinical Orthodontics*. 1985, 19: 272-291.

Tenti, F. V. *Atlas of Orthodontic Appliances*. Genova, Caravel, 1986.

Teuscher, U. Edgewise therapy with cervical and intermaxillary traction-influence on the position of the bony chin, *The Angle Orthodontist*. 1983, 53: 212-227.

Thomas, A. I. A non-extraction treatment with the edgewise appliance, *The Journal of Practical Orthodontics*. 1969, 3:121-128.

Thompson, D. W. *On Growth and Form*. Cambridge, Abridged Edition, 1966.

Thompson, J. R. Differentiation of functional and structural dental malocclusion and its implication to treatment, *The Angle Orthodontist*. 1972, 42: 252-262.

Thurow, R. C. *Atlas of Orthodontic Principles*. St. Louis, Missouri, The C. V. Mosby Company, 1978.

Thurow, R. C. *Edgewise Orthodontics*. St. Louis, Missouri, The C. V. Mosby Company, 1966.

Thurow, R. C. *Technique and Treatment with the Edgewise Appliance*. St. Louis, Missouri, The C. V. Mosby Company, 1962.

Timms, D. J. *Rapid Maxillary Expansion*. Berlin, Quintessence, 1981.

Tulley, W. J. & Cryer, B. S. *Orthodontic Treatment for the Adult*. Bristol, John Wright & Sons Limited, 1969.

Tweed, C. H. *Clinical Orthodontics*. Volumes I, II, St. Louis, Missouri, The C. V. Mosby Company, 1966.

Valinoti, J. R. Retrusion of the mandibular dentition, *The Angle Orthodontist*. 1986, 56: 269-276.

Vander Bulcke, M. M, Burstone, C.J., Sachdeva, R. C. L. & Dermaut, R. L. Location of the centers of resistance for anterior teeth during retraction using the laser reflexion technique, *American Journal of Orthodontics*. 1987, 91: 375-384.

Vanderby, R. Burstone, C. J., Solonche, D. J. & Ratches, J. A. Experimentally determined force systems from vertically activated orthodontic loops, *The Angle Orthodontist*. 1977, 47: 272-279.

Van Der Linden, F. *Development of the Dentition*. Chicago, Illinois, Quintessence Publishing Company, 1983.

Venezia, A. J. Pure Begg and edgewise arch treatments: Comparison of results, *The Angle Orthodontist*. 1973, 43: 189-300.

Waldmann, B. J. Change in lip contour with the maxillary incisor retraction, *The Angle Orthodontist*. 1982, 52: 129-134.

Wieslander, L. The effect of orthodontic treatment on the concurrent development of the cranio-facial complex, *American Journal of Orthodontics*. 1963, 49: 15-27.

Wilson, W. L. & Wilson, R. C. New treatment dimensions with first phase sectional and progressive edgewise mechanics, *Journal of Clinical Orthodontics*. 1980, 14: 607-627.

Winnberg, A. Pancherz, H. Head posture and masticatory muscle function, *European Journal of Orthodontics*. 1983, 5: 209-217.

Wisth, J. Mandibular function and dysfunction in patients with mandibular prognathism, *American Journal of Orthodontics* 1984, 85: 193-198.

Sachregister

A

Abstand „C" 30–33, 95–104, 133, 138–141, 156–158, 189, 193, 207, 225
- „C" negativ 157
- „C" positiv 83, 184, 187
- vorgesehener Abstand „C" 34, 93–95, 185
Adams-Klammer 218–221
aktivierbare Retention 218,220
algebraischer Wert 29
algebraisches Variablenkonzept 107
Alveolarbereich 24
Alveolarfortsätze 131
Anamnese 27–213
Angle, E. H. 14, 17
anteriore Nivellierung 41
- im Oberkiefer 125, 159
- im Unterkiefer 107, 125, 145, 191
anteriorer kephalometrischer Punkt 20
- des Unterkieferzahnbogens 22, 28, 39, 132
Arbeitswerkzeug 20
Ästhetik 33, 38
- Weichteile 20
- Gesicht 30, 116, 167
Asymmetrie des unteren Zahnbogens 33

B

Bajonettbiegung 58, 61, 74
Basalbogen 18, 22–24
Behandlungsblatt 34–38, 135, 168, 181
Behandlungsende 29
Behandlungsergebnis 36
Behandlungsideal 22, 29–30
Behandlungsmöglichkeiten 38
Behandlungsplanung 30, 43
Behandlungsrezept 34
Behandlungsstadium 15
Bewegung
- in sagittaler Richtung 216
- in transversaler Richtung 217
- in vertikaler Richtung 216
Bindeglied 43, 47
Bögen
- Bogen mit minimaler Parodontalreaktion 91
- Justierungsbogen 111, 152, 199
- Labialbogen 187, 218, 221
- - Unterkiefer 47, 85
- - Oberkiefer 81, 177–182, 203, 207
- Lingualbogen 47, 67, 86, 118, 122 145, 155–157, 209, 213
- - aktiver Lingualbogen 69
- - - einfacher aktiver Lingualbogen 74
- - - vollständiger aktiver Lingualbogen 74
- - - asymmetrischer aktiver Lingualbogen 74
- - angepaßter Lingualbogen 69
- - idealer Lingualbogen 67
- - passiver Lingualbogen 30, 96
- - mandibulärer Lingualbogen 139
- Nivellierungsbogen 49, 90

– Palatinalbogen 47
– – asymmetrischer Palatinalbogen 77
– – vollständiger Palatinalbogen 75
– – einfacher Palatinalbogen 75
– Retraktionsbogen
für die Frontzähne 56–61, 141, 159
– – Unterkiefer 61
– – Oberkiefer 141, 162, 187
– Retraktionsbogen
für die Seitenzähne 53, 60, 145
– – Unterkiefer 60
– – Oberkiefer 53, 137
– runder Bogen 49, 98, 102, 125–128
139, 145, 159, 170, 187
– – runder Bogen der
Stärke .016" 104–108, 145, 155
– Stabilisierungsbogen 101–105, 191
– Teilbogen 24–30, 50, 91, 103, 137, 145
181, 191, 206–208
– – gerader Teilbogen 50, 95, 118, 139,
155, 175, 209
– Twistflex 98, 159
– verseilter Bogen 49, 91, 107, 125, 135,
139, 152, 170, 187, 203
– Vierkantbogen 17, 38, 43, 87
– – konventioneller Vierkantbogen 224
Bogenformer 57, 60, 65
Bolton-Analyse 27
Brackets
– Lang-Brackets 56
– Vierkantbogenbracket 43
Brodie-Syndrom 74

C

Crozat-Apparatur 69, 74, 218

D

Dentitio tarda 85
Diagnoseverfahren 43
Distalbewegung im Oberkiefer 38

Distalbiegung 59
– Bajonettbiegung 49, 57–59, 63–68,
84–86
– „V"-Biegung 55–57, 81–83, 177
Distalisation der oberen Eckzähne 30
– körperliche Distalisation 104
dolichozephaler Gesichtstyp 96
Durchbruch der dritten Molaren 96
Durchbruch der zweiten bleibenden
Molaren 212
dynamisches Gleichgewicht 23

E

Eckzahn 39
einseitiger Kreuzbiß 217
Einstellung
– Differentialeinstellung 29
– – Differentialeinstellung mit
negativem Vorzeichen 29
– erreichte Einstellung 29
– kephalometrische Einstellung 132, 225
– der unteren Inzisivi 29–30, 33–35, 91
103, 110, 115, 127, 151, 167, 225
– des unteren Zahnbogens 153, 203
– vorgesehene Einstellung 29
Elastic-Kette 149, 159, 187
Engstand 28–30, 115, 153
Ergänzung der Verankerung 14, 30, 51,
69, 90–95, 129, 139, 166, 173–175,
207, 226
Erhaltung der Verankerung 81, 91
Expansion 60, 217
– begrenzte Expansion 75
– Expansion des Zahnbogens 17, 69
– Kompensation der Expansion 59–60
Extraktionsfälle 46
– kleiner Interbasenwinkel 122
– unvollkommene Behandlung 212
– Fälle ohne Extraktionen 44
Extraktionslücke 46, 69, 96
extraorale Apparaturen 47, 96, 103, 117,
141, 155–156
– zervikaler Headgear 89, 112, 118

F

Fasern	
– transseptale Fasern	214
– intraalveoläre Fasern	214
Formel	31, 34
– mathematische Formel	15, 28
– Formel der Verankerung	203
– Formel der umgekehrten Verankerung	13, 19, 28–30, 36–38, 93, 110, 117, 145, 153, 164–168, 171, 179–180, 191, 207, 223–225
Fortsetzung der Behandlung	39, 160
Frontzahnlücken	13, 97–98, 106, 111, 116, 121–125, 138, 149, 152, 159, 186, 194

G

Gaumenspalte	22, 74, 83, 216
Gesichtsachse	28
Gesichtsprofil	22, 28, 38, 201, 203
– gerades Gesichtsprofil	166
– harmonisches Gesichtsprofil	17–18
– konvexes Gesichtsprofil	117
– periorale Muskulatur	131
Gipsmodell	15
Gleichheitsverhältnis	33–36
Gleichung	13–14, 19, 27, 102, 223–225
– der umgekehrten Verankerung	28, 30, 116, 151, 225
Gummizüge	
– Klasse-II-Gummizüge	30, 68, 88, 95–96, 117, 122, 137, 141–143, 155–156, 209
– Klasse-III-Gummizüge	102–110, 145, 150, 185, 190–191

H

Habits	28, 212, 217
– Weiterbestehen von Habits	212
Headgear	171
Hilfselemente	47, 67, 68
histologische Reaktion	29
Hypertonie	139
– Hypertonie der supramentalen Muskulatur	154

I

individuelle Behandlung	24
Interbasenwinkel, kleiner	68, 83, 131, 139
Interinzisalwinkel	147, 159
intermaxilläre Kräfte	18
– Muskulatur	23
– vestibuläre und linguale Kräfte	23
intermaxilläre Mechanik	42
Intrusion	49, 57, 98–100, 141, 144, 147, 151, 159
– Aktivierung der Intrusion	163

K

Kauen	23
– alternatives Kauen	112–113
Kaugummi	112, 171
Kauübungen, funktionelle	112, 171
kephalometrische Analyse	28
kephalometrische Diskrepanz	28
Kiefergelenk	43, 215
Kinn	22
Klasse I	
– mit bialveolärer Protrusion und Extraktionen	167
– mit geradem Gesichtsprofil und Extraktionen	201
– mit kleinem Interbasenwinkel	83
– mit unterentwickeltem Oberkiefer	82
Klasse II	
– II/1 mit Extraktionen	87
– II/1 ohne Extraktionen	115
– II/2 mit Extraktionen	131
– II/2 ohne Extraktionen	153
Klasse III mit Extraktionen	177
Klebehöhe	44–46
Knochenbälkchen	83
Kompakta	21, 24, 28
Korrekturpotential	49

Kräftepaare	43
Krankengeschichte	28

L

Lang, H. M.	44, 87
Ligatur	43
– distale Ligatur	110, 150, 198
– zur distalen Aktivierung	56
– Drahtligatur	92, 100, 125, 139, 187
– – Achter-Drahtligatur	98, 124
– – doppelte Drahtligatur	100
– – kontinuierliche Drahtligatur	97, 99, 111, 152
– Elastic-Ligatur	97, 107, 152
– – kontinuierliche Elastic-Ligatur	108, 149, 159
– Kobayashi-Ligatur	103
linguale Feder	218
lingualer Kippstand	69
Lingualröhrchen	74, 81
Lippen	23
Loops	
– L-Loop	147
– vertikaler Loop	54
Lötstellen	81
Lückenschluß	214

M

Makroglossie	216
mandibuläre Phase	14, 25, 39, 41, 103, 141, 223
mathematische Darstellungsweise	223
mathematischer Ausdruck	34
mathematischer Zusammenhang	19
mathematisches Modell	30–31
maxilläre Hypoplasie	22, 180
maxilläre Phase	14, 25, 39, 41, 223
mesiodistale Neigung	44–46
Meßlehre	13, 31, 33, 94, 107, 145, 209, 225
Mittellinienabweichung	33
Molaren	24

– Unterkiefer	30
Morphologie	13, 223
Musculus temporalis	131
Muskulatur	23, 29, 132
– Kaumuskulatur	131
– Kinn- und Lippenmuskulatur	122
– Lippenmuskulatur	177
– periorale Muskulatur	23, 69, 81, 85, 153
– Schließmuskulatur	171
– mit transversaler Wirkungsrichtung	139
– Stärkung der Schließmuskulatur des Unterkiefers	112

N

Nahrung	23
Nase	22, 28
neuro-muskuläres Muster	22, 28–30, 38, 96, 116–117, 122, 156, 169, 177, 203, 212
Neuromuskulatur	81
Nichtanlage	27

O

Oberkiefer	21–24, 42, 44–46
Oberkiefer-Retainer	218, 224
offener Biß	45, 48, 216

P

Parafunktion	212
Parallelisierung der Wurzeln, mangelhafte	213
parodontales Gewebe	214
Patientenmitarbeit	112
Position der unteren Inzisivi	28
posteriore Nivellierung	41
– im Oberkiefer	89, 118, 135, 155, 171, 181, 203
– im Unterkiefer	103, 145, 191

Sachregister

posterioanteriore Reihenfolge 14, 19, 24–25, 41–42, 223
postgraduale Ausbildung 226
Processi coronoidei 21

Q

quantitative Darstellungsweise 223
quantitativer Zusammenhang 19

R

Retraktion 57, 98–100, 141, 159
– anteriore Retraktion 25, 441
– – im Oberkiefer 125, 139, 159, 187
– – im Unterkiefer 108, 152, 191
– der Inzisivi 25, 162
– posteriore Retraktion 25, 41
– – im Oberkiefer 118, 155, 171, 181
– – im Unterkiefer 103, 191
Retrusion 33
Rezidiv 17, 132
Ricketts, R. M. 32
risikoarme Behandlungstechnik 15
Rotation 78, 98
– nach distal 56, 92, 166
– Unterkieferrotation 20, 28, 68, 83, 118
– Zahnrotation 49, 56
Rotationsmoment 60
Rotationszentrum 43

S

sagittale und vertikale Probleme 23
Schädelbasis 29
Schlaufen
– Omega-Loop 52–56, 59, 61, 90, 99–104, 118–120, 125, 139, 150, 155–159, 198
– „L"-Loop 57–59, 65, 100, 109, 141–144, 150–152, 163, 187
– vertikale Schlaufe 53
Schmerzschwelle 112

Schneidezahn 24
– Labialstand 82
– Unterkiefer 22, 225
Sechsjahrmolaren
– kariesbedingter Verlust 83
Spongiosa 21, 24, 28
Steiner, C. C. 28, 32
Submentalfalte 22, 28
Supraokklusion 45, 57, 102, 131, 141, 148, 152, 215

T

Technik der umgekehrten Verankerung 14, 18, 22, 33, 87
therapeutische Parameter 33
tiefer Biß 45, 57, 102, 131, 141, 148, 152, 215
Topologie 13
Torque 49, 57, 60, 64, 78, 98, 147, 150–151
– lingualer Wurzeltorque 141, 159, 161
– progressiver Torque 55
Translation 49
transversale Dehnung 82
Tweed, Ch. H. 17–18, 22
Tweed-Technik 17

U

Überbiß 39, 48, 213, 216
Unterkiefer 17, 21, 28, 44, 46
– perfekter Unterkiefer 68
– Unterkiefer-Symphyse 38
Unterkiefer-Retainer 218, 224

V

Variable „C" 13, 28, 31–35, 91, 98, 116, 123, 132, 179
– vorgesehene Variable „C" 20, 28, 89, 169
Verankerung 19, 28, 34, 42, 56, 60, 67, 82, 103, 137

– extraorale Verankerung	92–93, 99, 137, 145, 169–172, 207
– – extraorale zervikale Verankerung	30, 171, 203
– im Unterkiefer	18, 21
– Kontrolle der Verankerung	19, 34
– mangelnde Verankerung	34
– nach dem Konzept von Tweed	223
– umgekehrte Verankerung	14, 19, 21, 33, 223
– – posterioanteriore Reihenfolge der Zahnbewegung	38
– Verankerung und Zahnbewegung	19
– Vorbereitung der Verankerung	18, 22, 27, 224
Verankerungsbedarf	30, 34
– Bestimmung	33
– Distalisation	33
– Wachstum	30
Verankerungshilfsmittel	117, 177
Verankerungsquelle	69, 89, 139, 177
Verankerungsüberschuß	29
Verankerungsverlust	29, 36, 51, 69, 92–94, 107, 184
vertikale Dimension	113, 171
Vierkantbogen-Technik	14–15, 18, 43
viszerales Schlucken	217

W

Wachsstift	51
Wachstum	28, 116–118, 212
– rezidivbegünstigendes Wachstum	212
– Unterkiefer	33
Wachstumsansätze nach der Behandlung	212
Wechselgebiß	85
Wiederaufrichtung der Zahnkronen	69
Wiederherstellung der Molarenfunktion	112

Z

Zahlenvariablen	15
Zahnanatomie	43–48
– und fehlerhafte sagittale und transversale Kompensationskurven	214
Zahnbewegung	28
Zahnbogen	
– harmonische Zahnbogenform	43
– – Unterkiefer	23, 38, 68
– Zahnbogenkontur	51
– – Spee-Kurve	65
– – Kinn- und Lippenkontur	33, 38
– Zahnbogenlänge	85, 99
Zahnbreitendiskrepanz	28, 30–33, 103, 110, 132, 151, 202, 225
– Unterkiefer	20
– Oberkiefer	82
Zahngrößendiskrepanz	36
Zangen	
– Aderer-Zange	84
– Tweed-Zange	51
– Vierkantbogenzange	51–61, 84
– Zange für Lingualbogen von 0.36"	70
Zunge	23